Wagner ■ Bräunig

Psychoedukation bei bipolaren Störungen

Petra Wagner
Peter Bräunig

Psychoedukation bei bipolaren Störungen

Ein Therapiemanual für Gruppen

Mit 76 Kopiervorlagen

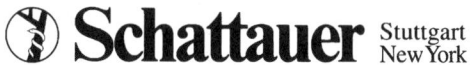 Schattauer Stuttgart
New York

Dr. phil. Dipl.-Psych. Petra Wagner
Leitende Psychologin
Klinikum Chemnitz gGmbH
Klinik für Psychiatrie, Verhaltensmedizin und Psychosomatik
Dresdner Straße 178
09131 Chemnitz

Prof. Dr. med. habil. Peter Bräunig
Direktor des Klinikums Chemnitz gGmbH
Klinik für Psychiatrie, Verhaltensmedizin und Psychosomatik
Dresdner Straße 178
09131 Chemnitz

Bibliografische Information der Deutschen Bibliothek
Die Deutsche Bibliothek verzeichnet diese Publikation in der Deutschen Nationalbibliografie;
detaillierte bibliografische Daten sind im Internet über <http://dnb.ddb.de> abrufbar.

© 2004 by Schattauer GmbH, Hölderlinstraße 3, 70174 Stuttgart, Germany
E-Mail: info@schattauer.de
Internet: http://www.schattauer.de
Printed in Germany

Lektorat: Daniela Böhle, Berlin
Umschlagabbildung: Gaylord Soli, Faces of Janus
Satz: Satzpunkt Ewert GmbH, 95444 Bayreuth
Druck und Einband: druckhaus köthen GmbH, Köthen
Gedruckt auf chlor- und säurefrei gebleichtem Papier.

ISBN 3-7945-2322-9

Vorwort
Zur Entwicklung dieses Programms

Langjährige praktische Erfahrungen in der psychotherapeutischen Behandlung von Patienten mit bipolaren Erkrankungen haben uns gezeigt, wie wichtig es für die Sicherung eines Behandlungserfolges ist, Patienten möglichst umfassend über ihre Erkrankung zu informieren. Wir haben deshalb in der therapeutischen Praxis seit 1997 Materialien zur Psychoedukation bipolar erkrankter Patienten entwickelt und angewendet.

Mit der Eröffnung einer Station für affektive Störungen in der Klinik für Psychiatrie, Verhaltensmedizin und Psychosomatik des Klinikums Chemnitz gGmbH im Jahr 2000 entstand die Idee zur Ableitung eines strukturierten und manualisierten psychoedukativen Gruppenprogramms. Im Zuge der konzeptionellen Strukturierung der Station ergab sich die Notwendigkeit, praktisch relevante Therapieeinheiten in einem Gruppensetting anzubieten und umzusetzen. In diesem Zusammenhang wurde deutlich, dass zwar zur Behandlung unipolarer affektiver Störungen manualisierte Gruppenprogramme existierten, jedoch adäquate standardisierte Behandlungsmanuale in der Therapie bipolarer affektiver Störungen fehlten.

Die Beobachtung, dass viele Patienten häufig, trotz langer Behandlungserfahrung, über ein rudimentäres Wissen bezüglich ihrer Erkrankung und des Umgangs damit verfügten, führte dazu, eine systematische Psychoedukation der Patienten in den Vordergrund zu stellen. Aus diesem Anliegen heraus entstand zunächst Teil I dieses Programms. Die hohe Akzeptanz des ersten Teils und der deutliche Bedarf der Patienten an Erklärungsmodellen für die eigene Erkrankung, führten zur Ergänzung von Teil II.

Ein weiteres Problem, gerade im Rahmen manischer Phasen, zeigte sich in der mangelnden Behandlungs-Compliance vieler Patienten. Diese kam insbesondere dann zum Tragen, wenn Medikamentennebenwirkungen auftraten oder im Zuge von psychotherapeutischen Maßnahmen Verhaltensmodifikationen durchgeführt werden sollten. Die Notwendigkeit der Erarbeitung eines entsprechenden Therapierationals wurde offensichtlich. Hierbei sollte die Transparenz bzw. Nachvollziehbarkeit der Behandlung für den Patienten äußerste Priorität haben. Folglich wurden im Teil III zum einen medikamentöse und zum anderen psychotherapeutische Behandlungsstrategien abgeleitet, welche die Eigenverantwortlichkeit und das Selbstmanagement der Betroffenen unterstützen und stärken sollten.

Teil III des Programms wurde in der folgenden Zeit sukzessive elaboriert und dabei sowohl an die aktuellen wissenschaftlichen Erkenntnisse als auch an die Bedürfnisse unserer Patienten angepasst. Ziel war es, die zentralen möglichen Bedingungsfaktoren bei der Genese bipolarer affektiver Störungen aufzugreifen und den Patienten vorzustellen.

Gleichzeitig sollten sie als Behandlungsgrundlage für den Therapeuten dienen, um auf dieser Basis individuelle Störungsmodelle erarbeiten zu können. Der Schwerpunkt der Interventionen wurde dabei auf die Rückfallprophylaxe gelegt. Dies betrifft insbesondere die Identifikation von Frühwarnsymptomen, die Aktivitätenplanung und die Stressbewältigung.

Es erfolgte während der Entwicklung des Programms eine kontinuierliche Evaluation der Akzeptanz durch die Rückmeldungen der Betroffenen. Die Verständlichkeit der Inhalte und Therapiematerialien wurde regelmäßig erfragt, weitere Interessen der Patienten wurden eruiert und kritische Anmerkungen aufgegriffen. Modifikationen wie die Einführung von Informationsblättern zur Zusammenfassung der vermittelten Inhalte der einzelnen Stunden und der Entwurf einzelner Arbeitsblätter waren ein Resultat dieser Befragungen. Insgesamt zeigte sich ein starkes Interesse und eine hohe Akzeptanz der Betroffenen hinsichtlich des Programms. Selbst Patienten mit einer geringen Therapiemotivation und Krankheitseinsicht waren gegenüber den vermittelten Inhalten häufig sehr aufgeschlossen. Derzeit wird eine umfassende Evaluation der Endfassung des Programms durchgeführt, deren erste Ergebnisse viel versprechend sind.

Petra Wagner
Chemnitz, im Sommer 2004   Peter Bräunig

Inhaltsverzeichnis

Bipolare Störungen und ihre Behandlung – eine Einführung in das psychoedukative Gruppenprogramm

Bipolare affektive Störungen werden heute auch als ein Spektrum psychischer Auffälligkeiten und Störungen angesehen. Man unterscheidet dabei zwischen leichteren Hochs und Tiefs des Temperaments (zyklothyme Persönlichkeit), langzeitigen deutlicheren Schwankungen der Stimmung und des emotionalen Erlebens (Zyklothymie) sowie dem Auftreten von Depressionen und Hypomanien (Bipolar-II-Störung) bzw. Manien (Bipolar-I-Störung) oder Mischzuständen. Eine Übersicht über diagnostische Kriterien manischer und depressiver Episoden nach DSM-IV (APA 1996) sowie ICD-10 (World Health Organization (WHO) 1991) geben Tabelle 1 und 2, Tabelle 3 stellt unterschiedliche Klassifikationsschemata hypomaner Episoden dar.

Symptomatologisch ist die klassische Form der bipolaren Störung durch euphorische, dysphorische oder depressive Stimmung, erregte oder gehemmte Emotionen sowie beschleunigte oder verlangsamte mentale Prozesse – erkennbar nicht nur im Denken, sondern auch in der Sprache, Motorik, Aktivität und im Verhalten – gekennzeichnet. Idealtypisch lässt sich die bipolare Störung durch die polarisierten Syndrome der Manie bzw. Hypomanie und Depression, durch manisch-depressive Mischzustände sowie durch einen episodischen Verlauf mit Intervallen zwischen den akuten Krankheitsepisoden beschreiben.

Im Bericht der Weltgesundheitsorganisation 2002 wurden bipolare Störungen zu den zehn häufigsten Erkrankungen weltweit gezählt, die zu bleibenden Behinderungen führen (WHO 2002). Die durch diese Erkrankung verursachten Kosten

Tab. 1 Diagnostische Kriterien manischer Episoden nach DSM-IV (APA 1996) und ICD-10 (WHO 1991).

DSM-IV-Kriterien	ICD-10-Kriterien
mindestens eine Woche (bei Hospitalisierung kürzer) abnorm anhaltend gehobene expansive oder reizbare Stimmung mit drei (bzw. vier bei reizbarer Stimmung) der folgenden Symptome: ▪ übersteigertes Selbstwertgefühl oder Größenideen ▪ vermindertes Schlafbedürfnis ▪ vermehrte Gesprächigkeit oder Rededrang ▪ Ideenflucht oder Gedankenrasen ▪ erhöhte Ablenkbarkeit durch irrelevante Reize ▪ gesteigerte Betriebsamkeit (sozial, beruflich, sexuell) oder psychomotorische Unruhe ▪ übermäßige Beschäftigung mit angenehmen Aktivitäten, die mit hoher Wahrscheinlichkeit negative Konsequenzen nach sich ziehen	mindestens eine Woche gehobene situationsinadäquate oder gereizte erregte Stimmung, Ausmaß und Geschwindigkeit körperlicher und psychischer Aktivität sind erhöht weitere häufige Symptome: ▪ vermehrter Antrieb und Überaktivität ▪ Rededrang ▪ vermindertes Schlafbedürfnis ▪ überhöhte Selbsteinschätzung, Größenideen ▪ übertriebener Optimismus ▪ starke Ablenkbarkeit, Aufmerksamkeitsstörungen ▪ Wegfall sozialer Hemmungen ▪ Wahrnehmungsstörungen ▪ Beginn undurchführbarer Projekte ▪ leichtsinniges Geldausgeben
Zusatzkodierung des Remissions- und Schweregrads der Episode einschließlich psychotischer, katatoner und bestimmter Verlaufsmerkmale möglich	Zusatzkodierung nach Schweregrad und Vorhandensein psychotischer Symptome

beliefen sich im Jahr 2002 auf 6,5 Milliarden Euro, wobei 98% indirekte Krankheitskosten darstellten (Runge u. Grunze 2003). Beispielsweise beziehen bipolar erkrankte Patienten deutlich früher als der Bevölkerungsdurchschnitt, im Mittel mit 45 Jahren, eine Erwerbsunfähigkeitsrente (Pfäfflin u. May 2002).

Bipolare Störungen stellen somit ein ernstes Gesundheitsproblem unserer Zeit dar. Aufgrund der weitreichenden Folgen der Erkrankung überrascht, dass es an psychotherapeutischen Handlungsanweisungen mangelt.

Insbesondere diese psychotherapeutischen Defizite spiegeln sich in der klinischen Praxis wider. Zum einen fehlen elaborierte Psychoedukationsprogramme und zum anderen fallen Informationsdefizite über die bipolare Störung bei Betroffenen, Angehörigen, aber auch bei Ärzten und anderen Professionellen sowie in der Öffentlichkeit auf. So lag der Entwicklung des vorliegenden psychoedukativen Gruppenprogramms für Patienten mit bipolaren affektiven Störungen die Beobachtung zu Grunde, dass viele Patienten auffallend wenig über ihre Erkrankung wissen. Oft kennen sie zwar ihre Diagnosen, haben aber nur vage Vorstellungen, was sich hinter den Fachausdrücken verbirgt und welche Symptome der Erkrankung zuzuordnen sind. Weitere Unklarheit herrscht über die Ursachen, Auslöser und aufrecht-

Tab. 2 Diagnostische Kriterien depressiver Episoden nach DSM-IV (APA 1996) und ICD-10 (WHO 1991).

DSM-IV-Kriterien	ICD-10-Kriterien
mindestens fünf der folgenden Symptome über mindestens zwei Wochen depressive Stimmung, wobei eines der ersten beiden Symptome erfüllt sein muss: ▨ depressive Verstimmung die meiste Zeit des Tages ▨ Verlust an Freude und Interesse an fast allen Aktivitäten die meiste Zeit des Tages ▨ deutlicher Gewichtsverlust oder deutliche Gewichtszunahme bzw. verminderter oder gesteigerter Appetit ▨ Schlaflosigkeit oder vermehrter Schlaf ▨ psychomotorische Verlangsamung oder starke Unruhe ▨ Müdigkeit oder Energieverlust an fast allen Tagen ▨ Gefühl von Wertlosigkeit oder übertriebene Schuldgefühle ▨ eingeschränktes Konzentrations- und Denkvermögen, verringerte Entscheidungsfähigkeit ▨ wiederkehrende Gedanken an den Tod oder dessen Planung bis hin zum Suizidversuch	mindestens zwei Wochen folgende Symptome (bei schneller und starker Exazerbation kürzerer Zeitraum möglich): ▨ gedrückte Stimmung ▨ Freudlosigkeit ▨ Interessenverlust ▨ Verminderung des Antriebs einschließlich erhöhter Ermüdbarkeit weitere häufige Symptome: ▨ verminderte Konzentration und Aufmerksamkeit ▨ vermindertes Selbstwertgefühl und Selbstvertrauen ▨ Gefühle von Wertlosigkeit und Schuldgefühle ▨ negative und pessimistische Zukunftsperspektiven ▨ Suizidhandlungen, -gedanken oder erfolgte Selbstverletzung ▨ verminderter Appetit ▨ Schlafstörungen
Zusatzkodierung des Remissions- und Schweregrads der Episode sowie psychotischer und katatoner Merkmale bzw. Verlaufsmerkmale möglich	Zusatzkodierung nach Schweregrad und Vorhandensein psychotischer oder somatischer Symptome

erhaltenden Bedingungen der Erkrankung. Biologische und psychologische Erklärungsmodelle sind meist unbekannt, was sich bei vielen Betroffenen in nachvollziehbarer Weise auch negativ auf ihre Bereitschaft auswirkt, Therapieempfehlungen zu akzeptieren. Dies kommt insbesondere dann zum Tragen, wenn Medikamentennebenwirkungen auftreten oder von den Patienten in der Psychotherapie Verhaltensänderungen gefordert werden. Einige Patienten sind zudem massiv verunsichert, wenn im Laufe ihrer Erkrankung ein Diagnosewechsel stattgefunden hat. Ungeachtet dessen, wo die Ursachen dieser mangelnden Aufklärung zu suchen sind, verdeutlicht die klinische Situation den Bedarf der Patienten an Aufklärung bzw. Psychoedukation im weiteren Sinn. Zudem kann eine psychische Erkrankung die natürliche Selbstverständlichkeit des menschlichen Autonomiegefühls erheblich erschüttern. Aus diesem Grund ist das Bedürfnis der Betroffenen nach Information und nach aktiver Beteiligung an der eigenen Genesung und gesundheitlichen Stabilisierung besonders stark ausgeprägt.

Psychoedukation wird hier insbesondere als Möglichkeiten angesehen, die Kooperation im therapeutischen Prozess sowie die Eigenverantwortlichkeit der Patienten positiv zu beeinflussen. Die Konzeption dieses Manuals zielte daher darauf ab, ein Gruppenprogramm für die Praxis zu entwickeln, das den Bedürfnissen der Patienten nach Information und nach Hilfe im Umgang mit der bipolaren Erkrankung gerecht wird. Darüber hinaus soll es dem Therapeuten ein strukturiertes Vorgehen bei der Vermittlung sowohl von aktuellen wissenschaftlich fundierten Kenntnissen hinsichtlich bipolarer Störungen als auch von Copingstrategien zur Krankheitsbewältigung erleichtern. Als Setting wurde aus organisatorischen und ökonomischen Gründen sowie zur Gewährleistung eines Erfahrungsaustauschs der Teilnehmer die Gruppenform gewählt.

1 Epidemiologie und medizinische Bedeutung bipolarer Störungen

Neue Ergebnisse der epidemiologischen Forschung zeigen, dass bis zu 8% der Bevölkerung an einer behandlungsbedürftigen Erkrankung aus dem gesamten bipolaren Spektrum leiden (Arolt u. Behnken 2002).

Angaben zu Prävalenzraten variieren dabei zwischen 0,5% und 11% in Abhängigkeit von den verwendeten Diagnosekriterien hypomaner Episoden (Tabelle 3). Beispielsweise definieren Angst und Gamma (2002) hypomanische Zustände im Rahmen des Spektrums bipolaren Störungen breiter als die ICD-10 (WHO 1991) und das DSM-IV (APA 1996), indem sie das Zeitkriterium verkürzen und Überaktivität als ein obligatorisches Kriterium hinzuziehen. Die Folge ist eine Verlagerung der Prävalenzraten der Diagnose unipolarer Depressionen zugunsten der Bipolar-II-Diagnose. Dies spiegelt sich in den Ergebnissen einer in der Schweiz durchgeführten prospektiven Langzeitstudie der Autoren wider, in der sie eine Lebenszeitprävalenz von 11% für das genannte bipolare Störungsspektrum ermittelten (Angst u. Gamma 2000).

Vergleicht man diese neuen epidemiologischen Befunde mit der derzeitigen diagnostischen Realität in Kliniken und Praxen, wird deutlich, in welch erheblichem Ausmaß bipolare Störungen derzeit unterdiagnostiziert werden. Unterdiagnostiziert heißt zugleich auch, dass keine diagnosespezifische Behandlung eingeleitet wird.

Dieses Problem wiegt deshalb so schwer, da bipolar erkrankte Menschen mit erheblichen Schwierigkeiten in persönlichen, beruflichen und sozialen Lebensbereichen konfrontiert sind. Bipolare Störungen ziehen gravierende Einbußen an Lebensqualität und Arbeitsfähigkeit sowie sehr häufig, wie bereits erwähnt, Frühberentungen nach sich.

Mindestens jeder vierte bipolar erkrankte Patient unternimmt zudem einen Suizidversuch, 15% sterben durch Suizid (Simpson u. Jamison 1999). Das Suizidrisiko dieser Patientengruppe ist gegenüber der Normalbevölkerung um das 30fache erhöht.

Menschen mit bipolaren Störungen leiden zusätzlich in erhöhtem Maß an weiteren behandlungsbedürftigen psychischen Störungen, insbesondere an Angst- und Suchterkrankungen. Am Beispiel der Münchener Patienten der Stanley Foundation Bipolar Ambulanz konnte gezeigt werden, dass 35% der Betroffenen mindestens eine weitere schwere psychische Erkrankung aufweisen (Dittmann et al. 2002).

Der epidemiologischen Bedeutung der bipolaren Erkrankung steht jedoch eine unzureichende Versorgungssituation gegenüber. Die erwähnte unterschätzte Prävalenz ausgeklammert schätzt man, dass weniger als die Hälfte der bipolar erkrankten Menschen aufgrund ihrer Erkrankung je einen Arzt aufsuchen und weniger als 10% jemals Kontakt zu einem Nervenarzt haben (Walden u. Grunze 2000).

Tab. 3 Diagnostische Kriterien hypomaner Episoden in Abhängigkeit unterschiedlicher Klassifikationsschemata.

ICD-10 (WHO 1991)	DSM-IV (APA 1996)	Zürich-Kriterien (Angst u. Gamma, 2002)	Akiskal et al. (2000)
■ über mehrere Tage deutliches Vorhandensein einiger der folgenden Merkmale: – anhaltend leicht gehobene Stimmung – Antrieb und Aktivität gesteigert – erlebte Leistungsfähigkeit und Wohlbefinden ■ weitere mögliche Merkmale: – Reizbarkeit, flegelhaftes Verhalten – Selbstüberschätzung – Konzentrations- und Aufmerksamkeitsbeeinträchtigungen – Fehlen von schwerer Funktionsbeeinträchtigung, Wahn und Halluzinationen – vermindertes Schlafbedürfnis – übermäßige Vertraulichkeit, – gesteigerte Libido – vermehrte Aktivitäten – Geselligkeit und Gesprächigkeit – übertriebenes Geldausgeben	■ mindestens vier Tage anhaltend gehobene expansive oder reizbare Stimmung ■ mindestens drei (vier bei reizbarer Stimmung) der sieben Maniekriterien nach DSM-IV (s. Tab. 1) ■ deutlich erkennbare Veränderungen im Verhalten, der Stimmung und der Leistung sind für andere beobachtbar ■ keine Hospitalisierung erforderlich, Fehlen deutlicher Funktionsbeeinträchtigungen und psychotischer Symptome	■ Vorhandensein von Überaktivität, Euphorie oder Gereiztheit (keine Mindestdauer nötig) ■ drei der sieben Maniekriterien nach DSM-IV (s. Tab.1) ■ deutliche subjektive oder soziale Konsequenzen aufgrund der Symptome	■ mindestens drei der folgenden Merkmale über mindestens zwei Tage: – gehobene Stimmung bzw. Heiterkeit – übermäßiges Verlangen nach Geselligkeit und Vertraulichkeit – gesteigerte Libido – vermehrte Gesprächigkeit – überhöhtes Selbstvertrauen, ungerechtfertigter Optimismus – enthemmtes Verhalten, unkritische, positive Einstellung – vermindertes Schlafbedürfnis – Eutonie und Vitalität – Überengagement in neue Projekte – deutlicher Unterschied zu sonst üblichem Verhalten

2 Diagnostische Probleme bipolarer Störungen

Wie bereits angedeutet, tragen bipolar erkrankte Menschen ein hohes Risiko, nicht oder falsch diagnostiziert zu werden. Schätzungen zufolge wird bei weniger als 50 % der Betroffenen die zutreffende Diagnose gestellt (Bräunig 2003). Bei denjenigen, bei denen die Erkrankung erkannt wird, vergehen im Mittel acht bis zehn Jahre vom Auftreten erster Symptome bis zur Diagnosestellung (Ghaemi, Sachs u. Goodwin, 2000; Suppes et al. 2001; Tondo et al. 1998). Diese Verzögerung bedeutet ein zu spätes Einleiten therapeutischer Maßnahmen in wichtigen Lebensjahren der Betroffenen.

Für die diagnostischen Probleme gibt es unterschiedliche Ursachen, die in der klinischen Erscheinungsvielfalt bipolarer Störungen, in der fehlenden Sensitivität von Untersuchungsmethoden und diagnostischen Regeln, aber auch in einem immer noch unbefriedigendem Informationsstand bei Fachleuten und in der Öffentlichkeit begründet sind (Bräunig 2003).

3 Bedeutung psychosozialer Faktoren

Lange Zeit standen ausschließlich pharmakologische Therapieansätze im Vordergrund der Behandlung bipolarer Störungen, welche die an sie gestellten Wirksamkeitserwartungen jedoch nicht vollständig erfüllen konnten.

Ein in diesem Zusammenhang untersuchter Aspekt stellt die Medikamentenadhärenz dar. Allgemein versteht man darunter die Übereinstimmung zwischen der geplanten vorgegebenen und der tatsächlich ablaufenden Behandlung. Hinsichtlich der Therapie bipolarer Erkrankungen legen Studienergebnisse nahe, dass eine Aufklärung der Patienten über ihre Erkrankung und die Behandlung die Adhärenz erhöhen (Ellenberg, Salamon u. Meaney 1980; Seltzer, Roncari u. Garfinkel 1980; Youssef 1983; Cochran 1984; Peet u. Harvey 1991).

Unabhängig von generellen Complianceschwierigkeiten weisen zudem sowohl die Lithiumbehandlung als auch der Einsatz anderer Mood Stabilizer wie Carbamazepin und Valproat deutliche Begrenzungen auf (Baldessarini u. Tondo 1998; Baldessarini, Tondo u. Viguera 1999; Goldberg, Harrow u. Leon 1996; Keller et al. 1993; Solomen et al. 1995). So treten trotz moderner pharmakologischer Behandlungsmaßnahmen bei bipolaren Störungen Rückfallraten von bis zu 40 % innerhalb des ersten Jahres, 60 % innerhalb der ersten zwei Jahre und 73 % innerhalb der ersten fünf Jahre nach einer Episode auf (Keller et al. 1993). Darüber hinaus erleben viele Patienten residuale oder subsyndromale Symptome über die akute Episode hinaus (Gitlin et al. 1995; Harrow et al. 1990), die zu Beeinträchtigungen ihrer interpersonalen Beziehungen und ihrem allgemeinen psychosozialen Funktionsniveau beitragen.

Die Erkenntnis, dass eine alleinige pharmakologische Behandlung nicht ausreicht, um manisch-depressive Erkrankungen erfolgreich zu behandeln, führte dazu, dass psychosoziale Faktoren mehr in den Mittelpunkt der Erforschung bipolarer Störungen rückten. Die bisherigen Ergebnisse zeigen, dass psychosoziale Prozesse und äußere Faktoren sowohl das Auftreten als auch den Verlauf der Erkrankung beeinflussen können (Johnson u. Roberts 1995). Scott (1995) beziffert diese Einflussgröße auf etwa 2530%, während andere Autoren zu noch höheren Bewertungen kommen (Johnson u. Miller 1997). Insbesondere die Bedeutung kritischer Lebensereignisse (Ellicott et al. 1990; Hammen, Ellicott u. Gitlin 1992; Hunt, Bruce-Jones u. Silverstone 1992) sowie die Qualität sozialer Beziehungen (Miklowitz et al. 1996; Priebe, Wildgrube u. Mueller-Oerlinghausen 1989) werden als Prädiktoren für einen Rückfall diskutiert.

Da der Thematisierung psychosozialer Faktoren im Rahmen des hier entwickelten Manuals eine große Bedeutung zukommt, sollen die wichtigsten in der Literatur behandelten Faktoren im Folgenden kurz skizziert werden.

3.1 Soziale Interaktion

Die Bedeutung zwischenmenschlicher Interaktionen wird durch eine Studie von Johnson et al. (1999) gestützt. Die Autoren untersuchten die Wirkung sozialer Unterstützung auf den Verlauf bipolarer Erkrankungen. Sie konnten nachweisen, dass Patienten, die eine zufriedenstellende soziale Unterstützung durch wichtige Bezugspersonen erhalten, kürzere Remissionsraten und eine niedrigere Rückfallquote für depressive Episoden aufweisen als die Vergleichsgruppe.

Andere empirische Studien belegen weiterhin, dass Patienten, deren Familien hohe Expressed-emotions-Werte und einen negativen affektiven Kommunikationsstil aufzeigen, was sich in ausgeprägt feindseligen, kritischen oder schuldzuweisenden Äußerungen der Familienmitglieder untereinander, einem emotionalen Überengagement oder in einer inadäquaten Interpretation des Befindens des anderen widerspiegelt, mehr Rückfälle erleben als solche mit einem günstigeren familiären Kommunikationsstil (Miklowitz et al. 1986; 1988).

3.2 Kritische Lebensereignisse bzw. Stress

Im Rahmen der Life-event-Forschung scheint unbestritten, dass ein Zusammenhang zwischen belastenden Lebensereignissen und der Rezidivneigung besteht (Johnson u. Roberts 1995). Unklar bleibt jedoch, welchen spezifischen Einfluss die Schwere, die Art, das zeitlich Auftreten und die Additivität solcher Ereignisse auf das Rückfallrisiko haben. In diesem Kontext werden unterschiedliche biologische Erklärungsansätze diskutiert, die versuchen, die zu Grunde liegenden Wirkmechanismen von Stress auf biologische Prozesse zu erklären. Sie sollen nachfolgend kurz skizziert werden.

Zirkadiane Rhythmen

Nach Ehlers, Frank und Kupfer (1988) kann Stress den täglichen Alltagsablauf unterbrechen und damit Störungen des Schlaf-wach-Rhythmus und anderer physiologischer Rhythmen provozieren. Diese Störung biologischer Abläufe soll für die Entwicklung von Prodromi einer affektiven Episode verantwortlich sein.

Zirkadiane Rhythmen und insbesondere der Schlaf-wach-Rhythmus können einen Einfluss auf die Stimmung nehmen. Wehr, Sack und Rosenthal (1987) postulieren in diesem Zusammenhang das „Schlafreduktionsmodell" bipolarer Störungen, in dem sie annehmen, dass die unterschiedlichsten Auslöser manischer Episoden zu einer Schlafreduktion führen, die als biologische Ursache der manischen Symptomatik angesehen werden kann. Im weiteren Verlauf bewirkt die Manie ihrerseits eine fortlaufende Schlafreduktion, sodass ein Teufelskreis zwischen Symptomatik und Schlaf entsteht, der die Manie kontinuierlich verstärkt. Voraussetzung für die Entstehung des Teufelskreises ist es, dass der Schlaf mindestens um vier Stunden verkürzt ist und nicht am Folgetag nachgeholt wird. Eine Studie zur Stützung dieser Hypothese konnte in diesem Zusammenhang nachweisen, dass eine verkürzte Schlafdauer einen guten Prädiktor für das Auftreten manischer und hypomaner Zustände am Folgetag darstellt (Leibenluft et. al 1996). In eine ähnliche Richtung weist die Beobachtung von Wehr (1990), dass etwa 60 % der depressiven Patienten unter Schlafentzug eine Stimmungsverbesserung zeigen.

Biologische Prozesse und Stress

Andere Autoren gehen davon aus, dass Menschen mit bipolaren Störungen eine höhere Variabilität biologischer, affektiver und behavioraler Regulationsmechanismen sowie Defizite bezüglich deren homöostatischen Ausgleichs aufweisen (Depue, Krauss u. Spoont 1987; Depue u. Iacono 1989). Dies bewirkt eine größere Vulnerabilität hinsichtlich des Einflusses von Belastungen, da diese zum einen größere Dysregulationen bewirken als bei gesunden Personen und zum anderen eine Rückkehr zu stabilen Ausgangszuständen erschweren.

Post (1992) versucht den Einfluss von kritischen Lebensereignissen bzw. Stressoren pathophysiologisch anhand der biologischen Prozesse des Kindlings und der behavioralen Sensibilisierung zu erklären. Das Kindlingphänomen wird von Post aus der Epilepsieforschung abgeleitet. Dort hat sich gezeigt, dass eine ursprünglich unterschwellige intermittierende elektrophysiologische Stimulation bestimmter Areale in den zerebralen Mandelkernen bei wiederholter Anwendung epileptische Anfälle auslösen und sogar deren spontanes Auftreten bewirken kann. Einen ähnlichen Wirkmechanismus postuliert Post hinsichtlich der Bedeutung von Stressoren für das Auftreten affektiver Episoden. So schließt er daraus, dass ein Stressor nicht mehr erkennbar sein muss, um eine Episode auszulösen, sondern dass dies über die veränderte Neurotransmittertätigkeit bedingt durch wiederholte affektive Episoden auch spontan geschehen kann. Unterstützend für seine These ist die Beobachtung, dass beim Auftreten erster affektiver Episoden meist Stresserlebnisse vorausgehen (Ellicott et al. 1990). Im Krankheitsverlauf und mit steigender Episodenzahl nimmt dagegen deren Einfluss ab und die Episoden treten immer mehr spontan und häufiger auf.

Der zweite Mechanismus, die behaviorale Sensibilisierung, umschreibt eine Sensibilisierung bestimmter Hirnareale, vermutlich bedingt durch morphologische Veränderungen der Amygdala, ausgelöst durch wiederkehrende affektive Krankheitsepisoden. Diese bewirkt, dass das Individuum im Verlauf der Erkrankung immer intensiver auf ähnliche Reizgegebenheiten, also Stresserlebnisse, reagiert. Es erfolgt eine Sensibilisierung sowohl für die Stressereignisse als auch für eine affektive Episode. Die Wahrscheinlichkeit und die zu erwartende Schwere eines Rückfalls steigen demnach mit jeder Episode an.

Empirische Belege zum Kindling und der behavioralen Sensibilisierung sind zurzeit noch zu uneinheitlich, um eine abschließende Bewertung vornehmen zu können, zumal andere moderierende Variabeln wie die Art des Stressors, das Vorhandensein sozialer Unterstützung und Persönlichkeitsvariabeln oft unbeachtet bleiben. Auch scheinen die einzelnen Konzepte für sich allein nicht vollständig den Einfluss von Stressoren erklären zu können.

3.3 Kognitive Einflussfaktoren

Neben den bereits erwähnten Aspekten können auch kognitiv-attributionale Stile eines Individuums einen Einfluss auf den Verlauf der Erkrankung nehmen. Reilly-Harrington et al. (1999) erfassten kognitive Stile bipolarer Patienten. Sie konnten aufzeigen, dass Patienten sowohl mit einer unipolaren als auch bipolaren affektiven Störung, die einen depressiven Attributionsstil aufweisen, das heißt eine internale, stabile und globale Attribuierung negativer Erlebnisse, bei einem Auftreten kritischer Lebensereignisse mit einem Anstieg der jeweiligen Symptomatik reagieren. Liegt dagegen ein positiver Attributionsstil vor, tritt dieser Effekt nicht auf. Der Attributionsstil kann in diesem Sinne als Vulnerabilitätsfaktor für die Exazerbation einer affektiven Episode angesehen werden. Die Autoren fanden darüber hinaus Hinweise, dass Patienten mit bipolaren Erkrankungen, ähnlich wie solche mit einer unipolaren Störung, eine negativere Informationsverarbeitung bezüglich der eigenen Person, ein negativeres Selbstbild und mehr dysfunktionale Einstellungen als gesunde Kontrollpersonen aufweisen.

Kognitionen spielen nicht nur für die Syndromgenese sondern auch hinsichtlich der Einstellung zur Einnahme von Medikamenten eine oft entscheidende Rolle. Gerade diesbezügliche dysfunktionale Einstellungen können einen negativen Effekt auf die Medikamentencompliance haben und den Behandlungserfolg gefährden. Schließlich stellen kognitive Veränderungen in den Krankheitsepisoden im Rahmen einer Früherkennung und Gegensteuerung von Rezidiven Möglichkeiten für therapeutische Ansatzpunkte dar.

3.4 Multikausale Ätiologiemodelle

Der Einfluss der genannten psychosozialen Faktoren macht deutlich, dass bipolare Störungen nicht monokausal erklärt werden können. Statt dessen müssen unterschiedliche ätiologische Faktoren berücksichtigt werden. In der Verhaltenstherapie hat sich zur Erklärung der Genese psychischer Störungen das 3-Faktoren-Modell durchgesetzt (Margraf 1996). Das Modell unterscheidet zwischen Prädispositionen, auch Vulnerabilitäten genannt, sowie auslösenden und aufrechterhaltenden Bedingungen. Margraf (1996) definiert Prädispositionen als vorexistierende genetische, somatische, psychische oder soziale Merkmale, die das Auftreten einer Störung möglich bzw. wahrscheinlicher machen. Unter auslösenden Bedingungen versteht er solche Bedingungen, die vor dem Hintergrund der individuellen Prädisposition eine aktuelle Exazerbation der Störung auslösen. Sie können ebenfalls psychischer, sozialer oder somatischer Natur sein. Häufig sind dies Stress, Belastungen oder auch spezifische Erfahrungen und Ereignisse (z. B. eine somatische Krankheit). Aufrechterhaltende Bedingungen sind schließlich anhaltende Belastungen oder ungünstige Verhaltensweisen der Betroffenen bzw. ihrer Umwelt, die eine Remission verhindern.

Die Unterscheidung zwischen Prädispositionen und anderen eher psychosozialen Bedingungsfaktoren findet sich auch in so genannten „biopsychosozialen Ansätzen" oder „Vulnerabilitäts-Stress-Modellen" wieder, ohne dass diese jedoch eine Unterscheidung zwischen auslösenden und aufrechterhaltenden Bedingungen treffen, was die Konkretheit und Differenziertheit der Begrifflichkeit mindert. Dennoch wird in diesem Psychoedukationsprogramm auf die vereinfachte Bezeichnung des Vulnerabilitäts-Stress-Modells zurückgegriffen, da es für die Patienten übersichtlicher ist, nur zwei Faktorenklassen zu unterscheiden, die dann im Weiteren konkretisiert und differenziert werden. Anhand des Modells können anschaulich unterschiedliche Ursache-Wirkung-Beziehungen integriert und entsprechende therapeutische Interventionen abgeleitet werden. Es stellt daher auch in diesem Psychoedukationsprogramm die Basis zur Verdeutlichung eines Störungsmodells und zur Ableitung therapeutischer Strategien dar.

4   Psychosoziale Interventionen bei Patienten mit bipolaren Störungen

Die bereits erwähnten Limitierungen pharmakologischer Behandlung und der Nachweis der Bedeutung psychosozialer Faktoren für das Auftreten und den Verlauf bipolarer Störungen führten seit Anfang der 90er-Jahre verstärkt zu einer Entwicklung und dem Einsatz psychosozialer Interventionen bzw. psychotherapeutischer Verfahren adjuvant zur Pharmakotherapie.

Erfolgreiche psychosoziale Interventionen zielen nach Huxley, Parikh und Baldessarini (2000) dabei auf folgende Aspekte ab:

- Verbesserung der Medikamentencompliance
- Informationsvermittlung hinsichtlich der Erkrankung und ihrer Behandlung
- Verbesserung der Krankheitsakzeptanz
- Verbesserung des Selbstmonitorings bezüglich Veränderung hinsichtlich der Stimmung und des Schlaf-wach-Rhythmus sowie des Auftretens von Frühwarnsymptomen
- Aufbau von Fertigkeiten zur Begrenzung von und zum Umgang mit Stress
- Identifizierung und Bearbeitung interpersoneller Probleme
- Reduktion negativer familiärer Kommunikationsmuster
- Unterstützung und Ermutigung durch Mitpatienten

Derzeit angewandte psychosoziale Interventionen bei Patienten mit bipolaren Erkrankungen berücksichtigen diese Aspekte mit unterschiedlicher Schwerpunktsetzung. Die Akzentuierung der einzelnen Gesichtspunkte variiert in Abhängigkeit von der jeweils angewandten Therapiemethode. In diesem Zusammenhang lassen sich interpersonelle, familienfokussierte, kognitiv-verhaltenstherapeutische, psychoedukative und psychodynamische Ansätze unterscheiden. Darüber hinaus werden die verwendeten Ansätze zum Teil aber auch undifferenziert lediglich als Psychotherapie oder psychosoziale Interventionen bei bipolaren Störungen bezeichnet. Diese Bezeichnungen werden in der Literatur häufig synonym benutzt und als Oberbegriffe verstanden.

Hinsichtlich der Untersuchung des Effektivitätsnachweises dieser Ansätze in Verbindung mit einer medikamentösen Kombinationsbehandlung stellen Goodwin und Jamison (1990, S. 741) fest: „The substantial methodological shortcomings in most of these investigations make meaningful interpretation virtually impossible, but the clinical observations made by the therapists conducting the studies are conceptually very useful". Auch eine zehn Jahre später durchgeführte Metaanalyse von Meyer und Hautzinger (2000) konnte diesbezüglich lediglich neun kontrollierte Studien identifizieren, die einen positiven Effekt begleitender psychosozialer Maßnahmen nahe legen. Die Autoren kommen insgesamt zu dem Schluss, dass Wirksamkeitsstudien im Sinne prospektiver, randomisierter Therapiestudien einschließlich systematisch erhobener längerer Katamnesezeiträume bislang fehlen.

Da eindeutige Effektivitätsnachweise für einen der Ansätze fehlen und darüber hinaus die den Ansätzen zugrunde liegenden diversen therapeutischen Konzepte nicht für jeden betroffenen Menschen adäquat erscheinen, wurde in dem vorliegenden Manual Folgendes versucht: Es wurde ein polymodulares Programm generiert, das zum einen Faktoren berücksichtigt, die sich aus der klinischen Erfahrung als relevant herauskristallisiert haben, und zum anderen die wichtigsten Aspekte der Ansätze integriert, zu denen viel versprechende empirische Validierungsbemühungen vorliegen. Entsprechende empirische Studien liegen insbesondere für die familienfokussierte Therapie (Miklowitz et al. 2000), die interpersonelle und soziale Rhythmustherapie (Frank et al. 1999; Frank, Swartz u. Kupfer 2000) sowie zu kognitiv-verhaltenstherapeutischen Verfahren einschließlich psychoedukativen Ansätzen vor. Ein Überblick empirischer Untersuchungen zu den letztgenannten Verfahren gibt Tabelle 5.

Da Elemente der aufgeführten therapeutischen Konzepte, vor allem bedingt durch die bereits erwähnten aussichtsreichen empirischen Studien, die Entwicklung des Behandlungsmanuals entscheidend determiniert haben, sollen nachfolgend diese Ansätze sowie die Ergebnisse der Validierungsversuche kurz skizziert werden.

4.1 Interpersonelle und soziale Rhythmustherapie

Die interpersonelle und soziale Rhythmustherapie (IPRST) von Frank et al. (1994; 1997) basiert auf der interpersonellen Therapie (IPT) von Klerman et al. (1984). Interpersonelle Probleme und Konflikte werden dabei als zentrale Faktoren in der Pathogenese von depressiven Syndromen angesehen. Entsprechend wird in der Therapie auf potenziell syndromauslösende sowie syndromaufrechterhaltende interpersonelle Aspekte fokussiert.

Therapeutische Interventionen zielen daher darauf ab, die für den jeweiligen Betroffenen zutreffenden Problembereiche zu identifizieren und entsprechende Lösungsstrategien zu erarbeiten. Dazu ist es in der Regel notwendig, die Kommunikation und den Umgang mit wichtigen Bezugspersonen zu verändern und letztere mit in die Therapie einzubeziehen.

Zur Behandlung bipolarer Erkrankungen ergänzten Frank et al. (1994) den Ansatz von Klerman et al. (1984) um einen weiteren Bedingungsfaktor, der aus ihrer Sicht für die Exazerbation affektiver Episoden von Bedeutung ist. So gehen die Autoren davon aus, dass bei Patienten mit bipolaren Erkrankungen eine Vulnerabilität für pathologische Stimmungsveränderungen bedingt durch Derhythmisierung sozialer und biologischer Funktionsabläufe vorliegt. Entsprechend stehen neben der Bearbeitung interpersoneller Probleme die Regulation und Stabilisierung der biologischen und sozialen Rhythmen der Patienten im Vordergrund der Therapie. Grundlage dieser Erweiterung war die Beobachtung der Autoren, dass Patienten mit manisch-depressiven Erkrankungen eine höhere Stimmungsstabilität aufweisen, wenn ihre täglichen Aktivitäten einem regelmäßigen geplanten Ablauf unter-

liegen. Dies betrifft vor allem den Schlaf-wach-Zyklus und die Einhaltung festge-
legter sozialer Rhythmen, wodurch letztlich eine stabile Tagesstrukturierung
bewirkt werden soll.

Frank et al. (2000) postulieren des Weiteren einen Zusammenhang zwischen biologischen und psychosozialen Prozessen, dem die Annahme zu Grunde liegt, dass soziale Zeitgeber wie zum Beispiel tägliche Routinehandlungen, soziale Anforderungen, Verpflichtungen oder zwischenmenschliche Kontakte, biologische Rhythmen
regulieren. Eine Desynchronisation sozialer Abläufe kann demzufolge zu einer De-
stabilisierung biologischer Rhythmen führen und damit das Auftreten affektiver
Episoden begünstigen. Faktoren, die eine Desynchronisation sozialer und biologischer Rhythmen bewirken, werden von den Autoren als „Zeitstörer" bezeichnet.

Stress als Zeitstörer kommt nach Meinung der Autoren eine besondere Rolle zu
(Ehlers et al. 1988), da er zum einen die tägliche Routine unterbricht und zum anderen direkt physiologische und emotionale Prozesse, also unmittelbar biologische Abläufe, beeinflusst.

Ziel der IPRST ist es daher, neben der Reduktion interpersoneller Stressoren, zusammen mit den Patienten stabile soziale Rhythmen zu etablieren, um auf diese
Weise weiteren Krankheitsepisoden vorzubeugen.

Die IPSRT ist konzeptuell auf ein einzeltherapeutisches Setting ausgelegt. Therapeutische Interventionen beginnen bereits in der akuten Krankheitsphase und er-
strecken sich insgesamt über durchschnittlich zwei Jahre.

Erste empirische Ergebnisse sprechen für eine präventive Wirkung der IPSRT hinsichtlich der depressiven Symptomatik (Frank et al. 1999) und eine generell
schnellere Symptomremission (Hlastala et al. 1997).

4.2 Familienfokussierte Therapie

In der familienfokussierte Therapie (FFT) von Miklowitz et al. (1986; 1988) werden
der Kommunikationsstil und die Qualität der intrafamiliären Beziehungen als
maßgebliche Prädiktoren hinsichtlich der Rezidivneigung bipolarer Patienten bewertet. Ausgangspunkt für diese Einschätzung ist ihre Beobachtung, dass Patienten, in deren familiärem Kontext kritische, emotional überfrachtete, schuldzuweisende Äußerungen („high expressed emotions") überwiegen oder anders ausgedrückt ein negativer affektiver Kommunikationsstil vorherrscht, einen deutlich
ungünstigeren Krankheitsverlauf aufweisen.

In der familienfokussierten Therapie finden daher neben psychoedukativen Ele-
menten insbesondere Interventionen zur Modifikation der Kommunikation, der
Problemlösung und der Interaktion in der Familie Anwendung. Beispielsweise
werden folgende kommunikativen Basistechniken vermittelt und geübt (Miklowitz u. Goldstein 1997):

- aktives Zuhören
- positive Emotionen anderen zurückmelden

- Wünsche und Bedürfnisse situationsadäquat äußern
- negative Emotionen anderen gegenüber angemessen ausdrücken

Konzipiert ist die familientherapeutische Behandlung für 21 Sitzungen, mit ihr kann bereits in der Stabilisierungsphase begonnen werden.

Ergebnisse einer parallel zur FFT durchgeführten einjährigen Begleitevaluation (Miklowitz et al. 2000) scheinen zu belegen, dass Teilnehmer an der FFT verglichen mit einer Kontrollgruppe, bei denen lediglich Psychoedukation und Krisenmanagement appliziert wurde („standard care intervention"), eine geringere Rezidivneigung und eine deutlichere Reduktion der depressiven Symptomatik aufweisen. Die auffallendste Symptomregression ist bei Teilnehmern festzustellen, deren Familien hohe Expressed-emotions-Werte im Vorfeld erzielen. Simoneau et al. (1999) konnten vergleichbare Ergebnisse replizieren.

4.3 Kognitive Verhaltenstherapie – Psychoedukation

Aus verhaltenstherapeutischer Sicht sind psychische Störungen das Resultat prädisponierender, aufrechterhaltender und auslösender Faktoren, deren positive Veränderung Ziel therapeutischer Interventionen ist (Margraf 1996). Dabei wird das Verhalten, Denken und Erleben der Betroffenen in einen funktionellen Zusammenhang mit den vorausgehenden und nachfolgenden internalen bzw. externalen Bedingungen gesetzt.

Kognitive Ansätze (Beck 1967; Ellis 1962) gehen traditionsgemäß davon aus, dass das Erleben und Verhalten eines Menschen durch seine spezifischen Denkmuster und Bewertungsprozesse determiniert ist und fokussieren daher auf die Veränderung dieser kognitiven Strukturen und Prozesse.

Mit der Integration verhaltenstherapeutischer und kognitiver Prinzipien berücksichtigt die kognitive Verhaltenstherapie sowohl die Veränderung symptomauslösender bzw. -aufrechterhaltender Bedingungen als auch die Modulation kognitiver Strukturen und Verarbeitungsmechanismen.

Psychoedukation stellt dabei immer einen integralen Bestandteil kognitiv-verhaltenstherapeutischer Ansätze dar. Daher ist die Abgrenzung zwischen kognitiv-verhaltenstherapeutischen und psychoedukativen Ansätzen im Grunde artifiziell, da Psychoedukation als klassisches Element jeder kognitiv-verhaltenstherapeutischen Therapie zu betrachten ist. Nach Fiedler (1996) besteht jede kognitiv-behaviorale Interventionsform, unter Wahrung des Axioms der Transparenz, aus den folgenden drei Bausteinen:

- Patientenschulung: Information bzw. Aufklärung über die entsprechende Problematik
- verhaltenstherapeutische Behandlung: Unterweisung, Einübung von Verhaltensmustern und Bewältigungsstrategien, Ressourcenaktivierung

■ Transfersicherung: Ausdehnung des Anwendungsbereiches der entsprechenden Verhaltensmuster

Auch in der kognitiven Verhaltenstherapie affektiver Störungen finden sich diese Aspekte mit unterschiedlicher Gewichtung wieder. Das Erkennen und die Modifikation prädisponierender, aufrechterhaltender und auslösender Faktoren stellen auch hier die Basis der Therapie dar. Darüber hinaus kommen die verschiedensten kognitiv-verhaltenstherapeutischen Interventionen zum Tragen. Beispielsweise sind die Entwicklung eines Störungsmodells, der Aufbau positiver Verstärker sowie sozial kompetenter Verhaltensweisen maßgebliche Therapiebausteine bei der Behandlung depressiver Syndrome (Hautzinger 2000). Auch die Verwendung von Verfahren zur Selbstbeobachtung wie zum Beispiel Tagesprotokolle, die eine Verhaltensmodifikation erleichtern sollen, sind häufig Bestandteil solcher Ansätze. Entsprechende Interventionen können auf die Behandlung depressiver Episoden bipolarer Störungen angewandt, analoge Modifikationen hinsichtlich manischer Episoden können vorgenommen werden.

Darüber hinaus haben kognitive Stile (Reilly-Harrington et al. 1999) einen moderierenden Einfluss auf das Stresserleben und somit wiederum auf das Auftreten affektiver Symptome. Im Rahmen der Prodromentwicklung können dysfunktionale Kognitionen zur Aufschaukelung insbesondere der manischen Symptomatik beitragen. Die kognitive Therapie der Depression (Beck et al. 1996) fokussiert auf eine Veränderung des dysfunktionalen kognitiven Verarbeitungsstils depressiver Patienten, welcher sich anhand der kognitive Triade verdeutlichen lässt. Analog dazu kann ein kognitiver Verarbeitungsstil in der Manie identifiziert werden, der sich in der massiven Selbstüberschätzung der Betroffenen und einer übertrieben positiven Sicht der Gegenwart und Zukunft widerspiegelt.

Ziel der kognitiven Verhaltenstherapie bei der Behandlung bipolarer Störungen ist es daher auch hier, inadäquate, symptomfördernde kognitive Schemata, die begleitenden Emotionen sowie problematische Verhaltensweisen und Reizkonstellationen entsprechend günstig zu modifizieren, um die Rezidivneigung möglichst dauerhaft abzusenken.

Definition von Psychoedukation

Da in der derzeitigen wissenschaftlichen Literatur trotz des bereits erläuterten artifiziellen Charakters die Differenzierung zwischen verhaltenstherapeutischen und psychoedukativen Ansätzen gewählt wird, wird diese im Folgenden beibehalten. Die Ursache, weshalb viele verhaltenstherapeutische Konzepte als psychoedukativ bezeichnet werden, sieht Fiedler (1996) in dem Faktum, dass diese Konzepte die Möglichkeit bieten, Techniken der modernen Unterrichtsdidaktik wie zum Beispiel Video-, Dia- und Tonmaterial einzusetzen.

Ein Festhalten an der Abgrenzung von psychoedukativen und behavioralen Ansätzen wird zudem durch die Existenz unterschiedlicher Definitionsversuche von Psychoedukation begünstigt. Um einen Eindruck bezüglich der Vielfalt dieser Definitionen zu vermitteln, werden nachfolgend einige davon exemplarisch aufgeführt:

- „a strategy of teaching patients and families about disorders, treatments, coping techniques and resources based on the observation that people can be better participants in their own care if knowledge deficits are removed" (Mericle 1999, S. 321)

- „Psychoeducation is a broad term that encompasses any educational experience that meets a patient's specific learning needs, interests, and capabilities (...). Psychoeducation is more than a medication information sheet or watching a video clip on recovery from a depressive episode. That ‚more' is a personal interaction between clinician and patient that instills hope and establishes an expectation for change and commitment to that change. The purpose of psychoeducation is to provide patients and their families with enough information and motivation to help themselves understand the factor that promotes and/or threatens mental health, so that they may have a better opportunity to make informed choices" (Sperry 1995, Kap. 7, S. 59).

- „Unter dem Begriff Psychoedukation werden systematische didaktisch-psychotherapeutische Interventionen zusammengefasst, die dazu geeignet sind, Patienten und ihre Angehörigen über die Krankheit und ihre Behandlung zu informieren, das Krankheitsverständnis und den selbstverantwortlichen Umgang mit der Krankheit zu fördern und sie bei der Krankheitsbewältigung zu unterstützen. Die Wurzeln der Psychoedukation liegen in der Verhaltenstherapie, wobei aktuelle Konzepte auch gesprächspsychotherapeutische Elemente in unterschiedlicher Gewichtung enthalten. Im Rahmen einer Psychotherapie bezeichnet Psychoedukation denjenigen Bestandteil der Behandlung, bei dem die aktive Informationsvermittlung, der Austausch von Informationen unter den Betroffenen und die Behandlung allgemeiner Krankheitsaspekte im Vordergrund stehen" (Bäuml u. Pitschel-Walz 2003, S. 3).

Schon an dieser kleinen Zusammenstellung ist erkennbar, dass die entsprechenden Definitionsversuche mehr oder weniger differenziert sind und unterschiedliche Aspekte gewichten. Für die Derivation von Behandlungsprogrammen bedeutet dies, dass Art und Umfang der bislang publizierten psychoedukativen Ansätze in Abhängigkeit von der verwendeten Definition und Zielsetzung der jeweiligen Autoren stark variieren, was sich sowohl in der inhaltlichen Gestaltung als auch dem Sitzungsumfang widerspiegelt. Psychoedukative Elemente finden sich zudem nicht nur in den kognitiv-verhaltenstherapeutischen sondern auch in anderen Therapieansätzen in unterschiedlichem Ausprägungsgrad wieder. Aus diesen Gründen und aufgrund der häufig fehlenden Operationalisierung der angewandten Methoden wird eine Vergleichbarkeit und empirische Überprüfbarkeit der verschiedenen in der Fachliteratur vorgestellten psychoedukativen Ansätze sehr erschwert.

Das vorliegende Manual stellt daher den Versuch einer Standardisierung und Operationalisierung therapeutischer Interventionen dar. Da das Manual vorrangig kognitiv-behavioral ausgerichtet ist, wird in Anlehnung an Fiedler (1996) sowie an Petermann (1997) Psychoedukation definiert als die strukturierte Schulung der Patienten in Bezug auf ihre psychische Erkrankung mit dem Ziel, sie darin zu unterstützen, ihr Verhalten so zu ändern, dass ihre Gesundheit gefördert und Belastungen eigenverantwortlicher bewältigt werden können. Entsprechend fokussiert das hier vorgestellte Gruppenprogramm auf einer Vermittlung sowohl von Informationen als auch von therapeutischen Strategien zur Krankheitsbewältigung und Rückfallprophylaxe.

Übersicht kognitiv-verhaltenstherapeutischer bzw. psychoedukativer Behandlungsansätze

Es folgt eine tabellarische Übersicht der bislang angewandten und publizierten kognitiv-verhaltenstherapeutischen bzw. psychoedukativen Behandlungsansätze aufgelistet nach ihrem Erscheinungsjahr sowie differenziert nach ihren Zielen und Inhalten (Tabelle 4).

Die in der Tabelle 4 aufgelisteten Behandlungsprogramme unterscheiden sich vor allem hinsichtlich ihrer Elaboriertheit und Zielsetzung. Erste psychoedukative Ansätze wie zum Beispiel von Ellenberg et al. (1980) zielen dabei nahezu ausschließlich auf eine Informationsvermittlung zur Erhöhung der medikamentösen Compliance ab. Mit stärkerer Einbeziehung kognitiv-verhaltenstherapeutischer Therapieelemente wurde in jüngeren Ansätzen darüber hinausgehend vermehrt die Vermittlung von Copingstrategien im Umgang mit der Erkrankung berücksichtigt. Unterschiede finden sich hierbei hinsichtlich der Schwerpunktsetzung und Differenziertheit der behandelten Themen.

Tab. 4   Übersicht über kognitiv-verhaltenstherapeutische bzw. psychoedukative Programme bei bipolaren Störungen (PE = Psychoedukation; KVT = Kognitive Verhaltenstherapie; KT = Kognitive Therapie).

Programme	Ziele und Inhalte der Programme	Therapieart bzw. Setting	Dauer
Ellenberg, Salamon und Meaney (1980)	Erhöhung medikamentöser Compliance	PE, Gruppe	12 monatliche Sitzungen à 1,5 Stunden
Seltzer, Roncari und Garfinkel (1980)	Erhöhung medikamentöser Compliance	PE, Gruppe	9 Sitzungen
Cochran (1984)	Erhöhung medikamentöser Compliance; Modifikation behandlungsinkompatibler Kognitionen	PE, KT, Einzel	6 Sitzungen à 1 Stunde
Peet und Harvey (1991)	Erhöhung der Lithiumcompliance	PE[a], Gruppe	1 Videovorführung und Hausbesuche

Tab. 4 (Fortsetzung)

Programme	Ziele und Inhalte der Programme	Therapieart bzw. Setting	Dauer
Palmer, Williams und Adams (1995)	Wissensvermittlung über die Erkrankung und Behandlung; Aufbau von Bewältigungsstrategien bezüglich des Umgangs mit Prodromi; Selbstmonitoring und Früherkennung von Prodromi; Modifikation dysfunktionaler Kognitionen	KVT, Gruppe	17 wöchentliche Sitzungen à 1,5 Stunden und 6 Stunden im Follow-up
Bauer und Mc Bride (1996)	Umgang mit Krankheitssymptomen; Ermittlung und Realisierung spezifischer Lebensziele	KVT und life-goals-program, Gruppe	wöchentlich Sitzungen à 1 Stunde, unbegrenzt
Basco und Rush (1996)	Erhöhung der Behandlungscompliance; Verbesserung der Krankheitsbewältigung; Erhöhung der kommunikativer Fähigkeiten; Umstrukturierung dysfunktionaler Kognitionen	KVT, Einzel	20 Sitzungen
Lam et al. (1999)	Informationsvermittlung über die Erkrankung; Umgang mit Frühwarnsymptomen basierend auf kognitiven Strategien; Identifikation essentieller Lebensrhythmen	KVT, Einzel	20 Sitzungen
Perry et al. (1999)	Erkennen und Umgang mit Prodromi inklusive Krisenplanerstellung; Analyse vergangener Episoden und Auslöser	PE, Einzel	12 Sitzungen à 1 Stunde
Fava et al. (2001)	Vermittlung eines individuellen Störungsmodells; Erkennen von Frühwarnsymptomen; Bearbeitung dysfunktionaler Symptom fördernder Kognitionen; Modifikation des Lebensstils; Umgang mit Residualsymptomatik	KVT, Gruppe	10 Sitzungen à 30 Minuten
Patelis-Siotis et al. (2001)	Informationsvermittlung über die Erkrankung und medikamentöse Behandlung; Bearbeitung dysfunktionaler Kognitionen, Verbesserung des Selbstmonitorings; Bearbeitung interpersoneller Probleme und Förderung sozialer Kompetenz	KVT, Gruppe (ggf. mit Familie)	14 Sitzungen à zwei Stunden
Scott, Garland und Moorhead (2001)	Informationsvermittlung über die Erkrankung und Behandlung; Identifikation von Prodromi und Auslösern (insbesondere Stressoren); Bearbeitung dysfunktionaler, Symptom fördernder Kognitionen; Vermittlung von Strategien zur Rückfallprophylaxe	KVT, Gruppe	25 Sitzungen à 45 Minuten

[a] Psychoedukation per 12-minütigem Video in der Gruppe, Ausgabe eines Transkripts des Videos, anschließend individuelle Hausbesuche ohne Angabe des Zeitaufwands

Elaborierte Behandlungsprogramme liegen derzeit von Bauer und Mc Bride (1996), Basco und Rush (1996) sowie Lam et al. (1999) vor. Während Bauer und Mc Bride (1996) die Realisierung spezifischer Lebensziele der Patienten akzentuieren, fokussieren die letzten beiden Autorengruppen auf die Früherkennung von Prodromi, den Umgang mit kognitiven Veränderungen und Verhaltensveränderungen in den Krankheitsepisoden und der Thematisierung von im Zusammenhang mit der Erkrankung stehenden interpersonellen Aspekten.

4.4 Empirische Befunde zu kognitiv-verhaltenstherapeutischen bzw. psychoedukativen Ansätzen

Da das vorliegende Psychoedukationsprogramm sich wie bereits erwähnt in erster Linie auf kognitiv-verhaltenstherapeutische bzw. psychoedukative Ansätze stützt, sollen im Folgenden entsprechende Evaluationsstudien detaillierter vorgestellt werden. Aus Gründen der Übersichtlichkeit wird hierzu die tabellarische Form (Tabelle 5) gewählt.

Wie der Tabelle 5 zu entnehmen ist, scheinen die Interventionsformen, so unterschiedlich diese im Rahmen eines kognitiv-behavioralen Therapieansatzes auch sein mögen, positive Effekte zu generieren. Allerdings sind deutliche methodische Schwächen erkennbar, betrachtet man insbesondere die Tabellenspalten „Studiendesign" und „Kontrollgruppe". Prospektive, randomisierte Studiendesigns mit Langzeitkatamnesen fehlen, dagegen überwiegen unkontrollierte Untersuchungen mit geringer Stichprobengröße.

Im Vergleich zu anderen Therapieansätzen muss jedoch verteidigend angeführt werden, dass zunehmend Bemühungen unternommen werden, im Rahmen eines Effektivitätsnachweises eine Annäherung an die üblichen Forschungsstandards zu gewährleisten (Meyer u. Hautzinger 2000).

Tab. 5 Übersicht über die Evaluationsstudien zu den Programmen der Tabelle 4 (PE = Psychoedukation; KVT = Kognitive Verhaltenstherapie).

Studien	Therapieart und Setting	Exponent n	Kontroll n	Studiendesign	Eingesetzte Messinstrumente	Ergebnisse
Ellenberg et al. (1980)	PE, Gruppe	13	0	prä bzw. post	Häufigkeit der Teilnahme und benötigter Gesprächskontakte; medikamentöse Compliance; Rückfall- bzw. Rehospitalisierungsrate	hohe Teilnahmefrequenz (87 %) bzw. Akzeptanz der Therapie; Anstieg des Lithiumspiegels; Abnahme benötigter Gesprächskontakte; geringe Rehospitalisierungsrate (15 %)

Tab. 5   (Fortsetzung)

Stu-dien	Therapie-art und Setting	Ex-po-nent n	Kon-troll n	Studien-design	Eingesetzte Messinstrumente	Ergebnisse
Seltzer et al. (1980)	PE, Gruppe vs. alleini-ger medika-mentöser Behandlung	32	35	prä, Follow-up (5 Mona-te)	Einhalten des Follow-up-Termins; Phenotiazinge-halt im Urin; Fragebogen zum medikamentösen Wissen und zur Compli-ance	in der Experimentalgrup-pe: besseres Einhalten von Absprachen und Follow-up Terminen; weniger Teil-nehmer mit negativem Phenothiazingehalt im Urin; weniger Angst vor Medikamenten, Nebenwir-kungen und Abhängigkeit
Coch-ran (1984)	PE, KT, Einzel vs. Standard	14	14	prä bzw. post, Fol-low-up (3 u. 6 Monate)	Selbst- und Fremdein-schätzung der Lithium-compliance; Serumlithi-umspiegel; Rückfall- u. Rehospitalisierungsrate	in der Experimentalgruppe: geringere Rehospitalisie-rungsrate; höherer Compli-anceindex in Postmessung und nach 6 Monaten
Peet und Harvey (1991)	PE, Gruppe vs. Video	30	30	prä bzw. post, Fol-low-up (6, 12 u. 18 Wo-chen), randomi-siert	Lithiumwissenstest und Fragebogen zur Einstel-lung hinsichtlich der Lithiumbehandlung	in der Experimentalgrup-pe: deutlichere Abnahme negativer Einstellungen und höherer Wissenszu-wachs bezüglich Lithium-behandlung zu allen Mess-zeitpunkten
Palmer et al. (1995)	KVT, Grup-pe	6	0	prä bzw. post, Follow-up (6 Mona-te)	ISS, SCL-90-R, SAS, PQRST; visuelle Analog-skalen zur Stimmungs-einschätzung	keine eindeutig positiven Effekte nachweisbar; Be-funde uneinheitlich

[a] Da nach eingehender Literaturrecherche keine Evaluationsstudie zu dem Programm von Basco und Rush (1996) auffindbar war, wurde auf die empirischen Untersuchungsergebnisse von Zarets-ky, Segal und Gemar (1999) zurückgegriffen, die in ihrem Studi-endesign eine an Basco und Rush angelehnte Interventionsform integrieren.

[b] Die Autoren verwenden eine Modifikation der Programme von Basco und Rush (1996) sowie von Bauer und Mc Bride (1996).

[c] In der Experimentalgruppe wurde das Programm von Lam et al. (1999) verwendet.

Abkürzungen und Erläuterungen der in der Tabelle aufge-führten Messinstrumente:

ATQ: Automatic Thoughts Questionnaire (Hollon u. Kendall 1980)
BDI: Beck-Depressions-Inventar (Beck u. Steer 1994)
BHS: Beck Hopelessness Scale (Beck et al. 1974)
BPRS: Brief Psychiatric Rating Scale (Bech, Kastrup u. Rafaelsen 1986)
DAS: Dysfunctional Attitude Scale (Weissman u. Beck 1978)
Early Warning and Coping Interview (Lam u. Wong 1997)

GAF: Global Assessment of Functioning Scale (APA 1987)
HAMD: Hamilton Depression Rating Scale (Hamilton 1967)
ISS: Internal State Scale (Bauer et al. 1991)
MRS: Mania Rating Scale (Bech et al. 1978)
MOS-SF-36: Medical Outcomes Survey SF-36 (Ware u. Sherboume 1992)
PQRST: Personal Questionnaire Rapid Scaling Technique (Mulhall 1976)
SADS: Schedule of Affective Disorders and Schizophrenia (Endicott u. Spitzer 1978)
SAS: Social Adjustment Scale (Weissman u. Bothwell 1976)
SCID-I: Structured Clinical Interview for Axis I DSM-IV Disor-ders (First et al. 1994)
SCL-90-R: Symptom-Checklist-90-R (Derogatis u. Cleary 1977) Self-Control Behavior Schedule (Rosenbaum 1980)
SPS: Social Performance Schedule (Hurry et al. 1983)
WASA: Brief Rating of Work and Social Adjustment (Marks et al. 1993)
YMRS: Young Mania Rating Scale (Young, Biggs u. Ziegler 1978)

Tab. 5   (Fortsetzung)

Studien	Therapieart und Setting	Exponent n	Kontroll n	Studiendesign	Eingesetzte Messinstrumente	Ergebnisse
Bauer et al. (1998)	KVT, life-goals-programm, Gruppe	29	0	prä bzw. post	Teilnahmehäufigkeit und Engagement; Wissensfragebogen; Anzahl an Personen, die mindestens ein selbst gestecktes Ziel erreichen	hohe Akzeptanzrate (69 %); Wissenszuwachs über die Erkrankung; 48 % erreichten mindestens ein selbst gestecktes Ziel
Perry et al. (1999)	PE, Einzel vs. Standard	34	35	prä bzw. post, Follow-up (6, 12 u. 18 Monate), 1-mal blind randomisiert	Länge des symptomfreien Intervalls; Rezidivrate und Episodendauer; psychosoziales Funktionsniveau; medikamentöse Dosierung und Compliance (Serumspiegel)	in der Experimentalgruppe: signifikant weniger manische Rezidive; Verlängerung des Intervalls; besseres psychosoziales Funktionsniveau; höhere Dosierung an Antidepressiva
Zaretsky[a], Segal und Gemar (1999)	KVT, Einzel vs. unipolar rezidivierender affektiver Störungen	11	11	prä bzw. post	HAMD, BDI, ATQ, DAS	in der Experimentalgruppe: geringere nicht signifikante Abnahme negativer automatischer Gedanken; vergleichbare deutliche Symptomreduktion
Lam[c] et al. (2000)	KVT, Einzel vs. Standard	12	11	prä bzw. post, Follow-up (6 Monate) randomisiert	SADS, MAS, ISS, BHS, SPS, Self-Control Behavior Schedule, Early Warning and Coping Interview; Fragebogen zur Einschätzung der medikamentösen Compliance; Rückfall- u. Rehospitalisierungsrate	in der Experimentalgruppe: bessere medikamentöse Compliance; signifikant weniger Rezidive; geringere Rehospitalisierungsrate; höheres psychosoziales Funktionsniveau; besseres Coping bezüglich Prodromi; geringere Schwankungen hinsichtlich der ISS-Subskalen Activation und Depression und des MCQ-Scores
Fava et al. (2001)	KVT, Gruppe	15	0	prä bzw. post, Follow-up (24 Monate)	BPRS; Länge des symptomfreien Intervalls	längeres symptomfreies Intervall; Reduktion der Residualsymptomatik
Patelis-Siotis et al. (2001)	KVT, Gruppe (ggf. mit Familie)	38	0	prä bzw. post	HAMD, YMRS, GAF, MOS-SF-36	Anstieg des psychosozialen Funktionsniveaus
Scott et al. (2001)	KVT, Gruppe vs. Standard	21	21	prä bzw. post, Follow-up (6 Monate),	Rückfall- und Rehospitalisierungsrate; globales psychosoziales Funktionsniveau; BDI, ISS, SCL-90-R, WASA	in der Experimentalgruppe: größere Symptomreduktion; geringere Rückfall- und Rehospitalisierungsraten;

Tab. 5 (Fortsetzung)

Studien	Therapie-art und Setting	Expo-nent n	Kontroll n	Studien-design	Eingesetzte Messinstrumente	Ergebnisse
				randomi-siert		gesteigertes globales psychosoziales Funktionsniveau; statistisch nicht bedeutsame Verbesserung auf den Skalen ISS, SCL-90-R und WASA
Colomb[b] et al. (2003)	PE, Gruppe vs. Standard	60	60	prä, monatliche Messungen über 2 Jahre, randomisiert, einfach blind	Rückfallrate (gemessen an DSM-IV-Kriterien, YMRS u. HAMD) Rehospitalisierungsrate und -dauer; medikamentöse Compliance (Serumspiegel u. Interview mit Patient und nahen Angehörigen)	in der Experimentalgruppe: geringere Rückfallrate; längere Intervalle; geringere Hospitalisierungsrate nach 6 Monaten; kürzere Hospitalisierungsdauer
Lam[c] et al. (2003)	KVT, Einzel vs. Standard	51	52	prä, Follow-up (6 u. 12 Monate u. monatl. Fragebögen) random., einfach blind	Rückfallrate (erfasst mit SCID-I); Rehospitalisierungsrate; Ausmaß an Stimmungsschwankungen (erfasst mit BDI, ISS, BHS, DAS); psychosoziales Funktionsniveau (Selbst- und Fremdeinschätzung); medikamentöse Compliance (Serumspiegel, Selbst- und Fremdeinschätzung); Umgang mit Prodromi	in der Experimentalgruppe: geringere Rückfall- und Rehospitalisierungsrate; geringere Episodendauer; bessere medikamentöser Compliance laut Selbsteinschätzung; höheres psychosoziales Funktionsniveau (Selbst- und Fremdeinschätzung); bessere Bewältigung insbesondere manischer Prodromi

[a] Da nach eingehender Literaturrecherche keine Evaluationsstudie zu dem Programm von Basco und Rush (1996) auffindbar war, wurde auf die empirischen Untersuchungsergebnisse von Zaretsky, Segal und Gemar (1999) zurückgegriffen, die in ihrem Studienendesign eine an Basco und Rush angelehnte Interventionsform integrieren.
[b] Die Autoren verwenden eine Modifikation der Programme von Basco und Rush (1996) sowie von Bauer und Mc Bride (1996).
[c] In der Experimentalgruppe wurde das Programm von Lam et al. (1999) verwendet.

Abkürzungen und Erläuterungen der in der Tabelle aufgeführten Messinstrumente:

ATQ:	Automatic Thoughts Questionnaire (Hollon u. Kendall 1980)
BDI:	Beck-Depressions-Inventar (Beck u. Steer 1994)
BHS:	Beck Hopelessness Scale (Beck et al. 1974)
BPRS:	Brief Psychiatric Rating Scale (Bech, Kastrup u. Rafaelsen 1986)
DAS:	Dysfunctional Attitude Scale (Weissman u. Beck 1978) Early Warning and Coping Interview (Lam u. Wong 1997)

GAF:	Global Assessment of Functioning Scale (APA 1987)
HAMD:	Hamilton Depression Rating Scale (Hamilton 1967)
ISS:	Internal State Scale (Bauer et al. 1991)
MRS:	Mania Rating Scale (Bech et al. 1978)
MOS-SF-36:	Medical Outcomes Survey SF-36 (Ware u. Sherbourne 1992)
PQRST:	Personal Questionnaire Rapid Scaling Technique (Mulhall 1976)
SADS:	Schedule of Affective Disorders and Schizophrenia (Endicott u. Spitzer 1978)
SAS:	Social Adjustment Scale (Weissman u. Bothwell 1976)
SCID-I:	Structured Clinical Interview for Axis I DSM-IV Disorders (First et al. 1994)
SCL-90-R:	Symptom-Checklist-90-R (Derogatis u. Cleary 1977) Self-Control Behavior Schedule (Rosenbaum 1980)
SPS:	Social Performance Schedule (Hurry et al. 1983)
WASA:	Brief Rating of Work and Social Adjustment (Marks et al. 1993)
YMRS:	Young Mania Rating Scale (Young, Biggs u. Ziegler 1978)

Abschließend sei angemerkt, dass auch psychoedukative Programme, die an Betroffene und Angehörige gemeinsam adressiert bzw. ausschließlich auf die Teilnahme von Angehörigen ausgerichtet sind, vermehrt einen Effektivitätsnachweis anstreben. Die bisherigen Evaluationsversuche erscheinen dabei ermutigend (van Gent u. Zwart 1991; Brennan 1995).

5   Implikationen für den entwickelten psychoedukativen Ansatz

Zusammenfassend legen die derzeitigen empirischen Befunde den Einfluss folgender psychosozialer Faktoren hinsichtlich des Auftretens und Verlaufs bipolarer Störungen nahe:

- soziale Interaktionen, zum Beispiel Vorhandensein sozialer Unterstützung
- Art des intrafamiliären Kommunikationsstils
- Vorhandensein von Stressoren und deren Bewältigung
- kognitive Stile
- zirkadiane Rhythmen
- Behandlungscompliance und Erkrankungswissen

Entsprechend haben sich unterschiedliche psychotherapeutische Verfahren in der Therapie etabliert, wobei insbesondere psychoedukativen Ansätzen eine integrierende Bedeutung zukommt.

Aufgrund der empirischen Befundlage und der integrativen Funktion von Psychoedukation in Bezug auf die unterschiedlichen psychosozialen Interventionsformen in der Therapie bipolarer Erkrankungen wurde für dieses Manual ein psychoedukativer Ansatz auf der Basis kognitiv-verhaltenstherapeutischer Methoden gewählt. Entsprechend wurde mit dem Vulnerabilitäts-Stress-Modell als Ätiopathogenesemodell ein Erklärungsansatz präferiert, in den sowohl auslösende als auch aufrechterhaltende, individuelle Bedingungen der bipolaren Erkrankung integriert und den Patienten entsprechend verdeutlicht werden können.

Wie aus der Tabelle 5 zu entnehmen ist, können erste Studien zur Psychoedukation von Patienten mit bipolaren Störungen, die eine Wissensvermittlung und Aufklärung der Patienten in den Vordergrund stellen, eine positive Wirkung auf die Behandlungcompliance (Seltzer et al. 1980; Peet u. Harvey 1991) und zum Teil auch geringere Rehospitalisierungsraten (Ellenberg et al. 1980; Cochran 1984) aufzeigen. Eine ausführliche Informationsvermittlung über die Erkrankung und die medikamentöse Behandlung findet daher auch in dem vorliegenden Psychoedukationsprogramm Berücksichtigung. Darüber hinaus wird die Erarbeitung eines individuellen Störungsmodells als zentral für das Verständnis der Erkrankung und der aus dem Modell abgeleiteten Therapiestrategien angesehen.

Kognitiv-verhaltenstherapeutische Ansätze erweitern ihre Zielsetzung darüber hinaus auf die Früherkennung von Prodromi und den Aufbau von Bewältigungsstrategien im Umgang mit der bipolaren Erkrankung. Insgesamt können bei diesen komplexeren Behandlungsprogrammen eine Verlängerung der symptomfreien Intervalle (Fava et al. 2001), eine geringere Rückfall- und Rehospitalisierungsrate und ein höheres psychosoziales Funktionsniveau der Betroffenen (Patelis-Siotis et al. 2001) sowie eine kürzere Episodendauer (Lam et al. 2000, 2003; Colom et al. 2003) katamnestisch bzw. nach Therapieabschluss nachgewiesen werden. Darüber hinaus erleichtern es kognitiv-verhaltenstherapeutische Interventionen den Betroffenen, Strategien im Umgang mit Krisensituationen aufzubauen (Lam et al. 2000; 2003) und negative automatische Gedanken zu verringern (Zaretsky et al. 1999). Bauer et al. (1998) berichten zudem über einen signifikanten Wissenszuwachs und eine hohe Therapieakzeptanz ihrer Gruppenteilnehmer.

Die Erkennung von Frühwarnsymptomen einschließlich des Einsatzes von Selbstbeobachtungsverfahren zur Symptomüberwachung, der Aufbau von Bewältigungsstrategien im Umgang mit der Erkrankung, insbesondere in Form eines Krisenmanagements, sowie kognitive Interventionen wurden dementsprechend ebenso in dieses Psychoedukationsprogramm integriert.

Ähnlich günstige Effekte auf den Verlauf bipolarer Störungen scheint eine Rhythmisierung biologischer und sozialer Rhythmen (Frank et al. 1999; Hlastala et al. 1997) sowie die Förderung eines konstruktiven, wenig emotional besetzten Kommunikationsstils (Miklowitz et al. 2000; Simoneau et al. 1999) zu haben. Es ist jedoch zu beachten, dass die Anzahl diesbezüglicher Studien sehr gering ist und die Ergebnisse zum Teil durch die Anwendung zusätzlicher therapeutischer Maßnahmen, insbesondere psychoedukativer Interventionen, konfundiert sind. Trotzdem wurden Teilaspekte aufgegriffen und im Rahmen dieses Psychoedukationsprogramms umgesetzt. So stellt der Aufbau einer stabilen Tagesstruktur zur Synchronisation zirkadianer Rhythmen ein Modul des Psychoedukationsprogramms dar. In diesem Zusammenhang wird darüber hinaus die Planung von Aktivitäten thematisiert. Unberücksichtigt bleiben trotz erster viel versprechender Effektivitätsnachweise (Miklowitz et al. 2000; Simoneau et al. 1999) familientherapeutische Interventionen. Statt dessen finden interpersonelle Aspekte über Module Berücksichtigung, die eine Verbesserung der kommunikativen Fertigkeiten der Betroffenen und den Aufbau sozialer Unterstützungssysteme intendieren. Dieser Ansatz wird präferiert, da viele der oft langjährig erkrankten Patienten ein eingeschränktes psychosoziales Funktionsniveau aufweisen und als Folge der Erkrankung alleinstehend und häufig sozial isoliert sind (Coryell et al. 1993), sodass eine therapeutische Integration der Familie bzw. von Bezugspersonen nicht möglich ist.

Um der Bedeutung von Stress als Prädiktor von Rezidiven Rechnung zu tragen (Ellicott et al. 1990; Hammen et al. 1992; Hunt et al. 1992), wurde schließlich die Thematisierung von Belastungssituationen und deren adäquate Bewältigung, einschließlich dysfunktionaler Kognitionen, ebenfalls als wichtiges Programmelement integriert.

Ein übergeordnetes Ziel dieses Psychoedukationsprogramms ist es, im Sinne des „Empowerments" (Bäuml u. Pitschel-Walz 2003) über einen Kompetenzerwerb die Fähigkeit der Patienten zur Selbststeuerung und damit zum Selbstmanagement zu entwickeln sowie individuelle Ressourcen und ein Gefühl von Selbstwirksamkeit zu fördern. Zur Unterstützung dieser Zielsetzung erhält der Patient zu jeder Sitzung ausführliche Arbeitsmaterialien, die Eigeninitiative anregen und den Lerntransfer auf Alltagssituationen erleichtern sollen. Informationsmaterialien sollen darüber hinaus den Teilnehmern eine systematische Informationsvermittlung gewährleisten und eine selbständige Nachbereitung ermöglichen.

Im Gegensatz zu den im englischsprachigen Raum bereits existierenden elaborierteren kognitiv-verhaltenstherapeutischen Behandlungsprogrammen (Basco u. Rush 1996; Lam et al. 1999) ist das vorliegende Psychoedukationsprogramm auf ein Gruppensetting ausgerichtet und entspricht daher eher den zeitökonomischen Anforderungen klinischer Praxis. In diesem Zusammenhang ist der begrenzte Sitzungsumfang von 12 Stunden im Vergleich zu 20 Stunden bei den genannten kognitiv-verhaltenstherapeutischen Programmen zu sehen. Diese Begrenzung ermöglicht es den Patienten innerhalb eines stationären Aufenthalts, das Psychoedukationsprogramm vollständig zu durchlaufen. Ein weiterer Vorteil liegt im Gruppensetting an sich. Es bietet den Teilnehmern die Möglichkeit des Erfahrungsaustauschs und des Modelllernens unter Betroffenen.

Allerdings unterliegt ein zeitlich begrenztes Gruppenprogramm auch Limitierungen. So kann innerhalb eines Gruppensettings nicht auf jede individuelle Problemlage und geeignete Bewältigungsstrategie eingegangen werden. Statt dessen werden psychosoziale Faktoren, deren Einfluss auf den Verlauf der Erkrankung empirisch nachgewiesen ist, aufgegriffen und als mögliche Problembereiche zur Diskussion gestellt sowie darauf aufbauend bewährte Copingstrategien erarbeitet. Individuelle Probleme finden in diesem Zusammenhang exemplarisch ihren Platz und können am Einzelfall näher thematisiert werden. Dieses psychoedukative Gruppenprogramm kann jedoch nicht den vollständigen Anspruch einer Einzelpsychotherapie erfüllen. Die begrenzte zeitliche Kapazität und damit auch die Möglichkeit, auf individuelle Bedingungsfaktoren der Erkrankung detailliert eingehen zu können, limitiert den psychotherapeutischen Anspruch. Daher kann es entsprechend der Bedürfnisse der jeweiligen Patienten sinnvoll oder sogar notwendig sein, einzeltherapeutische Interventionen, familientherapeutische Sitzungen oder andere vertiefende spezialisierte Gruppenangebote ergänzend bzw. aufbauend anzubieten.

Ein weiterer Unterschied zu den bestehenden Behandlungsprogrammen liegt in der Berücksichtigung eines Moduls zum Stressmanagement, was in den aufgeführten Ansätzen explizit keine Beachtung findet.

Schließlich hebt sich dieses Psychoedukationsprogramm dadurch ab, dass genaue Handlungsanweisungen für das Vorgehen des Therapeuten, eine Strukturierung nach Themen sowie eine Konkretisierung von Informationen für die Patienten im Sinne einer Standardisierung vorgegeben werden.

Das Manual zum psycho-edukativen Gruppenprogramm für Patienten mit bipolaren Erkrankungen

Das Manual ist in drei Teile untergliedert: In Teil I (Sitzungen 1 und 2) werden Informationen über die Erkrankungen gegeben, Teil II (Sitzung 3) dient der Vermittlung eines Störungsmodells und Teil III (Sitzungen 4–12) fokussiert auf medikamentösen und psychotherapeutischen Behandlungsstrategien zur Rückfallprophylaxe. Der inhaltliche Ablauf der 12 Sitzungen à 60 Minuten des psychoedukativen Gruppenprogramms ist wie folgt vorgegeben:

1. Sitzung: Einführung in das Psychoedukationsprogramm
2. Sitzung: Vermittlung von Basisinformationen über die Erkrankung: Was ist eine bipolare Erkrankung?
3. Sitzung: Das Vulnerabilitäts-Stress-Modell: Wie erklärt man sich das Auftreten und die Entstehung der Erkrankung?
4. Sitzung: Biologische Grundlagen und medikamentöse Therapie
5. Sitzung: Erfassung von Frühwarnsymptomen
6. Sitzung: Biologische Rhythmen und Tagesstruktur
7. Sitzung: Beeinflussung und Planung von Aktivitäten
8. Sitzung: Umgang mit Stress bzw. Belastungsfaktoren
9. + 10. Sitzung: Analyse und Veränderungen dysfunktionaler Kognitionen
11. Sitzung: Interpersonelle Probleme
12. Sitzung: Erarbeitung eines Krisenplans und Abschluss des Programms

Nachfolgend soll nun auf den Inhalt und den konkreten Ablauf der 12 Sitzungen näher eingegangen werden. Dabei gliedert sich jede Sitzung in zwei Teile, nämlich in einen Informationsteil für den Therapeuten und eine Anleitung für die Durchführung jeder einzelnen Sitzung. Zu jeder Stunde werden zudem die Hausaufgaben und benötigten Therapiematerialien im Überblick dargestellt.

Hinweise zur praktischen Durchführung

Das vorliegende psychoedukative Gruppenprogramm ist auf 12 Sitzungen à 60 Minuten ausgelegt. Es wird dabei empfohlen, eine geschlossene Gruppe mit zwei Sitzungen pro Woche zu etablieren. Natürlich ist es möglich, die Psychoedukation in einer offenen Gruppenstruktur durchzuführen, wenn eine Zusammenfassung grundlegender Inhalte für die neuen Gruppenteilnehmer erfolgt. Allerdings hat sich in der klinischen Praxis gezeigt, dass eine geschlossene Gruppenstruktur ein effektiveres Arbeiten ermöglicht.

Das Gruppenprogramm sollte von ausgebildeten Psychotherapeuten mit detailliertem Störungswissen und umfassenden Kenntnissen der kognitiven Verhaltenstherapie durchgeführt werden. Letzteres ist insbesondere für die Vermittlung von Copingstrategien im Umgang mit der Erkrankung relevant, da diese über eine reine Informationsvermittlung hinausgehen und psychotherapeutische Basisfertigkeiten erfordern.

Es ist sinnvoll, die Sitzung zur medikamentösen Therapie unter ärztlicher Leitung oder in enger Zusammenarbeit mit dem behandelnden Arzt durchzuführen, um Fragen zur individuellen Medikation fachgerecht beantworten zu können.

Die Reihenfolge der Sitzungen 4 – 9 muss nicht zwingend eingehalten werden, hat sich aber inhaltlich in der Praxis bewährt. Die Beschreibung der Sitzungen im Manual ist in zwei Abschnitte gegliedert. Im ersten Abschnitt werden Hintergrundinformationen für die Therapeuten gegeben, während im zweiten Abschnitt der konkrete Ablauf der Sitzungen im Vordergrund steht. Der Ablauf jeder einzelnen Sitzung erfolgt nach einer festgelegten Struktur. Die Stunde beginnt mit einer kurzen Zusammenfassung der letzten Sitzung sowie einer Klärung noch offener Fragen. Gegebenenfalls werden danach die durchgeführten Hausaufgaben besprochen. Anschließend wird das Thema der aktuellen Sitzung eingeführt, wobei die Basisinformationen möglichst gemeinsam mit den Patienten unter Berücksichtigung individueller Erfahrungen erarbeitet werden. Die Aufgabe des Therapeuten in diesem Zusammenhang ist es, die Inhalte der Aussagen zu strukturieren und gegebenenfalls zu ergänzen. Darauf aufbauend werden ab der fünften Sitzung therapeutische Strategien zur Rückfallprophylaxe vorgestellt, ihre Anwendung wird an konkreten Beispielen verdeutlicht. Die selbständige Einübung bzw. Durchführung der vorgestellten Techniken und die Nachbereitung der Stunde mittels Informations- und Arbeitsmaterialien stellen üblicherweise die Hausaufgabe dar. Die Stunde schließt mit einer Kurzzusammenfassung der jeweiligen behandelten Inhalte.

Setting

Das Gruppenprogramm wurde für die Anwendung bei Patienten mit bipolaren Störungen im stationären, teilstationären und ambulanten Setting konzipiert. Es wird, wie bereits erwähnt, eine geschlossene Gruppenstruktur empfohlen, eine offene ist aber ebenso umsetzbar. Die vorliegende Form ist nicht explizit für den Einsatz bei Angehörigen von Patienten gedacht, sondern auf die spezifischen Probleme der Patienten abgestimmt. Insbesondere die Fokussierung auf die Anwendung konkreter Bewältigungsstrategien trägt dabei der Problemperspektive Betroffener Rechnung. Es ist jedoch möglich, einzelne Elemente des Psychoedukationsprogramms auch zur Edukation von Angehörigen zu verwenden oder gegebenenfalls bedürfnisentsprechend zu modifizieren.

Das Psychoedukationsprogramm kann auch in einem einzeltherapeutischen Setting angewandt bzw. vertieft werden, zumal im Rahmen des Gruppenprogramms nur exemplarisch auf individuelle Problembereiche eingegangen werden kann. Eine solche Vertiefung im Einzelkontakt ist insbesondere dann sinnvoll, wenn es den Patienten schwer fällt, im Kontext des Gruppensettings eigenständig Veränderungsmöglichkeiten abzuleiten und umzusetzen.

Räumlichkeiten

Der Raum, in dem die Psychoedukation durchgeführt wird, muss Möglichkeiten bieten, Informationen und erarbeitete Inhalte für die Teilnehmer gut sichtbar darstellen zu können. Tafel, Flipchart und Tageslichtprojektor sind dabei wichtige Hilfsmittel. Des Weiteren sollte die Ausstattung des Raumes so beschaffen sein, dass für die Teilnehmer die Möglichkeit bestehen, persönlich relevante Inhalte aufschreiben zu können. Zur ungestörten Durchführung von Kleingruppenarbeit ist es wünschenswert, aber sicherlich nicht zwingend notwendig, wenn weitere Räumlichkeiten zur Verfügung stehen.

Teilnehmer

Das vorliegende Psychoedukationsprogramm ist primär für Patienten gedacht, welche die ICD-10- bzw. DSM-IV-Kriterien einer bipolaren affektiven Störungen erfüllen. Allerdings ist eine Teilnahme in der akuten Krankheitsphase bzw. bei Vorliegen einer massiven psychotischen Symptomatik oder gravierenden kognitiven Einbußen nicht sinnvoll. Möglich ist jedoch, bereits Patienten in der abklingenden subakuten Krankheitsphase einzuschließen. In diesem Fall sollte jedoch ein Mindestmaß an sozialer Integrationsfähigkeit vorhanden sein.
Eine geringe intellektuelle Leistungsfähigkeit ist kein grundsätzliches Ausschlusskriterium, es muss jedoch darauf geachtet werden, dass solche Teilnehmer nicht überfordert werden. Auch eine fehlende Krankheitseinsicht stellt kein Ausschlusskriterium dar, zumal psychoedukative Maßnahmen insbesondere darauf abzielen, ein Krankheitsverständnis bei den Betroffenen aufzubauen. Die optimale Gruppengröße liegt zwischen acht und zwölf Teilnehmern.

Teil I
Informationen über die Erkrankung

1. Sitzung: Einführung in das Programm

A) Zielsetzung der Sitzung

In dieser Sitzung werden zunächst die Inhalte und Zielsetzungen des vorliegenden Gruppenprogramms erläutert. Im Weiteren steht die Vorstellung der Teilnehmer sowie ein erster Erfahrungsaustausch der Patienten im Vordergrund. In diesem Zusammenhang werden die Interessen der Teilnehmer und ihre Erwartungen an das Programm angesprochen.

B) Hintergrundinformation

Die folgenden Informationen sollen dem Gruppenleiter als Grundlage und Orientierungshilfe zur Informationsvermittlung im Rahmen dieser Sitzung dienen. Ergänzend liegen entsprechende Informationsmaterialien zum Nachlesen für den Patienten vor.

Was ist eine bipolare Störung?

Bipolare Störungen oder Erkrankungen werden synonym zu dem Begriff der manisch-depressiven Erkrankung verwendet. Diagnostisch übergeordnet zählen sie zu den affektiven (d. h. auf das Gefühl oder Gemüt bezogenen) Erkrankungen. Entsprechend ist das entscheidende Merkmal in Krankheitsphasen eine pathologische Veränderung des Gefühlslebens und der Stimmung. „Bipolar" bedeutet, dass die Stimmung zwischen dem Pol der extremen Hochstimmung (Manie) und dem Pol schwermütiger Herabgestimmtheit (Depression) schwankt.
Typische Symptome der Manie sind eine Steigerung und Labilisierung der Gefühle einhergehend mit einer Hochstimmung (Euphorie) oder Missstimmung (Dysphorie), ein beschleunigtes Denken und Reden, ein gesteigertes Selbstbewusstsein, eine motorische Überaktivität und Erregung sowie eine Enthemmung des Verhaltens. Kontrastierend dazu zeigen sich in der Depression eine traurige Stimmung, ein vermindertes Selbstbewusstsein sowie eine Hemmung der Gefühle, der Motivation, des Denkens, des Sprechens, des Antriebs und des Verhaltens.
Die Auslenkung der Stimmung kann von leicht bis extrem schwanken. Bei extremen Stimmungsschwankungen kann es vorkommen, dass die Realität verzerrt wahrgenommen wird und Wahnideen oder Sinnestäuschungen auftreten. Man spricht dann von einem psychotischen Erleben oder einer Psychose. Dies ist auch

der Grund, warum die Erkrankung, wie auch wiederkehrende Depressionen und die Schizophrenie, in früheren Klassifikationen zu den endogenen Psychosen gezählt wurde. Dieses Klassifikationssystem wurde jedoch aufgegeben, weil es zum einen eine Verwandtschaft zwischen Erkrankungen nahe legte, die wissenschaftlich nicht belegt werden konnte, und zum anderen eine einseitige Verursachung favorisierte, was ebenfalls so nicht haltbar ist.

Bipolare Erkrankungen treten phasisch auf, das heißt akute Krankheitsepisoden unterschiedlicher Dauer wechseln sich in der Regel mit symptomfreien Intervallen ab. Ein entscheidendes Merkmal der Erkrankung ist daher die periodische Wiederkehr der akuten Krankheitsepisoden oder -phasen.

Was ist ein psychoedukatives Gruppenprogramm?

Petermann (1997) definiert Edukation als eine strukturierte Schulung des Patienten in Bezug auf seine Erkrankung. Sie soll den Patienten darin unterstützen, sein Verhalten so zu ändern, dass seine Gesundheit gefördert und Belastungen eigenverantwortlicher bewältigt werden können. Psychoedukation stellt demnach eine Schulung in Bezug auf psychische Erkrankungen dar. Diese psychotherapeutische Methode ist häufig fester Bestandteil unterschiedlichster Therapieansätze. In der Behandlung bipolarer Störungen haben sich die folgenden Psychotherapieverfahren bislang etabliert:

- familienfokussierte Therapie
- interpersonelle und soziale Rhythmustherapie
- kognitive Verhaltenstherapie

Diese Verfahren unterscheiden sich in erster Linie in der konkreten Ziel- und Schwerpunktsetzung der zu behandelnden Probleminhalte. Während die familienfokussierte Therapie von Miklowitz und Goldstein (1997) auf eine Verbesserung des familiären Interaktionsstils als maßgebliche Methode zur Rückfallprophylaxe abzielt, betonen Frank und Mitarbeiter (1994) in ihrem Ansatz neben spezifischen interpersonellen Problembereichen die Regulation sozialer Rhythmen zur Stabilisierung biologischer Rhythmen. Die kognitive Verhaltenstherapie analysiert auslösende und aufrechterhaltende Bedingungen der Erkrankung und fokussiert auf einer Modifikation entsprechender problematischer Verhaltensweisen und dysfunktionaler Kognitionen. Dabei spielt die Psychoedukation eine maßgebliche Rolle.

In der Psychoedukation wird vorrangig die gezielte Vermittlung von Informationen über Merkmale psychischer Erkrankungen, ihre Entstehung und ihren Verlauf sowie von Behandlungsmöglichkeiten verfolgt. Erste psychoedukative Interventionen bipolar erkrankter Patienten fokussierten zunächst ausschließlich auf die Aufklärung des Patienten über seine Erkrankung und die medizinische Behandlung (Youssef 1983; Seltzer et al. 1980). Ziel war es, eine Einstellungsänderung bezüglich der Behandlung zu bewirken und dadurch die Medikamentencompliance zu erhöhen.

Elaboriertere neuere Ansätze (Bauer et al. 1998; Brennan 1995; Perry et al. 1999) bieten neben einem Überblick über Merkmale, Verlauf und mögliche Ursachen der Erkrankung die Vermittlung von Bewältigungsstrategien zur Rückfallprophylaxe an. Letztere zielen meist auf die Identifikation typischer Krankheitsauslöser und das Erlernen von Bewältigungsmöglichkeiten beim Auftreten von Frühwarnsymptomen ab.

Das vorliegende Programm fokussiert zusätzlich auf die Identifikation individueller Bedingungsfaktoren für die jeweilige Krankheitsphase und die Anwendung entsprechender Bewältigungsstrategien zum Umgang mit Erkrankung und ihrer Prophylaxe. Es werden dabei in erster Linie Methoden aus der kognitiven Verhaltenstherapie (Margraf 1996; Beck et al. 1996) verwendet. Ergänzend werden Aspekte aus der interpersonellen und sozialen Rhythmustherapie (Frank et al. 1994) aufgegriffen. Psychoedukation kann in der Einzeltherapie oder in Gruppen durchgeführt werden. Sie wird für Patienten oder Angehörige sowie für beide gemeinsam angeboten. Das hier vorliegende Programm beschränkt sich auf ein Gruppenangebot für Patienten. Ein Austausch mit den Angehörigen nach jeder Sitzung wird den Patienten jedoch empfohlen.

Warum ist Psychoedukation wichtig?

Psychoedukation kann helfen, die eigene Erkrankung zu akzeptieren, besser zu verstehen und einzuschätzen – also Experte der eigenen Erkrankung zu werden. Daraus folgt, dass diesbezügliche Unsicherheiten, Ängste und damit Stress abgebaut sowie eine realistischere Sicht der Erkrankung aufgebaut werden können. Dies betrifft insbesondere die Einschätzung normaler Stimmungsschwankungen und individueller Belastungsgrenzen. Das Wissen über Bedingungsfaktoren der Erkrankung macht die Durchführung von Behandlungsstrategien für den Patienten nachvollziehbar. Die Aufklärung über die Behandlung macht diese transparent und verbessert das Vertrauen und die Zusammenarbeit zwischen Patient und Arzt bzw. Therapeut. Darüber hinaus kann Psychoedukation die Erhöhung der Therapiemotivation und Compliance insbesondere bei Patienten mit geringer Einsicht in die Erkrankung bewirken.

Die Identifikation individueller Bedingungsfaktoren macht Krankheitsepisoden für den Betroffenen nachvollziehbar und reduziert damit das Gefühl, hilflos der Erkrankung ausgeliefert zu sein. Des Weiteren stellt sie die Voraussetzung dafür dar, Bewältigungsansätze zu entwickeln. Eigene Kompetenzen und Ressourcen werden auf diese Weise aktiviert und gefördert. Dadurch wird der Selbstwert und die Einschätzung der eigenen Selbsteffektivität des Betroffenen positiv beeinflusst. Individuelles Selbstmanagement wird gestärkt und eine Sensibilisierung für erste Krankheitszeichen erreicht. Frühe Interventionen werden möglich, sodass die Wahrscheinlichkeit einer Exazerbation der Symptomatik reduziert werden kann. Im Idealfall wird damit einer Chronifizierung und den damit einhergehenden negativen Konsequenzen im sozialen, beruflichen und finanziellen Bereich vorgebeugt.

Ziele des vorliegenden Gruppenprogramms

Da sich dieses Programm maßgeblich auf die Psychoedukation auf der Basis kognitiv-verhaltenstherapeutischer Methoden stützt, steht die Information des Patienten, die Analyse und Modifikation von Verhaltensweisen und kognitiven Stilen sowie der Einsatz von Selbstbeobachtungsverfahren im Vordergrund. Entsprechend lassen sich für dieses Gruppenprogramm folgende Ziele konkretisieren:

- Informationsvermittlung über die Erkrankung (Entstehung, Verlauf, Behandlungsmöglichkeiten) zur Ausbildung des Patienten zum Experten,
- Förderung der Akzeptanz der Erkrankung,
- Rückfallvorbeugung,
- Erhöhung der Medikamentencompliance,
- Analyse individueller Auslöser und Risikofaktoren der Erkrankung,
- Umsetzung von Selbstbeobachtungsverfahren zur Erfassung von Frühwarnsymptomen und Krankheitsverlauf,
- Vermittlung von Strategien zum Umgang mit krankheitsbegünstigenden Faktoren,
- Bewältigung von Krisen und
- Erfahrungsaustausch mit anderen Betroffenen.

C) Inhaltlicher Ablauf

1. Stundenbeginn
2. Vorstellung des Programms
3. Ablauf des Programms
4. Erwartungen der Teilnehmer bzw. Interessensschwerpunkte
5. Gruppenregeln
6. Kennen lernen der Teilnehmer

1.   Stundenbeginn

Nachdem der Kursleiter die Teilnehmer begrüßt hat, stellt er sich vor und gibt einen kurzen Überblick über den Ablauf der ersten Stunde.

2.   Vorstellung des Programms

Der Gruppenleiter erläutert die übergeordneten Ziele und Inhalte des Programms. Dazu werden zunächst grundlegende Begriffe geklärt. Ziel dieser Erläuterungen ist es, zum einen ein Verständnis für die Ziele und Inhalte von Psychoedukation aufzubauen und zum anderen eine erste Begriffsdefinition bipolarer Störungen zu geben, insbesondere für noch wenig aufgeklärte Patienten. Weitergehende Informationen zu der Erkrankung und die Erarbeitung individueller Krankheitssymptome erfolgen in der nächsten Sitzung.

Zu erläuternde Aspekte und Begriffe (Folien 1.1 – 1.5):

- bipolare Störung
- Psychotherapie (Psychoedukation, kognitive Verhaltenstherapie)
- Ziele des Programms

Die Informationsvermittlung sollte nicht zu lang sein und die Teilnehmer sollten motiviert werden, Fragen zu stellen.

3.   Ablauf des Programms

Der Ablauf des Programms, die Funktion des Therapeuten, die therapeutische Vorgehensweise sowie die inhaltlichen Themen werden vorgestellt.

Dazu wird der folgende Überblick über die Inhalte der kommenden Sitzungen gegeben. Dieser wird den Patienten ausgeteilt (Folie 1.6).

1. Sitzung:	Einführung in das Programm
2. Sitzung:	Vermittlung von Basisinformationen über die Erkrankung: Was ist eine manisch-depressive Erkrankung?
3. Sitzung:	Das Vulnerabilitäts-Stress-Modell: Wie erklärt man sich das Auftreten und die Entstehung der Erkrankung?
4. Sitzung:	Biologische Grundlagen und medikamentöse Therapie
5. Sitzung:	Erfassung von Frühwarnsymptomen
6. Sitzung:	Biologische Rhythmen und Tagesstruktur
7. Sitzung:	Beeinflussung und Planung von Aktivitäten
8. Sitzung:	Umgang mit Stress bzw. Belastungssituationen
9. und 10. Sitzung:	Analyse und Veränderung dysfunktionaler Kognitionen
11. Sitzung:	Interpersonelle Probleme
12. Sitzung:	Erarbeitung eines Krisenplans und Abschluss des Programms

Jede Sitzung wird dabei kurz kommentiert, sodass der Themenschwerpunkt deutlich wird. Eine Erläuterung kann zum Beispiel folgendermaßen formuliert werden:

> In der fünften Sitzung werden Frühwarnsymptome näher behandelt. Dies sind erste Krankheitsanzeichen und Vorläufer von Krankheitsphasen. Das rechtzeitige Erkennen dieser Vorläufer kann einem helfen, Gegenmaßnahmen zu ergreifen und so gegebenenfalls vor einem erneuten Rückfall schützen. Daher werden wir versuchen, für jeden der Teilnehmer seine individuellen Frühwarnzeichen herauszufinden.

In diesem Zusammenhang ist es sinnvoll, die Erwartungen an die Teilnehmer und die Rolle des Therapeuten in den Sitzungen anzusprechen. Dies ist beispielsweise auf folgende Weise möglich:

Meine Aufgabe als Therapeut und Gruppenleiter wird es sein, Ihnen einleitend zu jedem Thema erste Informationen vorzugeben. In den meisten Fällen werden wir die Wissensgrundlagen jedoch gemeinsam erarbeiten, da Sie bereits durch ihre Erfahrungen Experte für ihre Erkrankung sind. Wichtige Informationen werde ich Ihnen am Ende der jeweiligen Stunde als Zusammenfassung mitgeben. Diese sollten Sie zur Nachbereitung der Stunde bis zu nächsten Sitzung lesen. In den meisten Sitzungen werden zudem Hausaufgaben verteilt, die dazu dienen sollen, Ihre Krankheit besser einschätzen zu lernen und neue Verhaltensweisen im Umgang mit der Erkrankung einzuüben.

Ein Hauptanliegen dieser Gruppe ist es, die Eigenverantwortlichkeit jedes Einzelnen in Bezug auf seine Erkrankung zu stärken und damit die Voraussetzung zur Vorbeugung von Rückfällen zu schaffen. Dazu ist es jedoch nötig, dass Sie sich zum einen auch in gesunden Zeiten mit der Erkrankung auseinandersetzen und zum anderen bereit sind, wenn es nötig ist, Ihre Verhaltensweisen und Denkgewohnheiten zu verändern. Das ist nicht immer leicht und auch nichts, was ich Ihnen als Therapeut abnehmen kann. Meine Aufgabe wird lediglich darin liegen, Sie dabei zu unterstützen und Ihre Fähigkeiten zu stärken. Um einen größtmöglichen Nutzen aus diesem Programm ziehen zu können, ist es notwendig, dass Sie sich aktiv an der inhaltlichen Gestaltung der Sitzungen beteiligen. Erst durch das Einbringen persönlicher Erfahrungen und Beispiele werden die vermittelten Inhalte und auch Schwierigkeiten deutlicher und es können konkrete individuelle Ansatzpunkte für Veränderungen gefunden werden.

Indem die Bedeutung einer aktiven Beteiligung der Teilnehmer angesprochen wird, gibt man den Patienten die Gelegenheit, sich vor den kommenden Sitzungen darüber klar zu werden, inwieweit sie dazu bereit sind und wie groß ihre Änderungsbereitschaft ist. Dies zu verdeutlichen ist wichtig, da der Schwerpunkt dieses Programms neben der Vermittlung von Basisinformationen zu den einzelnen Themen auf der Identifikation individueller Krankheitsauslöser und aufrechterhaltender Bedingungen sowie dem Aufbau persönlicher Bewältigungsstrategien liegt. Zudem hilft der in diesem Zusammenhang entstehende Erfahrungsaustausch bei der Integration persönlicher Krankheitserfahrungen und Probleme und erleichtert deren Relativierung im Vergleich zu anderen Betroffenen. Die Bereitschaft der Patienten, eigene Erfahrungen einzubringen, kann dadurch gesteigert werden, dass der Therapeut möglicherweise peinliche und belastende Situationen (wie z. B. aggressives Verhalten, sexuelle Ausschweifungen, finanzielle Probleme, Zerwürfnisse mit der Familie, Zwangseinweisungen) als „normale" Ereignisse im Rahmen bipolarer Erkrankungen enttabuisiert. Allein das zustimmende Nicken vieler Patienten erleichtert es manchen Patienten, seine eigenen Erfahrungen zu diesem Thema konkret anzusprechen.

4.   Erwartungen der Teilnehmer und Interessensschwerpunkte

Es hat sich bewährt, im Anschluss an die Vorstellung des Programms nach Interessensschwerpunkten und spezifischen Erwartungen der Teilnehmer an das Gruppenprogramm zu fragen. Diese sollten notiert werden, sodass sie zu einem späteren Zeitpunkt wieder aufgegriffen werden können. Treten unrealistische Erwartungen auf, sollten diese sofort korrigiert werden.

5.   Gruppenregeln

Es werden einige grundsätzliche Gruppenregeln eingeführt, die dazu dienen sollen, mögliche Ängste der Teilnehmer abzubauen und einen vertrauensvollen, unterstützenden Umgang miteinander zu schaffen. Der Therapeut verpflichtet sich in diesem Zusammenhang, auf die Einhaltung der Regeln zu achten. Die Zustimmung der Teilnehmer dazu wird eingeholt und mögliche Einwände werden thematisiert. Folgende Regeln (Folie 1.7) werden vorgegeben und kurz erläutert:

- Es besteht eine Schweigepflicht über persönliche Beiträge der Gruppenteilnehmer.
- Man soll sich gegenseitig ausreden lassen und zuhören.
- Die aktive Beteiligung an der Gruppengestaltung ist freiwillig, auch passives Zuhören ist erlaubt.
- Bei Überforderung kann der Betroffene den Raum verlassen bzw. Störungen des Wohlbefindens anzeigen.
- Wichtig sind Akzeptanz und Zulassen individuellen Erlebens.
- Humor ist erwünscht.

Die Regeln werden entweder gut sichtbar im Gruppenraum platziert oder an die Teilnehmer verteilt. Es hat sich bewährt, die Teilnehmer zu fragen, ob sie weitere Regeln ergänzen möchten.

6.   Kennen lernen der Teilnehmer

Der folgende Teil der Sitzung dient der Vorstellung der Teilnehmer und soll einen ersten Erfahrungsaustausch anregen. Um miteinander in Kontakt zu kommen, soll jeder etwas über sich und seine derzeitige Lebenssituation sagen. Darüber hinaus können auch bereits Erfahrungen mit der Erkrankung und aktuelle Schwierigkeiten angesprochen werden. Als Orientierungshilfe können einige Stichpunkte vorgegeben werden, an denen sich die Patienten bei ihrer Vorstellung orientieren können. Mögliche Stichworte (Folie 1.8) können sein:

- Name, Alter
- familiäre und berufliche Situation

- Hobbys und Interessen
- Wünsche und Erwartungen an die Gruppe

Eventuell ergänzend:
- aktuelle Probleme und Symptome
- Anlass und Dauer des derzeitigen bzw. letzten Klinikaufenthalts
- Auslöser bzw. Beginn der Episode
- Beeinträchtigungen durch die Erkrankung

Die Vorstellung des Einzelnen kann in der Großgruppe oder nach einem gegenseitigen Paarinterview erfolgen, bei dem ein Patient den anderen anschließend in der Gruppe vorstellt. Letzteres hat sich in den meisten Gruppen als einfacher und stressfreier für die Patienten gezeigt.

Im stationären Setting fällt es gelegentlich Patienten schwer, beispielsweise in einer depressiven Episode, in der Gruppe ausführlicher über sich und ihre Erkrankung zu berichten. Entscheidend ist es, das zu erkennen und diesbezüglich keinen Druck auf die Patienten auszuüben. Jeder Patient hat das Recht, zu bestimmen, inwieweit er sich aktiv in die Gruppe einbringt. Viele Patienten profitieren bereits lediglich durch das Zuhören. Umgekehrt kann es sinnvoll sein, Patienten mit manischer Symptomatik in ihrem Redefluss zu bremsen und darauf zu verweisen, dass einzelne Aspekte der Erkrankung und der damit im Zusammenhang stehenden Probleme in den kommenden Sitzungen ausführlich behandelt werden.

Hausaufgabe

- Lesen der Informationsblätter 1 und 2 zur Nachbereitung dieser und Vorbereitung der nächsten Sitzung

Therapiematerialien

- Informationsblatt 1: Was ist ein psychoedukatives Gruppenprogramm für Patienten mit bipolaren Störungen?
- Informationsblatt 2: Was ist eine bipolare Störung?
- Folie 1.1: Bipolare affektive Störungen
- Folie 1.2: Was ist Psychotherapie?
- Folie 1.3: Was ist Psychoedukation?
- Folie 1.4: Warum ist Psychoedukation wichtig?
- Folie 1.5: Ziele des Programms
- Folie 1.6: Ablauf des Programms
- Folie 1.7: Gruppenregeln
- Folie 1.8: Stichpunkte zur Vorstellungsrunde

2. Sitzung: Vermittlung von Basisinformationen über die Erkrankung

A) Zielsetzung der Sitzung

Die Inhalte dieser Sitzungen umfassen die Symptombeschreibung der Erkrankung, die Klärung von Fachtermini sowie die Vermittlung grundlegender Informationen über Prävalenz, Verlauf und Auftreten bipolarer Störungen. Darüber hinaus soll auf die Abgrenzung zu „normalen Stimmungsschwankungen" und anderen gegebenenfalls komorbiden Erkrankungen eingegangen werden. Ziel ist es, den Patienten ein Basiswissen über bipolare Erkrankungen zu vermitteln.

B) Hintergrundinformation

Die manisch-depressive Erkrankung gehört, wie bereits in der ersten Sitzung erwähnt, zu den affektiven Störungen. Sie ist eine psychische Erkrankung, deren Verlauf durch den Wechsel von akuten Episoden und meist symptomfreien Intervallen geprägt ist. Sie besteht aus Zyklen, wobei ein Zyklus definiert ist als Zeitraum vom Beginn einer akuten Krankheitsepisode bis zum Beginn der nächsten. Die Länge der Episoden variiert interindividuell. Sie beträgt im Durchschnitt 4–13 Monate, wobei manische Episoden in der Regel kürzer sind und sich rascher entwickeln als depressive (Goodwin u. Redfield Jamison 1990). Gemischte Episoden überschreiten häufig noch die Dauer depressiver Phasen.

Bipolare Störungen sind in der Regel chronische Erkrankungen, die bei 85–95% der Betroffenen zu Rezidiven führen. Bei 40% der Patienten tritt eine erneute Krankheitsphase bereits im ersten Jahr nach der letzten akuten Episode auf, bei 73% innerhalb der ersten fünf folgenden Jahre. Die Wahrscheinlichkeit erneut zu erkranken steigt mit jeder zusätzlichen Episode. Ab der dritten Krankheitsphase beträgt sie 90% (Keller et al. 1993).

Im Verlauf bipolarer Störungen treten manische, depressive bzw. gemischte Episoden in unregelmäßiger Abfolge auf. Daher können zum Beispiel bipolare Krankheitsepisoden als „bipolar, derzeit manisch" oder „bipolar, derzeit depressiv" oder „bipolar, derzeit gemischt" diagnostiziert werden.

Eine gemischte Episode liegt vor, wenn depressive und manische Zustände im raschen Wechsel oder zeitgleich auftreten. So kann es beispielsweise sein, dass der Betroffene in solch einer gemischten Episode sehr schnell denkt und spricht, wie es für die Manie typisch ist, gleichzeitig jedoch eine für die Depression typische gedrückte ängstliche Stimmung mit Suizidgedanken aufweist.

Eine Hypomanie äußert sich ähnlich wie die Manie, allerdings sind die Symptome deutlich geringer ausgeprägt. Im Vergleich zum normalen Temperament des betroffenen Patienten ist die Stimmung oft euphorisch, manchmal auch gereizt, die körperliche Leistungsfähigkeit angehoben, das Schlafbedürfnis vermindert und die Denkprozesse sind beschleunigt. Letzteres geht oft mit einer erhöhten Ablenkbarkeit durch Außenreize einher. Die Patienten sind zudem oft phantasievoller, reden mehr und schneller und sind häufig aktiver und unternehmungslustiger als sonst. Im Kontaktverhalten können sie anmaßend, streitsuchend oder auch querulatorisch sein. Treten nur hypomane statt manische Phasen im Krankheitsverlauf auf, so spricht man von einer Bipolar-II-Störung, sonst von einer Bipolar-I-Störung.

Permanente, mindestens über zwei Jahre andauernde, leichtgradige Schwankungen des Gefühlslebens, die die seelische Gesundheit beeinträchtigen, werden als zyklothyme Störung oder Zyklothymie bezeichnet. Es treten mehrere eher kurzzeitige Phasen subdepressiver (dystymer) und subhypomanischer (hyperthymer) Symptome auf, die von kurzen Phasen (< 2 Monate) normaler Stimmung unterbrochen werden. Lange Zeit wurde die Zyklothymie als Temperamentseigenart angesehen. Sie stellt jedoch eine krankhafte Zuspitzung eines emotional zwischen den Extremen schwankenden Temperaments dar, die zu einer Instabilität und Beeinträchtigung in vielen Lebensbereichen der Betroffenen führt. Daher wurde sie auch den affektiven Störungen im DSM-IV (American Psychiatric Association 1996) zugeordnet. Häufig gehen zyklothyme Störungen einer bipolaren Erkrankung voraus. So zeigen etwa 6 % der Bipolar-I- und 25 % der Bipolar-II-Patienten im Vorfeld zyklothyme Stimmungsschwankungen (Bräunig 2003).

Der Begriff der Katatonie kann ebenfalls im Zusammenhang mit manisch-depressiven Erkrankungen genannt werden. Dabei handelt es sich um auffällige ungewöhnliche Bewegungsmuster, die in schwer ausgeprägten Krankheitsphasen auftreten können.

Manisch-depressive Erkrankungen werden manchmal auch als „endogene Psychosen" bezeichnet. Dieser Begriff wurde für schwere psychische Erkrankungen benutzt, deren Ursache unabhängig von Erlebnissen des Betroffenen angesehen wurde. Es wurde ihnen statt dessen eine eher biologische Natur unterstellt. Dazu zählten beispielsweise auch wiederkehrende Depressionen und die Schizophrenie. Von diesen früheren Klassifikationssystemen ist man jedoch weitgehend abgekommen.

Der Begriff „Psychose" wurde im 19. Jahrhundert in den psychiatrischen Sprachgebrauch eingeführt. Er ist seitdem verschieden definiert worden. Heute spricht man dann von einer Psychose oder vom Auftreten psychotischer Symptome oder Merkmale, wenn im Rahmen psychischer Erkrankungen vorübergehend oder länger andauernd elementare psychische Funktionen so schwer gestört sind, dass es zu Fehlbeurteilungen der Realität (Wahn oder wahnähnliche Symptomatik), zum Auftreten von Entfremdungserlebnissen, Wahrnehmungsstörungen und Störungen der Handlungsplanung kommt.

Bei bipolaren Erkrankungen können psychotische Merkmale vorübergehend auftreten, sie zeigen in diesem Fall einen besonderen Schweregrad der jeweiligen

Krankheitsepisode an. Wenn ein Patient nun psychotische Symptome hat, gelingen realistische Bezugnahmen zur eigenen Person und zur Umwelt nicht oder nur eingeschränkt. Die Einsicht und Urteilsfähigkeit sind gestört und auch die Fähigkeit zu überlegtem, besonnenem Handeln ist beeinträchtigt. Insgesamt ist das Fühlen, Denken und ein gewolltes Handeln in der Psychose beeinträchtigt. Dies bedeutet, dass ein selbstverständliches Funktionieren derjenigen psychischen Leistungen, die man stets und ständig benötigt um mit sich und seiner Umgebung zurechtzukommen, nicht mehr gewährleistet ist. Die Selbstgewissheit, dass man souverän auf seine Umgebung reagiert, auf sich selbst Acht gibt, Rücksicht auf die eigenen Bedürfnisse nimmt und dem eigenen Willen folgt, ist gestört. Deshalb führt das Erleben einer Psychose bei den betroffenen Patienten zu einer fundamentalen Verunsicherung und Verängstigung, die ihr Verhalten maßgeblich beeinflusst und es oft unberechenbar und befremdlich wirken lässt.

Krankheitsepisoden mit vorübergehenden psychotischen Symptomen kommen bei Betrachtung des Langzeitverlaufs bipolarer Erkrankungen seltener vor. Die Episoden ohne psychotische Merkmale sind also in der Überzahl. Es gibt aber eine kleine Gruppe von Patienten, bei denen häufig oder sogar regelmäßig bipolare Krankheitsepisoden mit psychotischen Zuständen auftreten. Die Bedeutung der psychotischen Merkmale kann im Sinne eines Schweregradindikators gesehen werden. Diese Patienten finden sich entsprechend häufiger auch in der stationären Behandlung wieder.

Diagnostik

Bräunig und Krüger (2002) geben an, dass über 50 % der Patienten länger als fünf Jahre nach Auftreten der ersten Symptome unbehandelt bleiben. Im Durchschnitt vergehen acht Jahre, bis die Diagnose einer bipolaren Störung gestellt wird. Oft werden bipolare Störungen als unipolare Depressionen und Schizophrenien verkannt, Betroffenen mit zyklothymen Störungen wird dagegen oft erst gar keine Behandlung zuteil. Eine Ursache der Fehldiagnose einer unipolaren Depression kann darin gesehen werden, dass bei 60–80 % der Patienten die Erkrankung mit einer depressiven Episode beginnt. So treten bei 50 % der Patienten mit rezidivierenden depressiven Episoden im Krankheitsverlauf manische, hypomanische oder gemischte Episoden auf, eine Tatsache, die in einer Querschnittsdiagnostik nicht erfasst werden kann, sondern nur in der Verlaufsbetrachtung. In diesem Zusammenhang werden erste Hinweise auf eine möglicherweise vorhandene Prädisposition zur Bipolarität zum Beispiel über entsprechende Erkrankungen im familiären Umfeld oder zyklothyme Temperamentsmerkmale nicht ausreichend eruiert. Akute Krankheitsepisoden mit psychotischen Merkmalen werden ebenso häufig nur im Querschnitt diagnostiziert, was zu der Fehldiagnose einer Schizophrenie Anlass geben kann.

Epidemiologie, Prävalenz, Verlauf und häufige Komorbiditäten bipolarer Störungen

Die Angaben zu den Prävalenzraten für Bipolar-I-Störungen liegen bei etwa 1,6 % (Goldberg, Harrow u. Grossmann 1995). Neuere Studien ermittelten, wie bereits in der Einleitung erwähnt, deutlich höhere Prävalenzraten für Bipolar-II-Störungen. Sie variieren von 0,5 % bis 11 % in Abhängigkeit von der verwendeten Diagnosekriterien hypomaner Episoden (Angst u. Gamma 2002). So definieren Angst und Gamma (2002) hypomanische Zustände im Rahmen eines Spektrums bipolarer Störungen breiter, indem sie das Zeitkriterium verkürzen und Überaktivität als ein obligatorisches Kriterium hinzuziehen. Die Folge ist eine Verlagerung der Prävalenzraten für die Diagnose der unipolaren Depression zugunsten der Bipolar-II-Diagnose.

Es entwickeln 5–15 % der Patienten mit der Diagnose Bipolar II im Laufe der Erkrankung zudem eine Bipolar-I-Störung (Walden u. Grunze 2000). In der Regel treten depressive Episoden weitaus häufiger auf, nur in 5 % der Fälle sind ausschließlich manische Phasen beobachtbar (Goodwin u. Redfield Jamison 1990). Bipolare Störungen beginnen zudem in etwa 60–80 % mit einer depressiven Episode (Bräunig u. Krüger 2001).

Es gibt keine Unterschiede zwischen Männern und Frauen in Bezug auf die Häufigkeit der Erkrankung. Allerdings entwickeln Frauen doppelt so häufig ein Rapid cycling im Vergleich zu Männern (Walden u. Grunze 2000), während letztere öfter eine Prädominanz manischer Episoden zeigen (Goodwin u. Redfield Jamison 1990). Die bipolare Erkrankung tritt in der Regel erstmalig zwischen dem 20. und 30. Lebensjahr auf, nur bei etwa 20 % früher und nach dem 40. Lebensjahr selten (Bräunig u. Krüger 2001).

Bipolare Störungen gehen mit einem erhöhten Mortalitätsrisiko einher. So unternehmen bis zu 50 % der Patienten einen Suizidversuch im Laufe der Erkrankung, der 15–20 % der Betroffenen gelingt (Simpson u. Jamison 1999). Suizidversuche erfolgen meist in depressiven und gemischten Episoden. Die Lebenserwartung bipolarer Patienten ist in diesem Zusammenhang, statistisch gesehen, um etwa neun Jahre verkürzt. Durch die Krankheitsphasen können bei ungünstigem Verlauf bis zu 12 Jahre körperlicher Gesundheit und 14 Jahre familiären und beruflichen Lebens verloren gehen (Walden u. Grunze 2000).

Es gibt mono- (eine Krankheitsepisode), oligo- und polyepisodische Verläufe. Das Rapid cycling stellt einen Sonderfall des polyepisodischen Verlaufs dar und ist definiert als das Auftreten von mehr als vier Episoden pro Jahr und wird bei etwa 20 % der Patienten beobachtet. Normozyklische Verläufe sind gekennzeichnet durch 8–10 Episoden in einem Zeitraum von 30 Lebensjahren. Oligoepisodische Verläufe weisen weniger, polyepisodische mehr Krankheitsepisoden auf. Ungefähr 30 % der Betroffenen haben nur 1–4 Episoden und damit einen oligoepisodischen Verlauf (Bräunig 2003).

Nicht behandelte Betroffene erleiden im Verlauf ihres Lebens durchschnittlich 8–12 Episoden einer Depression und ungefähr 4–8 manische Episoden. Es ist die

Tendenz zu beobachten, dass sich die Intervalle zwischen den Episoden mit zunehmendem Lebensalter und steigender Anzahl der Episoden verkürzen (Goldberg et al. 1995). Des Weiteren wird eine Zunahme an Residualsymptomatik diskutiert. So weisen 2/3 der Betroffenen eine verringerte berufliche Leistungsfähigkeit auf, nur 1/3 kann einer geregelten Arbeit nachgehen.

Generell kann man sagen, dass folgende Aspekte entscheidend für die Prognose des Krankheitsverlaufs sind:

- Anzahl der Krankheitsepisoden im Langzeitverlauf
- Länge der einzelnen Krankheitsepisoden
- Schwere der einzelnen Krankheitsepisoden
- Ausmaß der Symptomremission nach einer Episode

Komorbidität ist häufig bei bipolaren Erkrankungen zu finden. So konnte in einer Münchener Studie gezeigt werden, dass 35 % der Betroffenen mindestens eine weitere schwere psychische Erkrankung aufweisen (Dittmann et al. 2002). Stark assoziiert sind Angsterkrankungen (vor allem Panikstörungen und generalisierte Angststörungen), Zwangsstörungen und Substanzabusus. Drogen und insbesondere Alkohol werden häufig als Mittel verwendet, um eine manische Episode zu verlängern oder eine depressive zu unterdrücken. Die Gefahr eine Substanzabhängigkeit zu entwickeln, ist daher groß.

C) Inhaltlicher Ablauf

1. Stundenbeginn
2. Begriffsklärung, Differenzialdiagnostik
3. Erfassung der individuellen Symptomatik – Gegenüberstellung der Merkmale der Depression und Manie
4. Abgrenzung zu normalen Stimmungsschwankungen
5. Informationen über Epidemiologie, Prävalenz und Verlauf bipolarer Störungen sowie häufige Komorbiditäten

1. Stundenbeginn

Die Stunde beginnt mit einer kurzen Skizzierung des Inhalts dieser Sitzung. Fragen, die aus der vorangegangenen Sitzung resultieren, können angesprochen werden.

2.   Begriffsklärung, Differenzialdiagnostik

Ein Einstieg in das Thema erfolgt durch die Aufforderung der Patienten, ihr Wissen über bipolare Erkrankungen in die Gruppe einzubringen. Dazu werden Stichworte gesammelt und vom Gruppenleiter anschließend den Kategorien Krankheitssymptome, Diagnosen, Erklärungsansätze und therapeutische Maßnahmen zugeordnet. Dies sollte gut sichtbar zum Beispiel auf einem Flipchart erfolgen. Darauf aufbauend kann nun mit der genauen Erläuterung einzelner Aspekte begonnen werden.

Es hat sich als sinnvoll erwiesen, zunächst auf die von den Patienten genannten Diagnosen und Fachbegriffe einzugehen. Angesprochen werden sollten die folgenden Begriffe, auch wenn sie nicht von den Patienten genannt werden:

- bipolare affektive Störung
- manisch-depressiv
- Manie
- Depression
- Hypomanie
- Zyklothymie
- Psychose

In diesem Zusammenhang sollten die Symptome manischer, depressiver und hypomaner Phasen zunächst nur kurz beschrieben werden, da sie im weiteren Verlauf noch ausführlicher erarbeitet werden sollen. Zunächst wird ein Überblick über die Gruppe der affektiven Störungen (Folie 2.1) gegeben. Der Begriff der Psychose kann anhand der Folie 2.3 verdeutlicht werden. Eine Zuordnung des Psychosebegriffs zu unterschiedlichen psychischen Störungen erlaubt Folie 2.2.

An dieser Stelle ist es sinnvoll andere Erkrankungen wie zum Beispiel die Schizophrenie kurz zu erläutern und von affektiven Störungen abzugrenzen. Auch weitere psychische Störungen, die eine Symptomüberlappung zu den affektiven Erkrankungen aufweisen, zum Beispiel Angststörungen, sollten bezüglich ihrer Unterschiede dargestellt werden. Die Differenzierung zwischen Syndromen und Symptomen hat sich als hilfreich erwiesen, um Symptomüberschneidungen bei unterschiedlichen Erkrankungen besser erklären zu können. So kann beispielsweise Angst ein Symptom im Rahmen einer Depression oder einer psychotischen Manie sein, ohne dass es sich um eine Angsterkrankung handelt. Besonders die Abgrenzung psychotischer Zustände im Rahmen einer affektiven Erkrankung hat sich als wichtig und entlastend für Patienten herausgestellt. Zwar treten psychotische Merkmale nur bei einer kleinen Gruppe von Patienten häufig oder sogar regelmäßig auf, dennoch sollte den Gruppenteilnehmern die Bedeutung psychotischer Merkmale bei bipolaren Störungen sehr deutlich vermittelt werden. Diese Zustände können als Schweregradindikatoren der aktuellen Krankheitsepisode angesehen werden und sind meist nur vorübergehender Natur im Vergleich zur Schizophrenie. Oft sind die Inhalte kongruent mit der jeweiligen Stimmung (z. B. Größenwahn bei Manie, Schuldwahn bei Depression). In diesem Zusammenhang sollte auch die Bedeutung von Frühwarnzeichen angesprochen werden, deren rechtzeitige Beachtung dazu beitragen kann, die Eskalation bipolarer Episoden und die Ausprägung psychotischer Symptome zu vermeiden.

3.   Erfassung der individuellen Symptomatik – Gegenüberstellung der Merkmale der Depression und Manie

Im Anschluss an die Begriffsklärung werden nun die Symptome der Manie und der Depression erfasst. Dazu werden die bereits zu Beginn der Sitzung genannten Symptome aufgegriffen.

Um die Bipolarität auch optisch zu verdeutlichen, ist es günstig, die entsprechenden Symptome gegenüberzustellen. Ein Beispiel einer solchen Aufstellung stellt die Folie 2.4 dar. Symptome wie Schlafstörungen, die bei beiden Episoden häufig auftreten, sollten bezüglich ihrer Unterschiede näher erläutert werden. So ist zum Beispiel das Schlafbedürfnis in der Manie meist verringert und damit auch die Schlafdauer, während in der Depression zwar die Schlafdauer auch verringert sein kann, dies jedoch im Gegensatz zur Manie meist mit einem erhöhten Schlafwunsch und einer Erschöpfung einhergeht. Ähnliche Qualitätsunterschiede finden sich bei anderen Symptomen (wie z. B. bei Konzentrationsstörungen oder Ängsten), deren Herausarbeitung für die Patienten sehr hilfreich ist.

Abschließend können bei Bedarf noch einmal die Kernsymptome der Manie und Depression nach DSM-IV (American Psychiatric Association 1996) bzw. ICD-10 (World Health Organization 1991) zusammengefasst werden (Folien 2.5a, 2.5b, 2.6a und 2.6b).

4.   Abgrenzung zu „normalen" Stimmungsschwankungen

In diesem Abschnitt soll die Abgrenzung normaler Stimmungsschwankungen von denen während bipolarer Krankheitsepisoden vorgenommen werden. Zunächst sollen die Kriterien angesprochen werden, die eine psychische Erkrankung kennzeichnen können. Dies sind:

- Leidensdruck
- Funktionsbeeinträchtigung
- Mindestdauer und Ausprägungsgrad der Symptomatik
- Fehlen eines adäquaten Auslösers für die Stimmungsschwankung
- Fremd- oder Eigengefährdung

Die Erarbeitung dieser Aspekte sollte zunächst in der Gruppe erfolgen, der Gruppenleiter gibt im Anschluss eine erläuternde Zusammenfassung, die wie folgt lauten könnte:

Normal ist, dass unsere Stimmung nicht immer gleich ist. Glückliche, überschwängliche, ausgelassene, freudig-optimistische Gefühle gehören ebenso zum normalen Leben wie Traurigkeit, Beklommenheit, Niedergedrücktheit und sorgenvolle Gefühle. Die bipolare Störung oder manisch-depressive Erkrankung ist deshalb eine Krankheit, weil die Stimmungsschwankungen quantitativ sehr stark ausgeprägt sind, das seelische Gleichgewicht der betroffenen Patienten stark gestört ist sowie die seelische Belastbarkeit und oft auch das subjektive Wohlbefinden beeinträchtigt ist. Es liegt zudem eine Funktionsbeeinträchtigung in wichtigen Lebensbereichen vor, was sich in der beruflichen Leistungsfähigkeit und im sozialen Umgang widerspiegeln kann. Bei sehr starker Ausprägung der Stimmungsschwankungen kann es auch zu qualitativen Veränderungen des Gefühlslebens kommen und damit verbunden zu veränderten Wahrnehmungen der Realität. In der uns allen vertrauten normalen eigenen Gefühlswelt ist es meistens so, dass wir auf unsere Umwelt oder auf die Dinge, die in unserem Leben passieren, mit einer entsprechenden Gefühlsregung oder Stimmung reagieren. Bei der bipolaren oder manisch-depressiven Erkrankung zeigen die Betroffenen Stimmungsschwankungen, ohne dass diese immer mit Ereignissen in ihrem Leben in Verbindung stehen müssen. Darüber hinaus dauern diese emotionalen Reaktionen unabhängig von einem Auslöser an, ohne dass eine Gegenregulation erfolgt. In der Manie kann es beispielsweise sein, dass keine Beeinträchtigung erlebt wird, dennoch kann das eigene Verhalten „abnorm" sein und einem selbst schaden. Die ist zum Beispiel der Fall, wenn man im Rahmen von Größenideen massive Schulden macht oder durch riskantes Verhalten das eigene Leben gefährdet.

Um den Patienten die Unterscheidung zu normalen Stimmungsschwankungen zu erleichtern, kann die folgende Checkliste zur Unterscheidung krankheitsbedingter und normaler Stimmungsveränderungen (Arbeitsblatt 2.1) eingesetzt werden:

- Gibt es einen nachvollziehbaren Grund für Ihre gehobene oder gedrückte Stimmung?
- Ist die Stimmungsänderung besonders stark ausgeprägt oder hält sie bereits lange an?
- Fühlen Sie sich durch Ihre Stimmungslage negativ beeinträchtigt?
- Steht das Ausmaß der Stimmungsänderung und Ihre Bewertung der Situation in einem angemessenen Verhältnis zu dem Auslöser?
- Reagieren Sie normalerweise auf ähnliche Auslöser anders?
- Beurteilen Ihre Angehörige und Freunde die Stimmung bereits als ungewöhnlich?
- Ist diese Stimmung ein aus früheren Episoden bekanntes Frühwarnzeichen?
- Entspricht Ihre Reaktion den für Sie typischen Veränderungen in manischen oder depressiven Phasen?
- Bezieht sich die Stimmungsänderung auf ein für die manische oder depressive Episode typisches Thema?

Den Patienten sollte die Gelegenheit gegeben werden, Fragen zu der Checkliste stellen und Schwierigkeiten bei der Abgrenzung eigener Stimmungsschwankungen ansprechen zu können.

5.   Informationen über Epidemiologie, Prävalenz und Verlauf bipolarer Störungen sowie häufige Komorbiditäten

Nachdem die wichtigsten Symptome der Erkrankung vorgestellt worden sind, können nun allgemeine Informationen über Komorbiditäten sowie über Auftreten, Häufigkeit und Verlauf bipolarer Störungen vermittelt werden, die den Patienten einen aktuellen Überblick über den Wissensstand auf diesem Gebiet erlauben sollen.

Die wichtigsten Informationen für Patienten sind auf den Folien 2.7 und 2.8 zusammengefasst. Sie sollten in der Gruppe diskutiert werden. Besteht der Verdacht, dass Teilnehmer an einer komorbiden Störung leiden oder wird von den Patienten direkt danach gefragt, können zudem detailliertere Informationen zu den entsprechenden Erkrankungen gegeben werden.

Zu beachten ist, dass diese Informationen für die Patienten oft sehr belastend sind. Da jedoch viele Betroffene dazu neigen, die Chronizität und die möglichen negativen Konsequenzen der Erkrankung aus Angst zu verdrängen, ist es wichtig, diese Aspekte explizit zu verdeutlichen. Dadurch sollen die Patienten angestoßen werden, sich mit der Krankheit und ihren Folgen auseinander zu setzen. Die ist Voraussetzung dafür, aktiv ihre Krankheitsbewältigung in die Hand nehmen zu können. Erst wenn eine Akzeptanz der Krankheit vorliegt, kann eine Motivation und Einsicht aufgebaut werden, alle therapeutischen Maßnahmen auszuschöpfen, und somit die Basis geschaffen werden, einer Chronifizierung mit allen Mitteln entgegen zu steuern. Daher sollte den Patienten zu diesem Zeitpunkt Mut gemacht werden, sich ihrer Erkrankung zu stellen und damit an Kontrolle und Einfluss darauf zu gewinnen.

Hausaufgabe

- gegebenenfalls nochmaliges Lesen des Informationsblatts 2
- Bearbeitung des Arbeitsblatts 2.1

Therapiematerialien

- Informationsblatt 2: Was ist eine bipolare Störung?
- Arbeitsblatt 2.1: Checkliste zur Unterscheidung krankheitsbedingter und normaler Stimmungsveränderungen
- Folie 2.1: Pfeildiagramm affektive Störungen
- Folie 2.2: Pfeildiagramm Psychosen
- Folie 2.3: Psychose
- Folie 2.4: Gegenüberstellung manischer und depressiver Episoden
- Folie 2.5a: Depressive Episode nach DSM-IV
- Folie 2.5b: Depressive Episode nach ICD-10
- Folie 2.6a: Manische Episode nach DSM-IV
- Folie 2.6b: Manische Episode nach ICD-10
- Folie 2.7: Auftreten und Häufigkeit bipolarer Erkrankungen
- Folie 2.8: Verlauf bipolarer Erkrankungen

Teil II
Vermittlung eines Störungsmodells

3. Sitzung: Das Vulnerabilitäts-Stress-Modell

A) Zielsetzung der Sitzung

In dieser Sitzung soll den Patienten ein Erklärungsmodell zur Entstehung und Aufrechterhaltung von bipolaren Störungen vermittelt werden. Es werden sowohl dispositionelle Faktoren als auch der Einfluss von Stress und Belastungsfaktoren behandelt. Interpersonelle Probleme werden in diesem Modell als spezifische Stressfaktoren aufgefasst.

B) Hintergrundinformation

Bipolare Erkrankungen lassen sich im Wesentlichen auf genetische, neurochemische, hormonelle und mit dem Schlaf-wach-Rhythmus zusammenhängende biologische Faktoren zurückführen. Psychosoziale Faktoren können jedoch die Exazerbation bipolarer Erkrankungen, insbesondere erster Episoden, begünstigen und ihren Verlauf beeinflussen. Ein Ätiologiemodell bipolarer Erkrankungen muss daher beiden Aspekten Rechnung tragen und unterschiedliche Bedingungsfaktoren berücksichtigen.

Kognitiv-verhaltenstherapeutisch orientierte Erklärungsmodelle werden dem gerecht. Sie erklären psychische Störungen nicht monokausal, sondern gehen von drei Klassen ursächlicher Faktoren aus:

- Vulnerabilitäten
- auslösende Bedingungen (Erfahrungen, Stress)
- aufrechterhaltende Bedingungen (Dauerbelastungen, ungünstiger Umgang mit der Erkrankung)

Zur Veranschaulichung der Wirkweise dieser Faktoren und ihres Zusammenspiels hat sich das Vulnerabilitäts-Stress-Modell bewährt. Erstmalig wurde das Konzept von Zubin und Spring (1977) entwickelt und ist seitdem in vielfach modifizierter Weise insbesondere zur Erklärung der Schizophrenie verwendet worden. Es unterscheidet zwischen Vulnerabilitäten unterschiedlicher Genese und Stress bzw. Belastungsfaktoren, deren Zusammenspiel die Exazerbation einer psychischen Erkrankung bewirken kann. In der verhaltenstherapeutischen Nomenklatur werden diese Faktoren als auslösende und aufrechterhaltende Bedingungen aufgefasst.

Vulnerabilität wird in diesem Zusammenhang als Prädisposition, Anlage oder Anfälligkeit für eine Erkrankung verstanden, die das Auftreten der Erkrankung möglich bzw. wahrscheinlicher macht (Margraf 1996). Sie äußert sich bei dem Betroffenen häufig durch eine allgemeine Dünnhäutigkeit, größere Sensibilität, verminderte Belastbarkeit sowie die Tendenz, sich leichter aus dem seelischen Gleichgewicht bringen zu lassen. Prädispositionen können sowohl genetischer und somatischer als auch psychischer oder sozialer Natur sein.

Stress wird definiert als Reaktion auf innere und äußere Anforderungen, welche die Anpassungsfähigkeit des Individuums erfordern oder übersteigen (Kaluza 1996). Diese weite Stressdefinition erlaubt die Berücksichtigung der Individualität von Stress, alltäglicher Anforderungen sowie von positiv konnotiertem Stress.

Überträgt man das Vulnerabilitäts-Stress-Modell nun auf bipolare Störungen, sagt es aus, dass die Manifestation dieser wie auch anderer psychischer Erkrankungen nicht auf eine einzige eindeutige Ursache reduzierbar ist, sondern erst durch das Zusammenspiel von Vulnerabilitäts- und Belastungsfaktoren möglich wird. Je höher die Vulnerabilität ausgeprägt ist, desto geringer ist der Toleranzbereich zur Adaptation an Belastungen und umgekehrt. Wird nun der Toleranzbereich, der dem Individuum zur Anpassung an äußere und interne Anforderungen zur Verfügung steht, beispielsweise durch ein massives Stresserlebnis überschritten, treten Frühwarnsymptome als Vorläufer einer akuten Krankheitsepisode auf. Werden diese ignoriert und keine adäquaten Gegenmaßnahmen eingeleitet, kann sich eine voll ausgeprägte Episode entwickeln. Das Modell erlaubt damit neben der Integration unterschiedlicher individueller Bedingungsfaktoren der Erkrankung eine Erklärung der Genese und Exazerbation akuter Episoden. Darüber hinaus kann aus dem Modell anschaulich abgeleitet werden, welche Maßnahmen zur Rückfallprophylaxe geeignet sein könnten, wie zum Beispiel eine Reduktion von Stress bzw. Belastungen oder das rechtzeitige Erkennen von Frühwarnsymptomen.

In dem hier verwendeten Vulnerabilitäts-Stress-Modell werden in Anlehnung an Wienberg, Schünemann-Wurmthaler und Sibum (1996) biologische von psychosozialen Vulnerabilitäten unterschieden.

Biologische Vulnerabilitäten

Zu den biologischen Vulnerabilitäten können genetische Prädispositionen, morphologische Veränderungen zerebraler Strukturen und eine Labilität des Neurotransmittersystems gezählt werden. Entsprechende Prädispositionen können nicht nur angeboren, sondern auch erworben sein. Beispielsweise werden bestimmte virale Infektionen während der Embryonalentwicklung als mögliche Ursachen neuronaler Dysfunktionen diskutiert.

Die genannten Prädispositionen haben zur Folge, dass die Aktivität bestimmter zerebraler Neurotransmitter, insbesondere Serotonin, Noradrenalin und Dopamin, zeitweise vermindert oder erhöht und damit deren Homöostase gestört ist, was eine Veränderung der psychischen Funktionen und schließlich die manisch-depressive Symptomatik bewirkt. Es können jedoch auch hormonelle Abweichungen auftreten. So ist beispielsweise bekannt, dass während einer Depression vermehrt Cortisol ausgeschüttet wird. Cortisol ist „das" Stresshormon, ein stressbedingtes Überangebot an Cortisol bewirkt nun beispielsweise eine Synthese des Neurotransmitters Serotonin, wodurch Depressivität begünstigt wird. Die Pathophysiologie dieses Zusammenhangs zwischen Stress und Stimmungsstörungen wird über Wirkmechanismen der Hypothalamus-Hypophysen-Nebennierenrinden-Achse (HPA-Achse) erklärt (Bräunig 2003).

In den letzten Jahren wird zudem ein Zusammenhang zwischen zirkadianen biologischen Rhythmen und bipolaren Erkrankungen diskutiert (Ehlers et al. 1988; Frank et al. 1999; Frank et al. 2000). Beispiele für biologische Rhythmen sind von der Tageszeit abhängige Schwankungen der Körpertemperatur und des Cortisolspiegels, aber auch der Menstruationszyklus und der Schlaf-wach-Rhythmus. Beobachtungen und Experimente haben gezeigt, dass eine Beeinflussung biologischer Rhythmen eine Veränderung der Stimmung zur Folge haben kann. Gerade bei Menschen mit bipolaren Störungen scheint eine Vulnerabilität des zirkadianen Systems sowie eine erhöhte Empfindlichkeit des Neurotransmittersystems auf eine entsprechende Dysregulation der zirkadianen Rhythmik vorzuliegen. Das bedeutet für den Betroffenen, dass solche Derhythmisierungen das Auftreten von Krankheitsepisoden begünstigen können. Daher werden biologische aber auch damit im Zusammenhang stehende soziale Rhythmen sowie ihre Beeinflussung unter einem gesonderten Punkt später ausführlicher abgehandelt.

Psychosoziale Vulnerabilitäten

Psychosoziale Vulnerabilitäten umfassen alle Einflüsse und Erfahrungen in der Lebensgeschichte des Betroffenen, welche die Konstituierung einer seelischen Instabilität und Unsicherheit begünstigt sowie verhindert haben, dass er adäquate Copingstrategien zur Lebensbewältigung aufbauen konnte. Sie sind erkennbar in überdauernden dysfunktionalen Denk- und Verhaltensmustern der Betroffenen.

Stress- bzw. Belastungsfaktoren

Unterschieden wird zwischen überdauernden alltäglichen Belastungen und aktuellen, zeitlich begrenzten Belastungen bzw. Stressoren. Diese Unterscheidung soll erlauben, zwischen alltäglichen Anforderungen, die in der Regel als normal angesehen werden, aber nichtsdestotrotz energiekonsumierend sind, und aktuellen, oft emotional bedeutsamen Zusatzbelastungen bzw. Stressoren (z. B. Arbeitsplatzverlust, Trennung vom Partner) zu differenzieren.

Stressoren sind situative Reize oder Anforderungen, die eine Stressreaktion bei dem Betroffenen auslösen. Eine Stressreaktion tritt nach Kaluza (1996) dann auf, wenn innere und äußere Anforderungen an das Individuum gestellt werden, die seine Anpassungsfähigkeit und Bewältigungsmöglichkeiten beanspruchen, übersteigen oder eine Bedrohung darstellen.

Interpersonelle Probleme werden hier als spezifische Stressfaktoren aufgefasst, denen aufgrund ihrer hohen emotionalen Bedeutsamkeit ein besonderes Gewicht zukommt.

C) Inhaltlicher Ablauf

1. Stundenbeginn
2. Erfassung subjektiver Krankheitskonzepte
3. Vorstellung des Vulnerabilitäts-Stress-Modells
   3.1 biologische und psychosoziale Vulnerabilitäten
   3.2 Stress- bzw. Belastungsfaktoren
   3.4 Zusammenhang zwischen den einzelnen Bedingungsfaktoren und therapeutischen Ansatzpunkten

1.   Stundenbeginn

1.1 Zusammenfassung der letzten Stunde und Klärung offener Fragen
1.2 Überblick über die aktuelle Sitzung

2.   Erfassung subjektiver Krankheitskonzepte

Ziel dieses Teils der Sitzung ist es, individuelle Ätiologiemodelle der Patienten zu erfassen und im weiteren Verlauf der Sitzung in das Vulnerabilitäts-Stress-Modell zu integrieren. Die von den Teilnehmern genannten Faktoren und Ursachen werden dazu zunächst am Flipchart notiert.
Folgende Fragen können dabei helfen, einen Einstieg in die Thematik zu finden und eine Diskussion der Teilnehmer anzuregen:
- Was sehen Sie als die Ursache ihrer Erkrankung an?
- Gibt es bestimmte Auslöser Ihrer Krankheitsphasen?

3.   Vorstellung des Vulnerabilitäts-Stress-Modells

Aufbauend auf den gesammelten Erklärungsansätzen der Patienten wird nun das Vulnerabilitäts-Stress-Modell anhand der Folie 3.1 vorgestellt. Eine Einleitung in die Thematik könnte wie folgt aussehen:

> Wir haben gerade gemeinsam bereits einige mögliche Ursachen für die Entstehung bipolarer Erkrankungen gesammelt. Dabei wurde deutlich, dass es viele Ursachen für den Ausbruch der Erkrankung geben kann. Ich stelle Ihnen daher

jetzt ein Erklärungsmodell vor, das Vulnerabilitäts-Stress-Modell, das versucht, die unterschiedlichen Ursachen und Einflüsse zu berücksichtigen. Dieses Modell geht, wie das Wort schon sagt, von zwei Arten von Ursachen bei der Entstehung bipolarer Erkrankungen aus. Das eine sind Veranlagungen, auch Vulnerabilitäten genannt, das andere sind Stress- bzw. Belastungsfaktoren.

Um das Vulnerablitäts-Stress-Modell plausibel zu machen, ist es erforderlich, sehr anschauliche konkrete Beispiele vorzubereiten oder von den Gruppenteilnehmern eingebrachte Beiträge aufzugreifen. Eine Plausibilität und Akzeptanz des Modells über eine Anschaulichkeit anhand konkreter Beispiele herzustellen, ist die vorrangige Zielstellung dieser Sitzung. In den folgenden Sitzungen sollen darüber hinausgehend die einzelnen Faktoren und entsprechend Strategien im Umgang mit der Erkrankung näher behandelt werden. Die Gruppenteilnehmer sollten an dieser Stelle wiederholt auf das schrittweise Vorgehen in diesem Programm hingewiesen werden, da viele Patienten bereits nach Veränderungs- und Einflussmöglichkeiten fragen.

Zunächst werden die einzelnen im Modell erwähnten Begriffe erläutert. Dazu werden Beispiele der Patienten gesammelt, ihre subjektiven Erklärungsansätze aufgegriffen und in die Sprache des Modells übersetzt beziehungsweise integriert.

3.1   Biologische und psychosoziale Vulnerabilitäten

Der Begriff der Vulnerabilität kann anhand der Folie 3.2 konkretisiert werden. Auch hier sollten Beispiele über eine subjektiv erlebte Vulnerabilität beispielsweise in Form einer eingeschränkten Belastbarkeit oder einer größeren Dünnhäutigkeit der Patienten angesprochen werden, um eine Identifikation mit dem Modell zu fördern.

Die Unterscheidung zwischen biologischen und psychosozialen Vulnerabilitäten erlaubt es, sowohl genetische, neurochemische und physiologische als auch lebensgeschichtliche, erfahrungsbedingte Aspekte zu berücksichtigen.

3.1.1   Biologische Faktoren – genetische und erworbene Fehlfunktionen sowie der Einfluss biologischer Rhythmen

Die biologischen Vulnerabilitäten sollten kurz erläutert werden mit dem Hinweis, dass sie im Verlauf der späteren Sitzungen noch ausführlicher thematisiert werden.

Eine Erläuterung kann folgendermaßen formuliert werden:

Zu den biologischen Faktoren zählen erbliche Veranlagungen aber auch erworbene Fehlfunktionen des Gehirns. Sie äußern sich, vereinfacht ausgedrückt, in einer Veränderung des Stoffwechsels im Gehirn. So ist das Zusammenspiel und Gleichgewicht verschiedener chemischer Botenstoffe (der Neurotransmitter Serotonin, Dopamin, Noradrenalin, GABA und Acetylcholin), die für die intakte

Funktion des Gehirns notwendig sind, gestört. Im Einzelnen werde ich darauf noch in der nächsten Stunde eingehen.

Eine erbliche Veranlagung bipolarer Störungen zeigt sich in einem familiär gehäuften Auftreten dieser Erkrankung. Ein erhöhtes Erkrankungsrisiko von Familienangehörigen findet man sowohl bei wiederkehrenden (rezidivierenden) Depressionen als auch bei manisch-depressiven Erkrankungen, wobei der genetische Einfluss bei der bipolaren Störung jedoch stärker ist.

Erworbene Schädigungen des Gehirns können während der Embryonalentwicklung oder nach der Geburt auftreten. So werden zum Beispiel bestimmte Virusinfektionen während der Embryonalentwicklung als mögliche Ursachen einer gestörten Hirnfunktion angesehen.

In den letzten Jahren wird zudem ein Zusammenhang zwischen zirkadianen biologischen Rhythmen, das heißt unserem täglichen Biorhythmus, und bipolaren Erkrankungen gesehen. Beispiele für biologische Rhythmen sind tageszeitabhängige Schwankungen der Körpertemperatur und des Hormonhaushalts oder auch der Schlaf-wach-Rhythmus. Beobachtungen und Experimente haben gezeigt, dass eine Beeinflussung biologischer Rhythmen eine Veränderung der Stimmung zur Folge hat. Gerade bei Menschen mit bipolaren Störungen scheint der Biorhythmus leichter störbar zu sein, was eine Auswirkung auf die Stoffwechselvorgänge im Gehirn hat und dadurch das Auftreten von Krankheitsepisoden begünstigen kann. Wir werden später noch darüber sprechen, dass Schlafstörungen zu den sensibelsten Frühwarnzeichen bipolarer Erkrankungen gehören. Der Schlaf ist ein sehr wichtiger Gradmesser für die Intaktheit biologischer Rhythmen.

3.1.2 Psychosoziale Faktoren und ihr Einfluss auf Kognitionen und Handeln

Den Patienten kann der Begriff „psychosoziale Faktoren" wie folgt erklärt werden:

Unter psychosozialen Faktoren werden alle psychischen und sozialen Einflüsse während der Kindheit und Jugend zusammengefasst, die eine Entwicklung dauerhafter innerer Verunsicherung, emotionaler Sensibilität und Instabilität sowie ein geringes Selbstbewusstsein des Betroffenen begünstigt haben.

An dieser Stelle werden von den Patienten häufig Persönlichkeitseigenschaften und Kindheitserfahrungen genannt. Typische Beispiele sind ein widersprüchliches oder ablehnendes Verhalten der Eltern, ein emotionsgeladenes Familienklima, wie es in der Expressed-emotion-Forschung diskutiert wird, aber auch Rollenüberforderungen bzw. -unterforderungen. Oft lassen sich hier viele Erklärungsversuche der Patienten wiederfinden. Sie sollten von dem Therapeuten als Einflussfaktoren aufgegriffen und diskutiert werden, ohne ihre Bedeutung überzubewerten. Insbesondere ist darauf zu achten, dass keine Schuldzuweisungen zum Beispiel der Eltern als Verantwortliche für die eigene Erkrankung erfolgen. Im Gegensatz dazu sollte auf die Eigenverantwortlichkeit und das Veränderungspotenzial der Teilnehmer fokussiert werden. Ziel ist es, ein objektives Bedingungsmodell zu konstruieren, in dem möglichst alle Erklärungsansätze der Patienten ihren Platz haben, das aber vorrangig auf die veränderbaren Faktoren in ihrer aktuellen Lebenssituation ausgerichtet ist.

Es sollte den Patienten in diesem Zusammenhang verdeutlicht werden, dass für die Entwicklung ungünstige psychosoziale Einflüsse nicht als grundsätzlich pathologisch zu bewerten sind, da jeder Mensch in seiner Entwicklung zwangsläufig mit negativen Erfahrungen konfrontiert wird, sondern solche Einflüsse lediglich als zusätzliche Prädisposition für dysfunktionale krankheitsfördernde Denk- und Verhaltensmuster anzusehen sind.

> Negative Erfahrungen und Erlebnisse in der Kindheit begünstigen die Entstehung von Denk- und Verhaltensmustern, die eine Anfälligkeit für die manisch-depressive Erkrankung erhöhen kann. Sie zeigen sich sowohl in grundlegenden Überzeugungen von sich und der Welt (wie z. B. „ich bin nicht gut genug", „ich bin nichts wert", „ich habe immer Pech", „niemand schätzt mich", „ständig zweifle ich an meinen Fähigkeiten", „nur wenn ich viel leiste, werde ich anerkannt") als auch in individuellen Verhaltensweisen wie zum Beispiel in einer Aufopferungsbereitschaft für andere, in einem Perfektionismus oder einem geringen Durchsetzungsvermögen. Solche Überzeugungen und Verhaltensmuster stehen wiederum mit unserer Stimmung im Zusammenhang, wie wir später noch ausführlicher besprechen werden.

Der Einfluss von Denken und Handeln auf die Stimmungslage kann hier bereits kurz angesprochen werden, sollte aber nicht weiter vertieft werden. Gegebenenfalls sollte man erwähnen, dass es nicht vorrangig um die Auseinandersetzung mit vergangenen Erlebnissen geht, sondern um deren Auswirkungen auf unser Denken und Handeln in der Gegenwart sowie um eine zukünftige Veränderung dieser Wirkungen.

3.2 Stress- bzw. Belastungsfaktoren

Unterschieden werden überdauernde alltägliche Belastungen von akuten, zeitlich begrenzten Belastungen bzw. Stressoren. Alltägliche Belastungen sollten angesprochen werden, da die meisten Menschen sie für selbstverständlich halten, ohne sich bewusst zu machen, dass auch sie zum Teil enorme Kraft kosten. Ziel ist es, die Patienten generell für Anforderungen und Ereignisse zu sensibilisieren, die Kraft und Energie verbrauchen, und ein Bewusstsein zu schaffen, dass die vorhandenen Energien bei jedem begrenzt sind. Dies impliziert weiterhin die Wichtigkeit, Energien wieder aufzutanken. Modellhafte Beispiele wie das eines Akkus, der immer wieder neu geladen werden muss, oder eines Autos, was aufgetankt werden muss, können zur Verdeutlichung dieses Sachverhalts beitragen.

Ein Einstieg in die Thematik kann wiederum durch das Sammeln von Beispielen der Teilnehmer erfolgen. Anschließend sollte der Therapeut, falls es in der Diskussion noch nicht deutlich wurde, zwischen alltäglichen überdauernden und aktuell wirksamen Stressoren differenzieren (s. Gliederungspunkt 3.2.1 und 3.2.2). Beispiele für akute Stressoren und überdauernde alltägliche Belastungen geben zudem die Arbeitsblätter 3.1 und 3.2. Darüber hinaus werden interpersonelle Probleme als spezifische Stressfaktoren zu einem späteren Zeitpunkt näher behandelt.

Überdauernde alltägliche Belastungen und Stress können in unterschiedlichen Lebensbereichen auftreten. Sie umfassen:

- Haushalts- und Alltagsbewältigung,
- Beruf bzw. Ausbildung,
- Freizeitgestaltung und
- zwischenmenschliche Beziehungen (z. B. andauernde Streitigkeiten, Pflegefall in der Familie).

3.2.1 Überdauernde alltägliche Belastungen

Den Patienten kann die folgende Erläuterung des Begriffs gegeben werden:

> Unter überdauernden alltäglichen oder ständig vorhandenen Belastungen sind alle immer wiederkehrenden Aktivitäten und Anforderungen gemeint, die Energie und Kraft kosten, aber für die Bewältigung des Alltags erforderlich sind. Dazu zählen zum Beispiel das Aufstehen, sich Anziehen, die Zubereitung des Essens, die Erledigung häuslicher Pflichten, die Ausübung des Berufs.

Ziel ist es, den Patienten zu verdeutlichen, dass auch die alltäglichen Handlungen, die oft als selbstverständlich und banal angesehen werden, körperliche und psychische Energien verbrauchen. Insbesondere wird dies deutlich, wenn außergewöhnliche überdauernde Belastungen vorhanden sind wie zum Beispiel die Pflege eines kranken Familienangehörigen oder ständige familiäre Konflikte. Aber nicht nur Belastungen im Sinne einer Überforderung sind kritisch zu sehen, sondern auch eine ständige Unterforderung. So wirken sich auch fehlende Ziele, Langeweile und Isolation belastend aus. Oft verbinden die Teilnehmer diese Aspekte nicht mit den Begriffen „Stress" und „Belastung", daher ist es wichtig, sie gerade deswegen explizit anzusprechen, zumal chronisch langjährig erkrankte Patienten häufig unter Arbeitslosigkeit und sozialer Isolation leiden.

3.2.2 Akute Stressoren

Akute Stressoren können den Patienten wie folgt erklärt werden:

> Akute Stressoren sind alle Ereignisse und Anforderungen, die zeitlich begrenzt auftreten, zusätzlich Energie verbrauchen und Stressreaktionen hervorrufen. Sie werden meist auch als Belastung erlebt. Beispiele dafür sind der Tod eines

geliebten Menschen, der Verlust des Arbeitsplatzes, aber auch ein Streit mit dem Partner. Es können jedoch auch Ereignisse sein, die generell als positiv bewertet werden, aber dennoch anstrengend sind, zum Beispiel eine Heirat.

Gerade Stressoren, die eine starke emotionale Beteiligung beinhalten oder eine Umstellung der gewohnten Lebenssituation bedeuten, erfordern eine Anpassung, die mit einer Aufwendung von Energie verbunden ist. Sie sind daher häufig im Vorfeld einer Krankheitsepisode bei Patienten zu beobachten.
Häufig auftretende Stressoren sind:
- Verlusterlebnisse (Trennung, Todesfälle)
- aktueller Zeit- und Termindruck
- zusätzliche Arbeitsbelastungen
- Veränderung der Lebenssituation (z. B. Arbeitsplatzwechsel, Umzug, Verlust der Arbeit)

Als Hausaufgabe werden den Patienten die Arbeitsblätter 3.1 und 3.2 mitgegeben. Sie sollen sie dabei unterstützen, eigene Belastungsfaktoren zu identifizieren und in ihr individuelles Störungsmodell zu integrieren. Der Umgang mit Belastungssituationen wird dagegen erst später in der achten Sitzung behandelt.

3.2.3 Interpersonelle Probleme als spezifische Stressfaktoren

Da interpersonelle Probleme häufig mit starken emotionalen Reaktionen einhergehen und in diesem Sinne gravierende Stressoren darstellen, werden sie separat aufgeführt und den Patienten wie folgt erläutert:

Interpersonelle, also zwischenmenschliche Probleme können sowohl überdauernde als auch akute Stressoren darstellen. Sie umfassen alle Schwierigkeiten und Konflikte, die im Zusammensein mit anderen Menschen auftreten. Gerade Streitigkeiten, unterschiedliche Erwartungen an einander, Enttäuschungen, Verluste etc. gehen oft mit intensiven Gefühlen wie Wut oder Trauer einher. Diese negativen Gefühle werden meist als belastend erlebt und erhöhen damit das Rückfallrisiko.

Den Teilnehmern sollte die Möglichkeit gegeben werden, wieder eigene Erfahrungen einzubringen und Beispiele zu nennen. Es soll abschließend darauf hingewiesen werden, dass dieser Aspekt ebenfalls in einer der späteren Sitzungen erneut aufgegriffen und detaillierter besprochen wird.

3.   Zusammenhang zwischen den einzelnen Bedingungsfaktoren und therapeutischen Ansatzpunkten

Abschließend wird das Zusammenspiel der erwähnten Bedingungsfaktoren bipolarer Erkrankungen anhand des Vulnerabilitäts-Stress-Modells (Folie 3.1) erläutert:

> Die Y-Achse auf der Abbildung kann vereinfacht als die dem Individuum zur Verfügung stehende Energie verstanden werden. Die eingezeichnete Schwelle soll dabei anzeigen, wann die Energien des Individuums erschöpft sind. Das erfolgt nicht sofort, sondern in der Regel hat man noch eine Reserve zur Verfügung, was durch den markierten Grenzbereich symbolisiert werden soll.

> Die einzelnen im Modell erwähnten Faktoren werden nun als Energieräuber oder -konsumenten betrachtet. Die Vulnerabilitäten bzw. Dispositionen verbrauchen je nach Ausprägung bereits einen Teil der Energiekapazität. Ein weiterer Teil wird durch die alltäglichen Belastungen in Anspruch genommen. Der Rest bis zur kritischen Schwelle steht als Puffer für zusätzliche Belastungen zur Verfügung. Dieser Bereich ist bei jedem Patienten unterschiedlich groß in Abhängigkeit davon, wie viel an Energie bereits die anderen Faktoren benötigen.

Das Modell erlaubt somit auch eine Erklärung unterschiedlicher Belastbarkeiten der verschiedenen Gruppenteilnehmer. Es ist wichtig zu ergänzen, dass sich aktuelle Stressoren summieren und im wahrsten Sinne des Wortes auftürmen können. Belastungsgrenzen werden auf diese Weise schnell erreicht.

An dieser Stelle sollte auch die Bedeutung von Frühwarnsymptomen angesprochen werden:

> Frühwarnzeichen treten dann auf, wenn der markierte Grenzbereich erreicht ist. Sie sind als Warnsignale des Körpers vor Überlastungen zu verstehen. Werden diese Zeichen ignoriert und wird die Belastung beibehalten, kommt es zum Rückfall in die Manie oder Depression. Es ist daher wichtig zu lernen, diese Anzeichen rechtzeitig wahrzunehmen, zumal der eigene Einfluss auf den Krankheitsverlauf um so mehr abnimmt, je weiter die Symptomatik fortgeschritten ist.

Anhand des bisher skizzierten Modells können nun therapeutische Ansatzpunkte und Möglichkeiten der Selbststeuerung aufgezeigt werden. Sie können gemeinsam mit den Patienten erarbeitet werden. Offenkundig ist für die meisten Patienten die Möglichkeit der Reduktion von Belastungen. Wenn es nicht von den Patienten genannt wird, sollte der Therapeut auf die Bedeutung des Auftankens von Energie durch ausgleichende und entspannende Tätigkeiten eingehen. Stressmanagement und der Aufbau interpersoneller Kompetenzen als weitere Möglichkeiten, mit Belastungen besser umgehen zu lernen, sollten ebenfalls angesprochen werden.

Eine Beeinflussung biologischer bzw. psychosozialer Vulnerabilitäten kann durch den Einsatz medikamentöser Therapien, den Aufbau einer Tagesstrukturierung sowie durch psychotherapeutische Interventionen, die auf eine Veränderung von Denk- und Verhaltensmustern abzielen, erfolgen.

An dieser Stelle können noch einmal die wichtigsten therapeutischen Ansatzpunkte, die im weiteren Verlauf des Programms näher thematisiert werden sollen, anhand ihrer Einordnung in das Vulnerabilitäts-Stress-Modell (Folie 3.3) zusammengefasst werden.

Hausaufgabe

- Lesen des Informationsblatts 3
- Bearbeitung der Arbeitsblätter 3.1 und 3.2

Therapiematerialien

- Informationsblatt 3: Wie erklärt man sich das Auftreten bipolarer Störungen?
- Folie 3.1: Vulnerabilitäts-Stress-Modell
- Folie 3.2: Vulnerabilität
- Folie 3.3: Vulnerabilitäts-Stress-Modell – Therapieansätze
- Arbeitsblatt 3.1: Checkliste – Überdauernde Belastungen
- Arbeitsblatt 3.2: Checkliste – Akute Stressoren

Teil III
Ableitung von Behandlungsansätzen aus dem Störungsmodell

4. Sitzung: Biologische Grundlagen und medikamentöse Therapie

A) Zielsetzung der Sitzung

In dieser Sitzung soll ein Überblick über die Wirkung und Nebenwirkungen der in der Behandlung bipolarer Erkrankungen gängigen Medikamentengruppen gegeben werden. Darüber hinaus sollen physiologische Grundlagen zum Medikamenteneinsatz vereinfacht dargestellt werden.

B) Hintergrundinformation

Genetische Prädispositionen, Fehlfunktionen des Neurotransmittersystems und der Neurone, Veränderungen des Hirngewebes sowie physiologische Prozesse wie das Kindling und die Sensibilisierung werden als verursachende Faktoren bei der Entwicklung bipolarer Störungen diskutiert. Obwohl die genaue Funktionsweise des menschlichen Gehirns derzeit noch in vielen Bereichen unklar ist, konnten dennoch bereits wichtige Grundprinzipien und Teilfunktionen identifiziert werden. Weitere Fortschritte sind zu erwarten, zumal sich die Forschung in diesem Bereich kontinuierlich weiterentwickelt. Dies betrifft auch die Lokalisierbarkeit psychischer Funktionsstörungen im Gehirn. Nachfolgend sollen die derzeitigen Erkenntnisse hinsichtlich bipolarer Störungen näher erläutert werden.

Genetische Prädispositionen

Genetische Veränderungen als Ursache für die Entwicklung bipolarer Erkrankungen werden insbesondere durch Familienuntersuchungen, Zwillingsstudien, Adoptionsstudien und Untersuchungen zum Erbgang gestützt.
In Familienuntersuchungen werden die Prävalenzraten affektiver Störungen von Verwandten Betroffener denen Nichtbetroffener gegenüber gestellt. Sie zeigen, dass Verwandte ersten Grades von einem an einer bipolaren Störung Erkrankten ein gegenüber Verwandten eines Nichtbetroffenen 7fach erhöhtes Risiko aufweisen, ebenfalls eine bipolare Störung zu entwickeln (Deckert 2002). Ist bereits ein Elternteil an einer bipolaren Störung erkrankt, so liegt die Erkrankungswahrscheinlichkeit der Kinder bei etwa 20%, diese Zahl erhöht sich auf 50 – 75%, wenn beide Elternteile bereits an einer bipolaren Störung leiden (Bräunig 2003).

Zwillingsstudien vergleichen das Erkrankungsrisiko mono- und dizygoter nicht erkrankter Zwillinge, wenn bereits der andere Zwilling an einer bipolaren Störung leidet. So ermittelte man, dass die Erkrankungswahrscheinlichkeit für eineiige Zwillinge um ein vierfaches erhöht ist im Vergleich zu zweieiigen Zwillingen. Die Konkordanzraten bei eineiigen Zwillingen liegen dabei in Abhängigkeit von der jeweiligen Studie zwischen 60 und 80 % (Deckert 2002).

Bisherige Versuche, die für bipolare Erkrankungen verantwortlichen Gene zu identifizieren, sprechen dafür, dass nicht ein einzelnes Gen, sondern mehrere Gene auf verschiedenen Chromosomen an der Vererbung beteiligt sind. Erste Forschungsergebnisse deuten darauf hin, dass Veränderungen des X-Chromosoms und des Chromosoms 18 für das Auftreten bipolarer Erkrankungen mitverantwortlich sein könnten. Da die bipolare Erkrankung jedoch keine klassische Erbkrankheit ist und andere nichtgenetische Faktoren bei ihrer Entstehung eine Rolle spielen, spricht man auch von Vulnerabilitäts- oder Risikogenen. Es wird angenommen, dass die Vulnerabilitäts- bzw. Risikogene Informationen zur Synthese und Regulation bestimmter Neurotransmitter und intrazellulärer Signalproteine enthalten.

Morphologische Veränderungen

Ein wesentliches Ziel gegenwärtiger neurowissenschaftlicher Forschung besteht in der Aufklärung der Funktionen zerebraler Strukturen. Es wird untersucht, inwieweit morphologische Veränderungen funktionelle Störungen zur Folge haben und welche Rolle letztere in der Pathogenese psychischer Erkrankungen spielen.

Strukturelle Veränderungen des Hirngewebes und der Aktivität einzelner Hirnareale lassen sich anhand bildgebender Verfahren wie der Magnetresonanztomographie (MRT) und der Computertomographie (CT) sowie der Single Positron Emissions Computertomographie (SPECT) feststellen.

Sehr verschiedene Untersuchungsansätze gestatten mittels funktioneller bildgebender Verfahren (Positronenemissionstomographie PET, funktionelle Magnetresonanztomographie f-MRT), Stoffwechsel- oder neurochemische Veränderungen beim Test bestimmter zerebraler Funktionen festzustellen wie Veränderungen des zerebralen Blutflusses und der regionalen Glukoseutilisation sowie die regionale Okkupation bestimmter Rezeptoren durch radioaktiv markierte Neurotransmitter. Volumetrische, histologische und histochemische Postmortemuntersuchungen tragen ebenfalls dazu bei, die Pathophysiologie psychischer Erkrankungen aufzuklären.

Zur Regulation der Stimmung und des emotionalen Gleichgewichts scheinen bestimmte miteinander verbundene Schaltzentren im Gehirn von Bedeutung zu sein. Diese schließen insbesondere das limbische System (Gyrus cinguli, Amygdala, Hippocampus, Hypothalamus, thalamische Strukturen u. a.), das ventrale tegmentale Areal, den Nucleus accumbens, den orbitofrontalen Kortex sowie die Basalganglien ein (Bräunig 2003). Die Amygdala beispielsweise scheinen eine wichtige Rolle bei der Verarbeitung negativer Emotionen zu spielen, während positive Emotionen über das ventrale tegmentale Areal und den Nucleus accumbens gesteuert werden sollen. Der orbifrontale Kortex im Zusammenspiel mit den Basalganglien dient der Steuerung und Regulation kontrollierter und unwillkürlicher Gefühle, während das limbische System für Bewertungsprozesse auf der Basis von Vorerfahrungen verantwortlich zu sein scheint. Fehlfunktionen dieser Areale könnten nun dazu führen, dass die emotionale Steuerung versagt, was die Dominanz eines einseitigen emotionalen Erlebens, eine Einschränkung der Bewertungsfunktionen und damit der auf Vorerfahrungen beruhenden Handlungskontrolle sowie eine Störung der gesamten Regulation des Gefühlslebens zur Folge haben kann.

Erste Untersuchungen in dieser Richtung konnten mittels funktioneller bildgebender Verfahren Unterschiede in der Funktionsweise der genannten Hirnareale von Menschen mit bipolaren Störungen im Vergleich zu nicht Erkrankten aufzeigen. So konnten Veränderungen der Stoffwechselaktivität bestimmter limbischer Strukturen (anteriores Cingulum) und des orbifrontalen Kortex (Area 11) während bipolarer Krankheitsphasen, aber auch in den Intervallen zwischen den akuten Episoden, wenn auch nicht im gleichem Umfang wie während der Akutzustände, nachgewiesen werden. Insbesondere die beobachteten pathologischen Veränderungen in den Intervallen, in denen die Patienten keine wesentlichen psychopathologischen Auffälligkeiten zeigen und scheinbar remittiert sind, dürfen als Ausdruck einer erhöhten Vulnerabilität der Betroffenen angesehen werden (Bräunig 2003).

Diese Befunde machen plausibel, weshalb bipolar erkrankte Patienten extrem stressintolerant sind und Rezidive zunächst häufig stressinduziert und später immer spontaner auftreten. Medikamentöse und psychotherapeutische Rezidivprophylaxe zielt darauf ab, dem entgegen zu wirken.

Kindling und Sensibilisierung

Die genannten genetischen, morphologischen und neurochemischen Befunde sprechen insgesamt für eine Vulnerabilität der Betroffenen bei der Genese bipolarer Störungen. Nichtsdestotrotz führt häufig erst die Addition äußerer krankheitsbegünstigender Faktoren, insbesondere das Auftreten von Stress, zu einer Exazerbation der Erkrankung. Entsprechend wurde nach Modellen gesucht, welche die Wirkung von Stressfaktoren auf biologische Mechanismen, also das Zusammenspiel mit biologischen Vulnerabilitäten, pathophysiologisch erklären sollten. Insbesondere die Beobachtung, dass im Verlaufe der Erkrankung ursprünglich stressinduzierte bipolare Episoden immer spontaner auftreten und Stressfaktoren eine immer geringere Rolle zu spielen scheinen, rückte in den Vordergrund des Forschungsinteresses.

Ein Erklärungsmodell entwickelte Post (1992), in dem er die biologischen Prozesse des Kindlings und der behavioralen Sensibilisierung verwendete. Behaviorale Sensibilisierung bedeutet, dass bestimmte Hirnareale durch wiederkehrende Episoden so verändert werden, dass eine spätere Dysregulation des Neurotransmittersystems bei einem Stressor gleicher Intensität stärker ausfällt. Es erfolgt somit eine Sensibilisierung für Stressereignisse und damit auch für das Auftreten einer affektiven Episode. Ein Beleg für die Wirkung von Sensibilisierungsprozessen im Gehirn kann aus Experimenten mit Ratten abgeleitet werden. Diesen Tieren wurde regelmäßig Kokain verabreicht, welches eine Überaktivität bei ihnen erzeugte. Nach Aussetzen der Zufuhr und erneuter Gabe nach einer Latenzzeit reagierten die Tiere mit einer stärkeren Reaktion als vorher. Eine ähnliche Wirkung findet man bei Menschen mit chronischem Kokainabusus. Diese zeigen Stimmungsveränderungen und eine erhöhte Reizbarkeit, welche in einem stärkeren Maß als zuvor auftreten, wenn die Substanz nach einem Absetzen erneut genommen wird. Da ein chronischer Kokainkonsum zudem zu einer Veränderung des Hirngewebes im Bereich der Amygdala führt, wird angenommen, dass die Amygdala als ein Bestandteil emotionsregulierender Strukturen im Gehirn mit Sensibilisierungsprozessen in Zusammenhang stehen.

Eine weitere Annahme leitet sich aus der Beobachtung ab, dass eine ursprünglich unterschwellige intermittierende elektrophysiologische Stimulation bestimmter Areale der Amygdala bei wiederholter Anwendung epileptische Anfälle auslösen und schließlich sogar ihr spontanes Auftreten bewirken kann. Dieses Phänomen, das als Kindling bezeichnet wird, wurde ebenfalls von Post (1992) auf bipolare Störungen übertragen. Er geht in diesem Zusammenhang davon aus, dass durch Kindlingprozesse eine erhöhte neuronale Erregbarkeit nach wiederholten Krankheitsphasen auftritt. Das bedeutet, dass immer geringere Auslöser ausreichen, um eine erneute Krankheitsepisode physiologisch in Gang zu setzen, bzw. Episoden sogar spontan auftreten können.

In der Epileptologie wird die antiepileptische Potenz von potentiellen Medikamenten unter anderem daran gemessen, in welchem Ausmaß die zu explorierenden Substanzen in der Lage sind, durch chemisches oder elektrisches Kindling induzierte epileptische Anfälle zu unterdrücken (Anti-Kindling-Wirkung). Da zahlreiche Antiepileptika auch bei der Behandlung bipolaren Störungen wirken, schließt man daraus, dass in der Pathogenese bipolarer Erkrankungen ähnliche Prozesse wie bei manchen Epilepsien eine Rolle spielen könnten.

Die Prozesse des Kindlings und der Sensibilisierung übertragen auf bipolare Störungen werden dazu herangezogen, die Beobachtung zu erklären, dass beim Auftreten erster affektiver Episoden meist Stresserlebnisse vorweg gehen, dagegen im Krankheitsverlauf und mit steigender Episodenzahl ihr Einfluss immer weiter abnimmt und die Episoden immer spontaner und öfter auftreten bzw. die Reaktionen auf Stress immer intensiver ausfallen. Es handelt sich hierbei allerdings noch um Modellvorstellungen, an deren Verifizierung weiter gearbeitet wird.

Fehlfunktionen des Neurotransmittersystems

Das Gehirn stellt die Verarbeitungs- und Steuerungszentrale für alle Sinnesempfindungen, emotionalen und kognitiven Prozesse sowie Handlungen dar. Es besteht aus über 100 Milliarden Neuronen, die untereinander vielfach verschaltet sind. So kann jede Nervenzelle über ihre Zellausläufer Signale an bis zu 50.000 andere Neurone weitergeben beziehungsweise von ihnen empfangen. Die Gesamtheit aller Signalfunktionen ist Grundlage der Gehirnfunktion. Die Aktivierung der Nervenzellen erfolgt dabei nach dem An-aus-Prinzip über elektrische Impulse und chemische Prozesse.

Reize aus der Umwelt, die wir über unsere Sinnesorgane aufnehmen, werden elektrisch über die Nervenbahnen ins Gehirn weitergeleitet. Alle Sinneserfahrungen, also das was wir hören, sehen, riechen, schmecken und tasten, gelangen zu darauf spezialisierten Hirnarealen. Dieser Informationsfluss verläuft zum einen über die Nervenbahnen und zum anderen über chemische Prozesse, die eine Übertragung von einer Nervenzelle zur anderen gewährleisten. Die Verbindungsstellen zwischen Neuronen bzw. deren Ausläufern heißen Synapsen. Man unterscheidet zwischen der Präsynapse an der Sendernervenzelle und der Postsynapse an der Empfängernervenzelle. Zwischen Prä- und Postsynapse befindet sich der synaptische Spalt. Bei der chemischen Signalübermittlung werden Neurotransmitter oder auch Botenstoffe an das Ende eines Nervenausläufers, der Präsynapse, geschickt. Dort werden sie in den synaptischen Spalt ausgeschüttet und wandern als Überträger der Nachricht zum Nervenzellausläufer der Nachbarzelle (Postsynapse). Dort lagern sie sich an bestimmten Andockstellen, den Rezeptoren, an. Auf diese Weise regen sie auch diese Zelle zur Ausschüttung von Botenstoffen an, so dass der Informationsfluss im Gehirn gesichert ist. Nachdem die Übertragung auf eine Zelle abgeschlossen ist, werden die Transmitter wieder von den Rezeptoren entfernt, so dass die Zelle wieder für neue Nachrichten aufnahmebereit ist. Dazu wird der Transmitter von einem Enzym in seine Bestandteile zerlegt oder wieder in die Ursprungszelle aufgenommen (Reuptake).

Ist der Austausch der Neurotransmitter an der Synapse aus dem Gleichgewicht geraten, zeigt sich dies in einem verminderten oder erhöhten Neurotransmitterfluss. Durch das damit verbundene gestörte Signalverhalten der Zelle können Fehlfunktionen im Gehirn und damit einhergehend sichtbare Symptome auftreten. Die bei der bipolaren Störung eine Rolle spielenden Neurotransmitter sind vor allem Serotonin, Noradrenalin und Dopamin.

Signalstörungen können jedoch auch innerhalb der einzelnen Nervenzellen auftreten. So kann beispielsweise die Signalübermittlung zwischen Rezeptor und Zellkern gestört sein, die zur Aktivierung der Zelle und damit ebenfalls für die Ausschüttung von Botenstoffen erforderlich ist. Diese Übermittlung erfolgt über second messenger wie zum Beispiel die G-Proteine. Treten hier Störungen auf, sind intra- und interneuronale Funktionsstörungen die Folge.

Eine weitere Störquelle stellen die Stoffwechselvorgänge an der Nervenzellmembran dar. Zur Signalweiterleitung innerhalb der Zelle ist zum Beispiel eine bestimmte

Kalziumkonzentration in der Zelle notwendig. Wird nun diese Konzentration verringert, weil die Zellmembran eine zu hohe Durchlässigkeit besitzt, ist eine adäquate Signalübertragung nicht mehr gewährleistet.

Wirkweise der Medikamente

In der Vergangenheit wurde angenommen, dass bei Depressionen eine zu niedrige und bei Manien eine zu hohe Konzentration des Neurotransmitters Noradrenalin vorliegt. Leider ist dieses Modell zu einfach. Stattdessen gehen heutige Vorstellungen zur biologischen Grundlage bipolarer Störungen davon aus, dass das Zusammenspiel und damit das natürliche Gleichgewicht weiterer Neurotransmitter im Gehirn, insbesondere aber der Neurotransmitter Serotonin, Noradrenalin und Dopamin, gestört ist.

Medikamente setzen nun in ihrer Wirkweise an der Regulation der Neurotransmitterverfügbarkeit und ihrer Übertragung an. Dies kann über eine Einflussnahme auf die Transmitterausschüttung bzw. über die Möglichkeiten der Transmitter, an der Postsynapse aktiv zu sein, oder über eine Regulation der Wirkmechanismen innerhalb der Zelle erfolgen. Vereinfacht kann man sagen, dass in der Depression bestimmte Neurotransmitter (Noradrenalin, Serotonin, Dopamin) vermindert verfügbar sind und Antidepressiva nun über verschiedene Wirkmechanismen die Verfügbarkeit dieser Neurotransmitter verbessern. In der Manie dagegen besteht ein Überangebot bestimmter Neurotransmitter. Antimanisch wirksame Substanzen unterdrücken nun die Wirkmöglichkeiten der übermäßig ausgeschütteten Transmitter.

Die medikamentöse Behandlung bipolarer Erkrankungen erfolgt in verschiedenen Stadien: der Akutbehandlung, der Stabilisierungsphase, der Erhaltungstherapie und der Rezidivprophylaxe. Die Gabe von prophylaktisch wirksamen Medikamenten erfolgt dabei jedoch in manchen Fällen bereits schon nach der ersten, häufig jedoch nach der zweiten Phase.

Eingesetzt werden Medikamente, die stimmungsstabilisierend, antimanisch bzw. antidepressiv oder schlafregulierend wirken sowie Pharmaka, die Angst-, Spannungs- und Erregungszustände sowie psychotische Symptome bessern. Im Einzelfall kann es aufgrund einer psychischen oder somatischen Komorbidität erforderlich sein, dass zusätzliche Medikamente mit einem anderen Wirkungsspektrum verwendet werden müssen. Entsprechend der Zielsymptomatik werden unterschiedliche Medikamentengruppen eingesetzt. Am häufigsten werden stimmungsstabilisierende Medikamente (Mood Stabilizer), Antidepressiva, Benzodiazepine und Neuroleptika bei der Behandlung bipolarer Patienten verwendet.

Darüber hinaus gibt es andere Präparate, deren Wirkung und Bedeutung für die Behandlung bipolarer Störungen noch diskutiert werden. Dazu zählen Kalziumantagonisten, Schilddrüsenhormone oder auch Johanniskraut und Omega-3-Fettsäuren. Kalziumantagonisten werden üblicherweise zur Behandlung von Herz-Kreislauf-Erkrankungen eingesetzt. Es konnte beobachtet werden, dass sie zudem eine antimanische Wirkung besitzen. Manche Patienten mit einer bipolaren Depression zeigen auch Stimmungsverbesserungen nach augmentativer Gabe von Schilddrüsenhormonen. Es wird in diesem Zusammenhang angenommen, dass diese die Wirkung von Lithium unterstützen können. Die Therapie mit Omega-3-Fettsäuren ergab erste Hinweise auf eine möglicherweise rückfallprophylaktische Wirkung bei bipolaren Störungen. Johanniskraut hat sich als stimmungsaufhellend bei leichten Depressionen gezeigt. Es enthält Wirkstoffe, die das Enzym Monoaminooxidase hemmen und damit den Abbau für die Erkrankung zentraler Neurotransmitter verhindern. Diese Wirkung reicht jedoch nicht zur Behandlung schwerer Depressionen aus.

Nachfolgend sollen nun auf die derzeit wichtigsten Medikamentengruppen zur Behandlung bipolarer Störungen eingegangen werden.

Stimmungsstabilisierende Medikamente (Mood Stabilizer)

Mood Stabilizer (Folien 4.1a – 4.1f) stellen die wichtigste Medikamentengruppe zur Behandlung bipolarer Störungen dar. Goldstandard unter diesen Medikamenten ist Lithium. Die meisten neuen Mood Stabilizer wurden ursprünglich zur Epilepsietherapie eingesetzt, bis ihre Wirksamkeit zur Behandlung bipolarer Störungen entdeckt wurde. Der ideale Mood Stabilizer hat antimanische und antidepressive Eigenschaften, er wirkt gegen die Symptomatik bei manisch-depressiven Mischzuständen, gegen Rapid cycling und vor allem wirkt er rezidivprophylaktisch, das heißt vorbeugend gegen erneut auftretende bipolare Krankheitsepisoden. Mood Stabilizer sollten idealerweise nicht den Symptomumschwung („switch") in die gegenpolige Episode bewirken oder eine Zunahme von Symptomen während einer Episode induzieren. Darüber hinaus sollten sie sicher und gut verträglich sein.

Man unterscheidet Stimmungstabilisierer der Klasse A („above") und B („below"). Mood Stabilizer der Klasse A (Lithium, Carbamazepin, Valproinsäure, möglicherweise auch einige aytpische Neuroleptika) wirken „von oben", also antimanisch, ohne Depressionen zu verschlimmern oder auszulösen. Mood Stabilizer der Klasse B wirken „von unten" und haben entsprechend eine antidepressive Wirkung. Sie führen weder zu einem Switch in die Manie noch zu einem Rapid cycling. Dazu zählen Lithium und Lamotrigin sowie mit Einschränkungen auch Carbamazepin.

Unter den Mood Stabilizern stellt Lithium das Medikament der ersten Wahl dar, denn es wirkt antimanisch, antidepressiv, rezidivprophylaktisch und hat keine Switch-induzierende Potenz. In der klinischen Anwendung als Mood Stabilizer befinden sich zudem Carbamazepin, Valproinsäure und Lamotrigin. Weitere neue Antiepileptika werden derzeit in Hinblick auf ihre Brauchbarkeit als Mood Stabilizer untersucht z. B. Gabapentin, Topiramat, Oxcarbazepin, Levetiracetam oder Tiagabin. In Deutschland sind bislang Lithium, Carbamazepin und inzwischen auch Lamotrigin in der Indikation bipolarer Störungen zugelassen. Valproat ist in zahlreichen anderen Ländern bereits zugelassen. Es ist sehr gut untersucht und wird daher in Deutschland auch häufig angewandt.

Lithium

Lithium (Folie 4.1b und 4.1c) ist ein Spurenelement, das in Mineralquellen, im Meerwasser, in Erzen und im menschlichen Körper zu finden ist. Da es nicht in rein elementarer Form vorkommt, findet man es häufig in Salzverbindungen. In der Medizin benutzt man Lithiumcarbonat, -azetat, -aspartat und -sulfat.

Erste Anwendungen erfolgten etwa vor 60 Jahren, systematische wissenschaftliche Befunde zur Wirksamkeit bei manisch-depressiven Erkrankungen liegen aber erst seit den 70er-Jahren vor. Bei bis zu 40 % der bipolar erkrankten Patienten werden mit der Lithiumtherapie gute Therapieeffekte erzielt. Es ist daher das Medikament der ersten Wahl hinsichtlich der Rezidivprophylaxe manischer und depressiver Episoden. Der volle phasenprophylaktische Schutz ist allerdings erst nach 6–12 Monaten gegeben. Bei Einnahme über einen längeren Zeitraum soll Lithium zudem antisuizidal wirken. Darüber hinaus hat es eine antimanische Wirkung, die sich bereits nach etwa 2–3 Wochen zeigt. Dagegen reicht die Lithiummonotherapie eines Rapid cyclings und einer atypischen Symptomatik nicht aus. Als symptomatisch atypisch werden bipolare Episoden mit gemischter manisch-depressiver und dysphorisch-manischer Symptomatik oder Episoden mit stimmungsinkongruenter psychotischer Symptomatik bezeichnet. Zahlreiche Befunde sprechen dafür, dass Lithium bei Rapid cycling ineffektiv ist (Bräunig 2003).

Lithium wirkt direkt in der Nervenzelle und hemmt Enzyme, die für die Produktion von second messengern (z. B. das G-Protein) zuständig sind. Es wird angenommen, dass dieses intrazelluläre Transmittersystem bei bipolaren Störungen gestört ist und daher die stimmungsstabilisierende Wirkung von Lithium auf einem Ausgleich der defekten Signalübertragung innerhalb der Zelle beruht.

Ein Nachteil von Lithium besteht darin, dass die therapeutische Dosis nur eine geringe Bandbreite (niedriger therapeutischer Index) hat. Höhere Dosierungen wirken bereits toxisch, was durch einen Flüssigkeitsmangel gefördert werden kann. Unter der Therapie mit Lithium ist daher eine regelmäßige Blutuntersuchung (möglichst zu gleichen Zeiten) notwendig, zu Beginn der Therapie im wöchentlichen Abstand, um die jeweilige Konzentration im Blut zu überprüfen. Dabei stellt sich im Blut nach etwa fünf Tagen ein Konzentrationsgleichgewicht ein.

Nebenwirkungen sind meist nur bei höherer Dosierung zu beobachten. Häufige Nebenwirkungen sind Magen-Darm-Störungen, Übelkeit und Durchfall. Es ist daher zu empfehlen, Lithium nach dem Essen einzunehmen. Da Lithium appetitanregend wirken kann, sind auch häufiger Gewichtszunahmen unter der Therapie zu beobachten. Bei hoher Dosierung kann zudem ein feinschlägiges Zittern der Hände (Tremor) auftreten. Bei bis zu 35 % der Patienten kommt es zu Störungen der Schilddrüsenfunktion (Hypothyreose), was sich in einer trockenen Haut, Müdigkeit und einer erhöhten Wärmeempfindlichkeit zeigt. Vorübergehend kann ein vermehrtes Durstgefühl, häufigerer Harndrang und eine Wasserzurückhaltung vorkommen, selten sind Nierenfunktionsstörungen. Als weitere seltene Nebenwirkungen können allergische Hautveränderungen, eine Verschlechterung bestehender Hauterkrankungen und Erektionsstörungen des Mannes auftreten. Schließlich kann die kognitive Leistungsfähigkeit, unter anderem im Sinne eines Flexibilitäts- und Kreativitätsverlusts, beeinträchtigt sein. Ein Drittel der mit Lithium behandelten Patienten klagen über Störungen der Merkfähigkeit, bei 20% können diese auch testpsychologisch nachgewiesen werden. Im Falle einer Schwangerschaft ist zudem zu beachten, dass Lithium zu Missbildungen des Kindes in den ersten drei Monaten führen und die Muttermilch für das Kind toxisch sein kann.

Eine Lithium Intoxikation zeigt sich anhand folgender Symptome:

- Müdigkeit
- Gleichgewichtsstörungen, unsicherer Gang
- zunehmendes Händezittern und innere Unruhe
- Übelkeit, Magenschmerzen, Erbrechen, Durchfall
- Bewusstseinstrübung
- Krampfanfälle

> Beispiele für Handelsnamen von Lithium sind: Hypnorex®, Leukominerase®, Lithium-Aspartat, Lithium-Duriles®, Lithium Apogepha®, Quilonum® und LI 450 „Ziehten".

Carbamazepin

Carbamazepin (Folie 4.1d) wurde in den 60er-Jahren ursprünglich als Antiepileptikum eingesetzt. Da es bei Patienten, die unter einer Epilepsie litten, eine Verbesserung der Stimmung bewirkte, wird es seit etwa 1980 zudem für die Behandlung bipolarer Störungen verwendet.

Es wirkt in der Akuttherapie sowohl antimanisch als auch antidepressiv, wobei die antimanische Wirkung nach etwa 1 – 2 Wochen einsetzt. In der Rezidivprophylaxe typischer Episoden scheint es gegenüber Lithium schlechter wirksam zu sein. Besser als Lithium wirkt es dagegen bei einer atypischen Symptomatik. Damit sind bipolare Erkrankungen gemeint, in deren Verlauf Episoden mit manisch-depressiver Mischsymptomatik, mit psychotischen Symptomen und mit dysphorisch-manischen Symptomen gehäuft vorkommen. Ein Nachteil von Carbamazepin ist es, dass es problematische Interaktionen mit anderen Arzneimitteln (z. B. einigen Antidepressiva, Neuroleptika, Antiepileptika und der Antibabypille) aufweist, dennoch kann es eine gute Alternative darstellen, wenn andere Medikamente nicht wirken. Als Besonderheit ist zu nennen, dass Carbamazepin in der Leber Enzyme der P-450-Gruppe aktiviert. Diese Enzyme sind für die Verstoffwechselung zahlreicher Pharmaka verantwortlich. Die durch Carbamazepin bewirkte Enzyminduktion führt zu signifikanten Arzneimittelinteraktionen. Dadurch wird die Anwendbarkeit von Carbamazepin erheblich limitiert.

Physiologisch soll Carbamazepin Natriumkanäle an der Zellmembran blockieren, wodurch wiederholt auftretende hochfrequente Aktionspotentiale gehemmt werden und die Signalübertragung in der Zelle beeinflusst wird.

Nebenwirkungen können insbesondere vorübergehend zu Beginn der Therapie auftreten. Dazu gehören Müdigkeit, Benommenheit, Schwindel und Übelkeit.

Allergische Hautreaktionen bis hin zu gefährlichen Hauterkrankungen (Stevens-Johnson-Syndrom), Leberfunktionsstörungen und eine Verminderung der weißen Blutkörperchen können in seltenen Fällen vorkommen. Regelmäßige Blutbild- und Leberwertkontrollen sind daher notwendig.

Beispiele für Handelsnamen sind: Finlepsin®, Tegretal®, Timonil®, Carbium®, Carba, espa-lepsin, Fokalepsin® und Sirtal®.

Eine andere Substanz, die eng mit dem Carbamazepin verwandt ist und ein ähnliches Wirkungsprofil besitzt, ist das **Oxcarbazepin** (Handelsname: Trileptal®). Es hat den Vorteil, dass es keine Enzyminduktion in der Leber bewirkt, so dass Arzneimittelinteraktionen ausbleiben. Durch die zusätzliche Beeinflussung von Kalium- und Kalziumkanälen weist es zudem ein breiteres Wirkungsspektrum als Carbamazepin auf.

Handelsname: Trileptal®

Valproat

Valproat beziehungsweise Valproinsäure (Folie 4.1e) hat ein ähnliches Wirkspektrum wie Carbamazepin. Ursprünglich wurde es ebenfalls als Antiepileptikum verwendet und ist seit den 90er-Jahren als Mood Stabilizer etabliert. Es wirkt antimanisch, bei dysphorischen und psychotischen Manien, bei Mischzuständen und bei Rapid cycling. Es eignet sich zudem zur Rezidivprophylaxe manischer Episoden. Weniger effektiv hat sich Valproinsäure zur Behandlung und Prophylaxe depressiver Episoden gezeigt. In Deutschland ist es derzeit noch nicht zugelassen.

Im Vergleich zu Lithium wirkt Valproat schneller und hat eine größere therapeutische Breite. So tritt die Wirkung bereits nach etwa 2–5 Tagen ein und der Dosierungsbereich bis zum Erreichen einer toxischen Dosis ist größer. Ein weiterer Vorteil besteht darin, dass Valproinsäure sofort in einer therapeutisch wirksamen Dosis, oral oder intravenös, verabreicht werden kann und nicht langsam aufdosiert werden muss.

Valproinsäure scheint zum einen über den Neurotransmitter GABA (Gammaaminobuttersäure) eine Verbesserung der neuronalen Übertragung im Gehirn zu bewirken und zum anderen das Kalziumgleichgewicht der Nervenzellen zu beeinflussen.

Vorübergehende Nebenwirkungen stellen Müdigkeit, Magenbeschwerden, Übelkeit, Erbrechen und Haarausfall dar. Häufig geht mit der Einnahme auch ein Tremor, eine Appetitsteigerung und eine Gewichtszunahme einher. Es können Veränderungen der Leberwerte auftreten, Leberschäden sind dagegen selten. Gelegentlich können sich innerhalb der ersten sechs Monaten der Einnahme Blutbildstörungen zeigen. Regelmäßige Kontrollen der Leberwerte sowie des Blutbilds sind daher notwendig. Darüber hinaus kann Valproinsäure in der Schwangerschaft zu Missbildungen des Embryos führen.

Beispiele für Handelsnamen sind: Orfiril®, Ergenyl®, Convulex®, Leptilan® und Convulsofin®.

Lamotrigin

Die Wirksamkeit von Lamotrigin (Folie 4.1f) auf affektive Zustände ist erstmalig in den 80er-Jahren entdeckt worden. Bis dahin wurde es ebenfalls als Antiepileptikum verwendet.

Lamotrigin ist insbesondere zur Behandlung von bipolaren Depressionen, Mischzuständen, Rapid cycling und zur Rezidivprophylaxe geeignet. Es ist darüber hinaus gut mit anderen Mood Stabilizern kombinierbar und kann in diesem Zusammenhang deren Wirkung verstärken. Da das Medikament jedoch erst über einen kurzen Zeitraum in der Behandlung bipolarer Störungen eingesetzt wird, ist seine zukünftige Bedeutung in diesem Zusammenhang noch offen.

Physiologisch wirkt Lamotrigin wahrscheinlich, ähnlich wie Lithium, auf die Eigenregulation der Nervenzelle. So wird angenommen, dass es die Freisetzung des Neurotransmitters Glutamat hemmt sowie das intrazelluläre Second-messenger-System beeinflusst.

Häufige Nebenwirkungen sind Benommenheit, Müdigkeit, Schwindel, Kopfschmerz und Hautreaktionen. In seltenen Fällen kann es zu einer toxischen Hautnekrose, dem Lyell-Syndrom, kommen. Um allergischen Hautreaktionen vorzubeugen, sollte Lamotrigin daher nur sehr langsam aufdosiert werden. Aus diesem Grund ist ein sichtbarer Wirkungseintritt erst nach etwa acht Wochen zu erwarten.

Handelsname: elmendos®

Antidepressiva

Antidepressiva (Folien 4.2a – 4.2j) werden zur Behandlung der depressiven Symptomatik eingesetzt. Sie wirken in diesem Zusammenhang stimmungsaufhellend und verhindern eine Chronifizierung. Ihre physiologischen Wirkmechanismen unterscheiden sich in Abhängigkeit von der Art des eingesetzten Antidepressivums. Es wird angenommen, dass Depressionen in unterschiedlichem Ausmaß ein Mangel der Neurotransmitter Dopamin, Noradrenalin und Serotonin zu Grunde liegt. Welche Neuotransmitter insbesondere betroffen sind, spiegelt sich dabei in der Art der jeweiligen Symptomatik zusätzlich zur depressiven Stimmung wider. Liegt ein Mangel an Noradrenalin vor, zeigt sich dies insbesondere in kognitiven Beeinträchtigungen, einem Erschöpfungsgefühl und einem Antriebsverlust. Serotonerge Defizite werden deutlich durch ein zusätzliches Auftreten von Ängsten und Zwangsphänomenen, Schlafstörungen und sexuellen Funktionsstörungen. Ein Mangel an Dopamin spiegelt sich in einer mimischen und motorischen Verarmung und Verlangsamung sowie in einer Hypersomnie, Anhedonie und in Aufmerksamkeitsdefiziten wider.

Antidepressiva zielen nun darauf ab, die Menge des jeweiligen defizitären Neurotransmitters in bestimmten Hirnregionen zu erhöhen. Dies kann auf unterschiedlichen Wegen erfolgen. Eine Möglichkeit besteht darin, die Wiederaufnahme des Neurotransmitters in die Präsynapse zu verhindern und so dessen Konzentration im synaptischen Spalt zu steigern. Ein anderer Weg ist die Verhinderung des Abbaus der Transmitter durch die Hemmung des dazu erforderlichen Enzyms Monoaminooxidase. Eine dritte Variante beinhaltet den Einsatz von Medikamenten, welche die Rezeptoren der Postsynapse besetzen und dort die Wirkung der fehlenden Neurotransmitter imitieren. Darüber hinausgehende Versuche, die Neurotransmittersynthese direkt zu beeinflussen, sind bislang erfolglos geblieben.

Die Anwendung von Antidepressiva bei bipolaren Störungen erfolgt in manchen Fällen nur zeitweise, da beobachtet wurde, dass sie eine Manie oder ein Rapid cycling anstoßen können. Dies gilt insbesondere für trizyklische Antidepressiva. Insgesamt ist diese Frage wissenschaftlich aber noch nicht ausreichend geklärt.

Antidepressiva können nach unterschiedlichen Gesichtspunkten unterteilt werden. Ein Aspekt ist ihre chemische Struktur (z. B. tri- und tetrazyklische Antidepressiva), der andere ihre Funktionsweise (z. B. Serotoninwiederaufnahme-Hemmer). Die Entwicklung von Antidepressiva ist in den letzten 15 Jahren erheblich fortgeschritten, was sich in einer besserer Verträglichkeit und Wirksamkeit widerspiegelt. Die erste Generation Antidepressiva stellen die trizyklischen sowie die irreversiblen Monoaminooxidasehemmer (MAO-Hemmer) dar. Zu den Antidepressiva der zweiten Generation zählen die tetrazyklischen Antidepressiva, die reversiblen MAO-Hemmer und die Serotoninwiederaufnahme-Hemmer (SSRI). Neuere Antidepressiva sind Serotonin-Noradrenalin-Wiederaufnahmehemmer (SNRI), dual-serotonerge Antidepressiva, Noradrenalinwiederaufnahme-Hemmer (NRI) sowie Noradrenalin-Serotonin-selektive Antidepressiva (NaSSA).

Trizyklische Antidepressiva

Trizyklische Antidepressiva (Folie 4.2c und 4.2d) sind durch ihre chemische 3-Ring-Struktur gekennzeichnet. Sie bewirken, dass sich die verfügbare Menge des Neurotransmitters Noradrenalin bzw. Serotonin im synaptischen Spalt über die Hemmung ihrer Wiederaufnahme erhöht. Darüber hinaus wird eine Steigerung der Sensitivität der postsynaptischen Rezeptoren diskutiert.

Zu den trizyklischen Antidepressiva werden Medikamente der ersten Generation gezählt, die sich durch ein unspezifischeres Wirkprofil und ihre anticholinergen Nebenwirkungen von den neueren Generationen unterscheiden. Die häufigsten Nebenwirkungen sind entsprechend Müdigkeit, Mundtrockenheit, Verstopfung, Probleme beim Nahsehen (Akkommodationsstörungen), Blutdrucksenkung, Beschleunigung des Herzschlags, Erhöhung des Augeninnendrucks und Gewichtszunahme. Viele dieser Nebenwirkungen treten nur vorübergehend auf. Darüber hinaus beeinträchtigen Trizyklika die Reaktionsfähigkeit und damit die Fahrtauglichkeit. Ungünstige Veränderungen der Blut- und Leberwerte sind möglich. Zudem verstärken sie die Lichtempfindlichkeit der Haut. Problematisch sind mögliche Wechselwirkungen mit anderen Medikamenten. Die zahlreichen Nebenwirkungen der trizyklischen Antidepressiva haben dazu geführt, dass sie zunehmend durch neuere Substanzen ersetzt wurden.

> Beispiele für Handelsnamen sind: Tofranil®, Saroten®, Laroxyl®, Novoprotect®, Amineurin®, Syneudon®, Anafranil®, Hydiphen®, Equilibrin®, Aponal®, Desidox®, Sinquan®, Doneurin®, Stangyl®, Gamonil®, Nortrilen®, Pertofran® und Petylyl®.

Tetrazyklische Antidepressiva

Tetrazyklische Antidepressiva (Folie 4.2d) bestehen chemisch aus vier Ringen und haben daher ihren Namen. Je nach Präparat hemmen sie die Wiederaufnahme von Noradrenalin oder blockieren Serotoninrezeptoren an der Postsynapse. Sie sind nebenwirkungsärmer als die Trizyklika, eine häufige Nebenwirkung ist Müdigkeit.

> Beispiele für Handelsnamen sind: Ludiomil®, Aneural®, Deprilept®, Mianeurin®, Prisma®, Tolvin® und Hopacem®.

Selektive Serotoninwiederaufnahme-Hemmer (SSRI)

SSRI (Folie 4.2e) erhöhen die Konzentration des Neurotransmitters Serotonin im synaptischen Spalt durch Verhinderung einer Wiederaufnahme in die Präsynapse und reduzieren so die depressiven Symptome. SSRI wirken zudem aktivierend und gegen Angst- und Zwangsphänomene.
Hauptnebenwirkungen sind vorübergehende Magen-Darm-Beschwerden und Übelkeit. Weiterhin können Kopfschmerzen, ein vermehrtes Schwitzen, sexuelle Funktionsstörungen und Unruhezustände auftreten. In sehr seltenen Fällen kann es zu einer Überstimulation des serotonergen Systems kommen, was sich im Auftreten von Schüttelfrost, Fieber, Tremor, Durchfall, Muskelzuckungen, Übelkeit, Blutdrucksteigerung, Unruhe, Gangstörungen, EKG-Veränderungen und Verwirrtheit zeigt (Serotoninsyndrom).

> Beispiele für Handelsnamen sind: Fluctin®, Tagonis®, Seroxat®, Fevarin®, Fluvoxadura®, Cipramil®, Gladem® und Zoloft®.

Dual-serotonerge Antidepressiva

Dual-serotonerge Antidepressiva (Folie 4.2f) hemmen zum einen die Wiederaufnahme von Serotonin in die Präsynapse und zum anderen blockieren sie Serotoninrezeptoren an der Postsynapse. Neben ihrer antidepressiven Wirkung verbessern sie den Tiefschlaf und reduzieren Angst. Vorübergehende Nebenwirkungen sind Übelkeit und Erbrechen. Weiterhin kann eine Veränderung des Blutdrucks und eine Erhöhung der Leberenzyme auftreten, so dass regelmäßige Kontrollen notwendig sind. Im Gegensatz zu den SSRI treten bei dieser Medikamentengruppe keine sexuellen Funktionsstörungen auf.

> Beispiele für Handelsnamen sind: Nefadar® und Thombran®, wobei Nefadar® in Deutschland Anfang des Jahres 2003 aufgrund lebertoxischer Nebenwirkungen vom Markt genommen wurde.

Serotonin-Noradrenalin-Wiederaufnahmehemmer (SNRI)

Venlafaxin (Folie 4.2g) als ein typischer SNRI hemmt die Wiederaufnahme von Serotonin und Noradrenalin in die Präsynapse. Er wirkt stimmungsaufhellend und angstlösend. Vorübergehende Nebenwirkungen können Übelkeit, Erbrechen, Appetitlosigkeit, Schwindel, Schlafstörungen und Unruhe sein. Ein Vorteil der Substanz ist ihr schneller Wirkungseintritt und das Ausbleiben ernster Nebenwirkungen bei einer Überdosierung.

> Handelsname: Trevilor®

Noradrenalin-Serotonin-selektive Antidepressiva (NaSSA)

Mirtazapin (Folie 4.2h) ist ein Antidepressivum, welches die Konzentration von Sertonin und Nordarenalin im synaptischen Spalt erhöht. Dies geschieht zum einen über eine Stimulation der Nervenzelle zur Freisetzung dieser Botenstoffe und zum anderen durch eine Blockade von Serotoninrezeptoren an der Postsynapse. Letzteres führt dazu, dass Nebenwirkungen wie Kopfschmerzen, Übelkeit, Durchfall, Erregung und Schlafstörungen wegfallen. Häufige Nebenwirkungen stellen dagegen Müdigkeit und eine Appetitsteigerung dar, selten sind sexuelle Funktionsstörungen. NaSSA bewirken eine schnelle Verbesserung der Stimmung, der Schlafqualität und einer Angstsymptomatik.

> Handelsname: Remergil®

Selektive Noradrenalinwiederaufnahme-Hemmer (NARI)

NARI (Folie 4.2i) verhindern die Wiederaufnahme von Noradrenalin in die Präsynapse, ohne dabei einen Einfluss auf andere Neurotransmittersysteme zu nehmen. Neben einer Verbesserung der Stimmung wirken NARI positiv auf kognitive Prozesse sowie antriebs- und energiesteigernd. Häufigste Nebenwirkungen sind Mundtrockenheit, Darmträgheit und Verstopfung, seltener treten Übelkeit, Kopfschmerzen und sexuelle Funktionsstörungen auf.

> Beispiele für Handelsnamen sind: Edronax®, Vivalan® und Ludiomil®.

Monoaminooxidasehemmer (MAO-Hemmer)

MAO-Hemmer (Folie 4.2j) verhindern über eine Hemmung des Enzyms Monoaminooxidase den Abbau der Neurotransmitter Dopamin, Noradrenalin und Serotonin und erhöhen damit ihre Konzentration im synaptischen Spalt.

Häufige Nebenwirkungen sind Schwindel, Gewichtszunahme, Nervosität, Schlafstörungen, starkes Schwitzen und sexuelle Dysfunktionen.

Unterschieden werden reversible und irreversible MAO-Hemmer. Die hemmende Wirkung der Ersteren hält nach dem Absetzen des Medikaments noch etwa 24 Stunden an, während Letztere noch 7 – 10 Tage einen Effekt zeigen. Irreversible MAO-Hemmer haben zudem den Nachteil, dass sie nicht nur im Gehirn, sondern auch in der Darmschleimhaut und der Leber aktiv sind. Wird dort die Aktivität der Monoaminooxidase verhindert, können tyraminhaltige Nahrungsmittel ebenfalls nicht abgebaut werden. Tyramin ist dem Adrenalin ähnlich, so dass eine Konzentrationssteigerung dieser Substanz adrenerge Nebenwirkungen hervorrufen kann. Diese beinhalten einen Anstieg des Blutdrucks und eine gesamte Aktivierung des Herz-Kreislauf-Systems. Solche Veränderungen können ein lebensbedrohliches Ausmaß annehmen. Um dies zu verhindern, müssen tyraminhaltige Lebensmittel vermieden werden. Dies betrifft vor allem Alkohol (insbesondere Wein), Saubohnen, Pilze, Schokolade, überreife und getrocknete Früchte, gealterte und konservierte Fleischwaren, Hefeextrakte, Sojaprodukte, Fischhalbkonserven, Joghurt und reifen Käse.

Ein irreversibler MAO-Hemmer ist das Tranylcypromin (Handelsname: Jatrosom®). Es hat eine stark antriebssteigernde Wirkung sowie ein hohes Nebenwirkungsrisiko. Bei Einnahme muss eine tyraminarme Diät eingehalten werden. Es darf nicht in Kombination mit SSRI und einigen Trizyklika angewendet werden. Dagegen ist das Moclobemid (Handelsname: Aurorix®) ein reversibler MAO-Hemmer. Eine strenge Diät braucht bei Einnahme dieses Medikaments nicht eingehalten werden. Es ist jedoch zu beachten, dass es nicht direkt im Anschluss an einen SSRI gegeben werden darf.

> Handelsname für einen irreversiblen MAO-Hemmer: Jatrosom®
> Handelsname für einen reversiblen MAO-Hemmer: Aurorix®

Benzodiazepine

Benzodiazepine (Folie 4.3a und 4.3b) zählen zu den Tranquilizern oder auch Beruhigungsmitteln. Sie wirken insbesondere Angst- und Spannungszuständen entgegen. Ihre chemische Wirkweise besteht in einer Verstärkung der Wirkung des Neurotransmitters GABA, was zur Folge hat, dass die Nervenzelle schwerer aktiviert werden kann.

Benzodiazepine werden häufig zur Behandlung von Erregungszuständen und Aggressivität bei akuten Manien eingesetzt. Dazu werden meist kurzwirksame Benzodiazepine verabreicht. Darüber hinaus sind sie gut wirksam, wenn ausgeprägte

Angstzustände im Rahmen bipolarer Erkrankungen auftreten. Auch werden sie als Schlafmedikation angewendet. In depressiven Episoden können sie eingesetzt werden, um den Zeitraum bis zum Wirkungseintritt der Antidepressiva zu überbrücken oder um depressive Hemmzustände (Stupor) zu behandeln.

Häufige Nebenwirkungen sind Müdigkeit, Schläfrigkeit, Apathie, Konzentrationsstörungen und in seltenen Fällen Kopfschmerzen. Eine Gefahr stellt die Abhängigkeit bei Langzeitgebrauch dar. So kann eine körperliche und psychische Gewöhnung an das Medikament auftreten, was zu einer Toleranzentwicklung und zu Entzugssymptomen beim Absetzen führen kann. Daher sollten Benzodiazepine möglichst nicht länger als 8 – 12 Wochen verabreicht werden.

Beispiele für Handelsnamen sind:
a) für kurz bis mittellangwirksame Benzodiazepine (Halbwertzeit < 6 bzw. 24 Std.): Dormicum®, Halcion®, Tafil®, Xanax®, Lexotanil®, Lendormin®, Trecalmo®, Rohypnol®, Sonin®, Tavor®, Ergocalm®, Loretam, Lormetazepam®, Noctamid®, Adumbran®, Praxiten®, Norkotral® Tema, Planum®, Pronervon T, Remestan und temazep von ct.
b) für langwirkende Benzodiazepine (Halbwertzeit > 24 Std.): Librium®, Multum®, Radepur®, Frisium®, Rivotril®, Valium®, Faustan®, Tranxilium®, Dalmadorm®, Medazepam AWD, Rudotel®, Mogadan®, Tranxilium® N und Demetrin®.

Neuroleptika

Neuroleptika (Folien 4.4a – 4.4d) werden häufig in der Akuttherapie bipolarer Störungen zur Behandlung psychotischer Symptome (Wahn, Halluzinationen, desorganisiertes Denken und Verhalten) eingesetzt. Bei einigen Neuroleptika ist auch eine antimanische Wirksamkeit nachgewiesen worden (Risperidon, Olanzapin, Quetiapin). Darüber hinaus wirken sie sedierend und reduzieren Aggressivität, Erregung und Agitation. Sie kommen daher insbesondere in der Therapie der Manie und manisch-depressiver Mischzustände zur Anwendung, aber auch bei bipolaren Depressionen mit stimmungsinkongruenten psychotischen Merkmalen.

Chemisch blockieren Neuroleptika unter anderem Dopaminrezeptoren, und hemmen darüber die Dopaminübertragung, was für ihre antipsychotische Wirkung ausschlaggebend sein soll. Dies betrifft insbesondere die typischen Neuroleptika. Die Potenz, das heißt das Ausmaß der antipsychotischen Wirkung, wird durch die Affinität zu bestimmten Dopaminrezeptoren (Dopamin-D2-Rezeptoren) bestimmt. Niedrigpotente Neuroleptika zeigen dagegen ein anderes chemisches Wirkprofil und weisen aus diesem Grund eine stärker sedierende und kaum antipsychotische Wirkung auf. Darüber hinaus greifen Neuroleptika in Abhängigkeit von der jeweiligen Substanz auch in andere Neurotransmittersysteme ein. Die verschiedenen Neuroleptika unterscheiden sich zum Teil erheblich in ihrem Rezeptorprofil und von daher auch in ihren Wirkungen.

Typische Neuroleptika wirken nicht nur in den frontalen und mesolimbischen Hirnarealen, die für die manische und psychotische Symptomatik verantwortlich sind, sondern auch in nigrostrialen Hirnregionen (Basalganglien), die für den Muskeltonus und die Flüssigkeit motorischer Abläufe zuständig sind. Bei Anwendung typischer Neuroleptika treten daher regelmäßig extrapyramidale motorische Nebenwirkungen auf – Parkinsonoid, akute Dystonien, Akathisie und Tasikinesie. Es handelt sich dabei um subjektiv äußerst unangenehme und auch stigmatisierende Nebenwirkungen, deren Ursache ein durch typische Neuroleptika bewirkter Mangel an Dopamin im Nigrostriatum ist.

Das neuroleptisch bedingte Parkinsonoid ist durch die folgenden Symptome gekennzeichnet: eine Verlangsamung aller Bewegungsabläufe (Hypokinese, Akinese), einen kleinschrittigen Gang, ein starres, maskenhaft wirkendes Gesicht, ein Zittern der Hände (Tremor) und einen erhöhten Muskeltonus (Rigor). Akute Dystonien stellen Verkrampfungen der kurzen Muskulatur im Bereich des Mundbodens, des Kiefers, des Schlundes, des Halses sowie der Augen-, Hand- und rumpfnahen Extremitätenmuskulatur dar. Darüber hinaus können Akathisie (Sitzunruhe), Tasikinesie (Trippeln mit den Beinen) und bei monatelanger bzw. langjähriger Neuroleptikaeinnahme tardive Dyskinesien (kurze, schnelle, zuckende Bewegungen im Gesicht und der rumpfnahen Muskulatur sowie steife Handhaltung und andere so genannte Bewegungsstörungen) auftreten.

Lange glaubte man, Neuroleptika wirkten nur dann antipsychotisch, wenn zugleich motorische Nebenwirkungen aufträten. Die Erfahrungen mit dem ersten atypischen Neuroleptikum Clozapin (Leponex®) in den 70er-Jahren widerlegten allerdings diese Annahme. Es folgte eine Weiterentwicklung dieser neuen Neuroleptikageneration, so dass heute zwischen typischen und atypischen Neuroleptika unterschieden wird. Atypische Neuroleptika stellen eine neue Medikamentengeneration dar, die sich durch weniger Nebenwirkungen, insbesondere weniger extrapyramidale Störungen und tardive Dyskinesien, auszeichnen. Dies wird dadurch erklärt, dass sie den Dopaminstoffwechsel lediglich oder vornehmlich in Hirnarealen beeinflussen, die nicht mit motorischen Abläufen assoziiert sind. Darüber hinaus wirken Atypika verstärkt auf ausgewählte Dopamin- und auch Serotoninrezeptoren, was als Ursache für ihre stimmungsstabilisierenden Eigenschaften angesehen wird. Atypische Neuroleptika werden in der Akutbehandlung bipolarer Episoden (v. a. bei Manien und Mischzuständen) angewendet. In ausgewählten Indikationen kann der Einsatz von Atypika auch zur Rezidivprophylaxe bipolarer Störungen angezeigt sein (z. B. bei bipolaren schizoaffektiven Psychosen). Unterschieden werden das Clozapin (Leponex®), Risperidon (Risperdal®), Zotepin (Nipolept®), Olanzapin (Zyprexa), Quetiapin (Seroquel®), Amisulprid (Solian®) und Ziprasidon (Zeldox®). Für die Substanzen Risperidon, Olanzapin und Quetiapin sind antimanische und stimmungsstabilisierende Effekte belegt.

Unter der Einnahme von Neuroleptika können Müdigkeit und anticholinerge Nebenwirkungen auftreten. Letztere beinhalten Mundtrockenheit, Verstopfung, Harnverhalt und Sehstörungen (verschwommenes Sehen, Augentrockenheit). Darüber hinaus sind verschiedene Nebenwirkungsprofile für die unterschiedlichen Atypika zu beachten. Bei Clozapin können Blutbildstörungen im Sinne einer Verringerung weißer Blutkörperchen auftreten, die bei etwa 1 % der Patienten lebensbedrohlich sein kann (Agranulozytose). Regelmäßige Blutbildkontrollen sind daher notwendig. Die Einnahme von Olanzapin führt häufiger zu Müdigkeit und Gewichtszunahme aufgrund eines gesteigerten Appetits. Unter der Gabe von Risperidon können Unruhe- und Angstzustände, Schlafstörungen und Kopfschmerzen verstärkt vorkommen.

> Beispiele für Handelsnamen klassischer Neuroleptika sind: Melleril®, Truxal®, Taxilan®, Neurocil®, Atosil®, Lyogen®, Dapotum®, Ciatyl®, Fluanxol®, Glianimon®, Haldol®, Dipiperon® und Imap®.
>
> Beispiele für Handelsnamen atypischer Neuroleptika sind: Leponex®, Zyprexa, Risperdal®, Seroquel®, Solian®, Nipolept® und Zeldox®.

C) Inhaltlicher Ablauf

1. Stundenbeginn
2. Physiologische Grundlagen
3. Wirkweise der Medikamente

1. Stundenbeginn

1.1 Kurze Zusammenfassung der letzten Stunde und Klärung offener Fragen
1.2 Überblick über die aktuelle Sitzung

2. Physiologische Grundlagen

Bezug nehmend auf die biologische Veranlagung bzw. Vulnerabilität werden postulierte physiologische Grundlagen bipolarer Störungen näher verdeutlicht. Im Vordergrund steht die Plausibilität sowie Verständlichkeit der Darlegung und nicht unbedingt die Detailliertheit der folgenden Informationen.
Für den Patienten kann beispielsweise folgende Einleitung in dies Thema gewählt werden:

> Bipolaren Erkrankungen liegt, wie in der letzten Stunde anhand des Krankheitsmodells schon erwähnt, eine biologische Veranlagung, auch Vulnerabilität genannt, zu Grunde. Wie sich diese Veranlagung auf einer organischen Ebene zeigt, soll nachfolgend erläutert werden.

Obwohl die genaue Funktionsweise des menschlichen Gehirns derzeit noch in vielen Bereichen unklar ist, konnten dennoch bereits wichtige Funktionen aufgedeckt werden. Dies betrifft auch das Verständnis und die Ortung psychischer Funktionsstörungen im Gehirn. In der Forschung werden derzeit genetische Anlagen, Fehlfunktionen des Botenstoffsystems und der Nervenzelle, Veränderungen des Hirngewebes sowie bestimmte physiologische Vorgänge im Gehirn im Zusammenhang mit bipolaren Störungen untersucht. Auf die einzelnen Punkten werde ich im Folgenden näher eingehen.

Genetische Prädispositionen

Der Gruppenleiter kann an dieser Stelle zunächst die Teilnehmer fragen, was sie über die Vererbung bipolarer Störungen wissen. Ergänzend sollen die Patienten motiviert werden, mögliche familiäre erbliche Belastungen anzusprechen und Fragen dazu zu stellen. Anschließend können einige wissenschaftliche Befunde zur Verdeutlichung angeführt werden. Dies kann beispielsweise wie unten beschrieben erfolgen.

Wie ich schon gesagt habe, geht man heute davon aus, dass genetische Veranlagungen mitbestimmend für die Entstehung bipolarer Störungen sind. Familienuntersuchungen, Zwillingsstudien und Untersuchungen zum Erbgang belegen diese Annahme. Familienuntersuchungen zeigen, dass die Kinder von einem an einer bipolaren Störung Erkrankten ein 7fach erhöhtes Risiko haben, ebenfalls eine bipolare Störung zu entwickeln als die Kinder eines Nichtbetroffenen. Ist bereits ein Elternteil an einer bipolaren Störung erkrankt, so liegt die Erkrankungswahrscheinlichkeit der Kinder bei etwa 20%. Leiden beide Eltern an der Krankheit, so erhöht sich diese Zahl auf 50–75%. Zwillingsstudien vergleichen das Erkrankungsrisiko von eineiigen und zweieiigen Zwillingen miteinander. Dort ermittelte man, dass die Erkrankungswahrscheinlichkeit für eineiige Zwillinge bei 60–80% liegt. Sie ist um ein vierfaches erhöht im Vergleich zu zweieiigen Zwillingen, was auf die höhere genetische Übereinstimmung eineiiger Zwillinge zurückgeführt wird. Darüber hinaus gibt es Versuche, die für bipolare Erkrankungen verantwortlichen Gene zu identifizieren. Die bisherigen Ergebnisse sprechen dafür, dass nicht ein einzelnes Gen, sondern mehrere Gene an der Vererbung beteiligt sind. Man geht davon aus, dass diese Gene Informationen enthalten, die für die Regulation des Hirnstoffwechsels verantwortlich sind.

Morphologische Veränderungen

Die Patienten werden darüber informiert, dass Veränderungen des Hirngewebes und der Funktion einzelner Hirnbereiche ebenfalls im Zusammenhang mit bipolaren Störungen diskutiert werden. Diese Veränderungen lassen sich anhand bildgebender Verfahren feststellen. Dazu können die einzelnen Verfahren (s. u.) auf Wunsch der Patienten aufgeführt werden. Meist reicht es jedoch aus, die Computertomographie als ein Beispiel zu nennen, da diese den meisten Patienten bekannt ist.

In der Diagnostik verwendete bildgebende Verfahren:
- Magnetresonanztomographie (MRT)
- Computertomographie (CT)
- Single Positron Emissions Computertomographie (SPECT)
- funktionelle Magnetresonanztomographie (fMRT)

Die bisherigen Befunde auf diesem Gebiet können für die Patienten wie folgt zusammengefasst werden:

> Bisherige Untersuchungsergebnisse weisen auf Veränderungen der Hirnaktivität in bestimmten Hirngebieten bei Menschen mit bipolaren Störungen hin. Diese Veränderungen treten insbesondere in akuten Krankheitsepisoden auf, sie sind aber in schwächerer Ausprägung auch sonst beobachtbar. Die betroffenen Gebiete, das so genannten limbische System und der orbitofrontale Kortex, sind für die Steuerung und Bewertung unserer Gefühle und Handlungen verantwortlich. Fällt diese Steuerung aus, gerät unser Gefühlsleben und Verhalten aus dem Gleichgewicht und wird unkontrollierbar.

Physiologische Vorgänge im Gehirn – Kindling und Sensibilisierung

Physiologische Veränderungen, die im Zusammenhang mit bipolaren Störungen diskutiert werden, können wie folgt erläutert werden:

> Wie ich bereits bei der Beschreibung des Verlaufs bipolarer Erkrankungen gesagt habe, findet man gerade zu Beginn der ersten Krankheitsepisoden Stresserlebnisse oder besondere Belastungen als Auslöser der Episode. Im Krankheitsverlauf und mit steigender Episodenzahl ist das allerdings immer weniger zu beobachten und es entsteht der Eindruck, dass die Episoden aus heiterem Himmel auftreten.

> Es gibt nun biologische Modelle, die dieses Phänomen zu erklären versuchen. Ein Modell geht davon aus, dass der Körper, oder besser gesagt die zuständigen Nervenzellen des Gehirns, immer stärker auf ähnliche Stressereignisse reagieren und daher Belastungen immer stärkere Symptome auszulösen. Diesen Vorgang nennt man Sensibilisierung. Ein anderes Modell sagt aus, dass wiederholt auftretende schwächere Stresserlebnisse ebenfalls in der Lage sind, akute Krankheitsepisoden auszulösen. Dieser Prozess wird als Kindling (deutsch: anfachen oder anzünden) bezeichnet. Bei wiederholten Krankheitsphasen kann durch diesen Mechanismus sogar ein spontanes Auftreten von Episoden bewirkt werden. Allerdings handelt es sich hierbei, wie gesagt, um Modellvorstellungen, deren Zutreffen auf bipolare Erkrankungen bislang noch nicht hinreichend belegt ist, obwohl es einige Belege dafür im Rahmen von Tierexperimenten gibt.

Fehlfunktionen des Neurotransmittersystems

Die Patienten können einleitend dazu befragt werden, was sie bereits über die Funktionsweise des Gehirns wissen. Die genannten Punkte sollten vom Therapeuten gesammelt und anschließend in ein Gesamtmodell integriert werden. Viele Patienten haben schon einmal gehört, dass es sich bei bipolaren Störungen um Stoffwechselerkrankungen des Gehirns handelt, dass ein Mangel oder ein Überschuss an Neurotransmittern vorliegt oder sie kennen bereits einzelne Namen von Neurotransmittern, die im Zusammenhang mit der Erkrankung stehen. Es ist daher wichtig, das vorhandene Wissen aufzugreifen und neue Aspekte darauf aufbauend zu integrieren.

Um eine gemeinsame Wissensbasis zu schaffen, können den Gruppenteilnehmern beispielsweise die folgenden Informationen vermittelt werden:

Das Gehirn stellt die Verarbeitungs- und Steuerungszentrale für alle Sinnesempfindungen, Gefühle, Handlungen und Denken dar. Seine Bausteine sind die Nervenzellen. Dies sind kleinste Steuerungseinheiten, die Informationen in Form von elektrischen oder chemischen Signalen von anderen Zellen empfangen und an sie weitergeben. Die Gesamtheit aller Signalfunktionen stellt damit die Gehirnfunktion dar.

Nehmen wir beispielsweise Reize aus der Umwelt über unsere Sinnesorgane wahr, werden diese elektrisch über die Nervenbahnen ins Gehirn weitergeleitet. Alle Sinneserfahrungen, also das, was wir hören, sehen, riechen, schmecken und tasten, gelangen zu darauf spezialisierten Hirngebieten. Dieser Informationsfluss verläuft zum einen, wie erwähnt, elektrisch über die Nervenbahnen, und zum anderen über chemische Prozesse, die eine Übertragung von einer Nervenzelle zur anderen gewährleisten. Dazu muss ein Spalt, der synaptische Spalt, zwischen den Zellen überwunden werden. Diese Überbrückung übernehmen chemische Botenstoffe, so genannte Neurotransmitter. Sie werden von der Nervenzelle in den synaptischen Spalt ausgeschüttet und wandern als Überträger der Nachricht zum Nervenzellende (Postsynapse) der Nachbarzelle. Dort lagern sie sich an bestimmten Andockstellen (Rezeptoren) der Zelle an und regen auf diese Weise auch diese Zelle zur Ausschüttung von Botenstoffen an, so dass der Informationsfluss im Gehirn gesichert ist. Nachdem die Übertragung auf eine Zelle abgeschlossen ist, werden die Botenstoffe wieder von den Rezeptoren entfernt, so dass die Zelle für neue Nachrichten aufnahmebereit ist. Dazu wird der Botenstoff in seine Bestandteile zerlegt oder wieder in die Ursprungszelle eingelagert, ein Vorgang, der als Wiederaufnahme (englisch: reuptake) bezeichnet wird.

Ist der Austausch der Botenstoffe aus dem Gleichgewicht geraten, zeigt sich dies in einem verminderten oder erhöhten Fluss an Botenstoffen. Dadurch wird das normale Signalverhalten der Zelle gestört, was Fehlfunktionen im Gehirn und damit sichtbare Symptome psychischer Erkrankungen nach sich zieht. In der Vergangenheit ging man davon aus, dass bei Depressionen eine zu niedrige und bei Manien eine zu hohe Konzentration des Botenstoffs Noradrenalin vorliegt. Dieses Modell hat sich als zu einfach erwiesen. Statt dessen weiß man heute, dass bei bipolaren Störungen das gesamte Zusammenspiel und damit das natürliche Gleichgewicht mehrerer Botenstoffe im Gehirn gestört ist, nämlich Serotonin, Noradrenalin und Dopamin.

Zur Erläuterung des Gesagten bietet es sich an, eine Skizze von einer Nervenzelle und dem Neurotransmitteraustausch zu machen. An dieser Stelle sollte zudem Zeit für Fragen eingeplant werden, so dass das Verständnis der Teilnehmer sicher gestellt ist.

3.   Wirkweise der Medikamente

Anschließend können die Prinzipien zur Wirkung der Medikamente wie folgt erläutert werden:

Medikamente zielen nun darauf ab, die Menge der Botenstoffe im Gehirn und deren Gleichgewicht wieder unter Kontrolle zu bringen. Die einzelnen Medikamente unterscheiden sich darin, welche Botenstoffe sie vorrangig beeinflussen und wie sie die Verfügbarkeit der Botenstoff regulieren. Entsprechend ihrer unterschiedlichen Wirkweise können Medikamente auch verschiedene Symptome bekämpfen.

Antidepressiva versuchen, die fehlenden Botenstoffe in bestimmten Hirnregionen zu vermehren, um so der depressiven Symptomatik entgegen zu wirken. Dies kann auf unterschiedlichen Wegen erfolgen. Eine Möglichkeit besteht darin, die Wiederaufnahme des Botenstoffs in die Nervenzelle oder aber seinen Abbau im Anschluss an seine Ausschüttung zu verhindern. Dadurch wird seine Konzentration im synaptischen Spalt erhöht. Eine andere Methode ist die Verwendung von Medikamenten, welche die Wirkung der fehlenden Botenstoffe an den Rezeptoren imitieren.

Stimmungsstabilisierende Medikamente wie Lithium wirken dagegen in der Nervenzelle und versuchen dort eine gestörte Signalübertragung auszugleichen, was die stimmungsstabilisierende Wirkung erzielen und Rückfälle vermeiden soll.

Benzodiazepine wirken beruhigend und werden bei Angst- und Spannungszuständen sowie Schlafstörungen eingesetzt. Sie bewirken, dass die Nervenzelle schwerer aktiviert werden kann, und erschweren damit auch die Signalübertragung.

Neuroleptika werden häufig in der Akuttherapie bipolarer Störungen zur Behandlung psychotischer Symptome (Wahn, Halluzinationen, Störungen im Denken und Handeln) und wegen ihrer beruhigenden Wirkung eingesetzt. Sie hemmen überwiegend die Übertragung des Botenstoffs Dopamin, da dieser für das Auftreten psychotischer Symptome verantwortlich gemacht wird. Bei einigen Neuroleptika ist auch eine antimanische Wirkung nachgewiesen worden. Dies betrifft vor allem die neuere Generation der so genannten atypischen Neuroleptika. Sie wirken auch auf andere Botenstoffe, insbesondere Serotonin, und haben weniger Nebenwirkungen als ihre Vorgänger.

Im Anschluss an diese Erläuterung können nun die einzelnen Medikamentengruppen und Präparate besprochen werden. Dazu können zunächst die Teilnehmer nach den Medikamenten befragt werden, die sie zur Zeit einnehmen. Anhand der Folien 4.1–4.4 können die genannten Substanzen aufgegriffen, der entsprechenden Medikamentenklasse zugeordnet und hinsichtlich ihrer Wirkungen und Nebenwirkungen näher diskutiert werden. Wichtig hierbei ist der Austausch der Patienten über ihre Erfahrungen mit der medikamentösen Behandlung. Aversive Erlebnisse wie das Gefühl, bei Beschwerden nicht ernst genommen zu werden, das Ansprechen von Nebenwirkungen und der Umgang damit sowie Zweifel an der Behandlung sollten aufgegriffen werden, da dies Faktoren darstellen könnten, die eine Compliance negativ beeinflussen können.

Hausaufgabe

- Lesen des Informationsblatts 4
- gegebenenfalls Gespräch mit dem behandelnden Arzt

Therapiematerialien

- Informationsblatt 4: Biologische Grundlagen bipolarer Störungen und medikamentöse Therapie
- Folien 4.1a – 4.1f: Mood Stabilizer
  - Folie 4.1a: Auflistung der Präparate
  - Folie 4.1b: Allgemeine Wirkung
  - Folie 4.1b und 4.1c: Lithium
  - Folie 4.1d: Carbamazepin
  - Folie 4.1e: Valproat
  - Folie 4.1f: Lamotrigin
- Folien 4.2a – 4.2j: Antidepressiva
  - Folie 4.2a und 4.2b: Auflistung der Präparate

- Folie 4.2c: Allgemeine Wirkung
- Folie 4.2c und 4.2d: Tri- und Tetrazyklika
- Folie 4.2e: SSRI
- Folie 4.2f: Dual-serotonerge Antidepressiva
- Folie 4.2g: SNRI
- Folie 4.2h: NaSSa
- Folie 4.2i: NARI
- Folie 4.2j: MAO-Hemmer
■ Folien 4.3a – 4.3b: Benzodiazepine
- Folie 4.3a: Auflistung der Präparate
- Folie 4.3b: Allgemeine Wirkung
■ Folien 4.4a – 4.4d: Neuroleptika
- Folie 4.4a: Auflistung der Präparate
- Folie 4.4b und 4.4c: Allgemeine Wirkung
- Folie 4.4d: Extrapyramidale Störungen

5. Sitzung: Erfassung von Frühwarnsymptomen

A) Zielsetzung der Sitzung

Es werden die Checkliste zur Identifizierung von Frühwarnsymptomen und der Einsatz von Stimmungsgraphen im Einzelnen besprochen. Ziel der Sitzung ist es, die Patienten zu befähigen, individuelle Frühwarnsymptome ihrer Krankheitsphasen rechtzeitig zu erkennen. Dies stellt die Basis für eine Gegensteuerung dar, wie sie in den folgenden Sitzungen ausführlicher behandelt werden soll.

B) Hintergrundinformation

Die Rückfallprophylaxe manisch-depressiver Krankheitsphasen stellt einen wichtigen Aspekt therapeutischer Bemühungen dar, denn die psychosozialen, oft auch finanziellen Folgen krankheitsbedingten Fehlverhaltens wie zum Beispiel eines „Kaufrauschs" oder eines sexuell enthemmten Verhaltens in der Manie sind oft immens. Eine fehlende Krankheitseinsicht, insbesondere in akuten manischen Phasen, führt darüber hinaus oft dazu, dass Patienten gegen ihren Willen ins Krankenhaus eingeliefert werden. Mit Abklingen der Akutsymptomatik und Bewusstwerdung des Fehlverhaltens treten bei vielen Patienten Schuld- und Schamgefühle auf, aber auch Hoffnungslosigkeit und Enttäuschung, wieder erkrankt zu sein und die Krankheit nicht kontrollieren zu können. Diese Gefühle können eine fatalistische, wenig konstruktive Grundhaltung der Therapie gegenüber fördern und die Behandlungscompliance weiter verschlechtern. Die finanzielle Belastung des Gesundheitssystems soll dabei nur am Rande erwähnt werden.
Aber nicht nur deshalb ist die Rückfallprophylaxe wichtig. Darüber hinaus sprechen empirische Beobachtungen dafür, dass die Wahrscheinlichkeit, erneut zu erkranken, und damit einhergehend die Belastbarkeit und das soziale Funktionsniveau des Betroffenen absinkt, mit jeder Episode steigt (Keller et al. 1993; Gitlin et al. 1995; Harrow et al. 1990).
Das Erkennen von Frühwarnsymptomen durch die Betroffenen kann dazu beitragen, neue akute Episoden zu verhindern, indem rechtzeitig Hilfe in Anspruch genommen oder geeignete Selbsthilfemaßnahmen ergriffen werden können. Dies setzt jedoch voraus, dass die Krankheit vom Patienten akzeptiert wird und eine beständige Auseinandersetzung mit ihr erfolgt. Die Kontrolle eigener Frühwarnzeichen stellt damit eine Möglichkeit zum selbstverantwortlichen Umgang mit der Erkrankung und den eigenen Reaktionen dar. In diesem Programm werden zwei Instrumente verwendet, der Stimmungsgraph und die Checkliste eigener Früh-

warnsymptome, die es den Patienten erleichtern sollen, erste Krankheitsanzeichen rechtzeitig zu identifizieren.

C) Inhaltlicher Ablauf

1. Stundenbeginn
2. Checkliste individueller Frühwarnsymptome
3. Einsatz von Stimmungsgraphen

1. Stundenbeginn

Zu Beginn dieser Sitzung sollte anhand des Vulnerabilität-Stress-Modells noch einmal auf die Bedeutung der Erkennung von Frühwarnsymptomen für die Rückfallprophylaxe eingegangen werden. Insbesondere ist herauszustellen, dass die eigene Kontrollmöglichkeit über die Symptomatik mit Zunahme dieser proportional abnimmt. Damit soll bei den Patienten die Bereitschaft aufgebaut werden, die eigenen Befindlichkeit auch in gesunden Zeiten kontinuierlich zu überwachen, um auf diese Weise rechtzeitig Gegenmaßnahmen ergreifen zu können. Gerade dies wird jedoch von vielen Patienten als belastend erlebt und kann daher nur dann umgesetzt werden, wenn eine Einsicht in die Notwendigkeit und den Nutzen der Selbstkontrolle besteht. Es erfordert vom Patienten aber auch die Akzeptanz, an einer chronischen Erkrankung zu leiden.

Oft weisen Patienten mit manischen bzw. hypomanen Symptomen aber eine eingeschränkte oder fehlende Krankheitseinsicht auf. Zudem wird die gehobene Stimmung, die erhöhte Kreativität und die größere Kontaktfreudigkeit in der Manie von vielen Betroffenen als positiv bewertet. In diesem Fall kann zunächst die Durchführung einer Kosten-Nutzen-Analyse früherer hypomaner Phasen sinnvoll sein, um die Bereitschaft des Patienten zu erhöhen, sich aktiv an der Prävention zu beteiligen. Insbesondere die Herausstellung der Nachteile (Kosten) einer manischen Episode bzw. eines inadäquaten Verhaltens in der Manie (wie z. B. das Auftreten destruktiven Verhaltens oder die Belastung von Freunden und Familienangehörigen) kann dabei hilfreich sein. Die Argumente für eine Prävention sollten von den Patienten auf Karteikarten notiert werden, sodass sie in Krisensituationen jederzeit griffbereit zur Verfügung stehen. Dies kann bei Bedarf am Beispiel eines Patienten durchgeführt werden. Entscheidend ist es, dass die Patienten Sinn und Zweck der Selbstbeobachtung und Auseinandersetzung mit der Erkrankung einsehen.

2. Checkliste individueller Frühwarnsymptome

Als Erstes wird die Checkliste eigener Frühwarnsymptome (Arbeitsblatt 5.1) eingeführt. Sie stellt eine Auflistung der wichtigsten individuellen Frühwarnsymptome des Patienten sowohl in der Manie als auch in der Depression dar. Die Patienten können bei der Erstellung dahingehend instruiert werden, dass alle Symptome beachtet werden sollen, die in früheren Krankheitsepisoden schon einmal als Frühwarnzeichen aufgetreten sind. Unterstützend können auf die in der zweiten Sitzung erarbeiteten typischen Symptome manischer und depressiver Episoden Bezug genommen sowie die Folien 5.1 und 5.2 eingesetzt werden.

Es hat sich bewährt, zunächst gemeinsam mit den Patienten ihnen bekannte Frühwarnsymptome zu sammeln. Dies sollte getrennt für manische und depressive Episoden erfolgen. Die gemeinsame Erarbeitung der Symptome gibt dem Gruppenleiter die Möglichkeit, Frühwarnzeichen deutlich von Symptomen in der voll ausgeprägten Episode abzugrenzen. Der Therapeut kann diesen Prozess unterstützen, indem er sich exemplarisch von einzelnen Gruppenteilnehmern den Beginn der aktuellen und früherer Episoden genauer beschreiben lässt. Anschließend können die Patienten je nach Wunsch allein oder in Kleingruppen ihre individuellen Checklisten erstellen, wobei dem Therapeuten eine supervidierende Funktion zukommt.

Die Gestaltung der individuellen Checkliste kann anhand des Arbeitsblatts 5.1 erfolgen. Die Teilnehmer werden angeleitet, eine Rangreihe ihrer Frühwarnsymptome zu bilden, sodass die Symptome, die fast immer bzw. zuerst auftreten, die ersten Rangplätze einnehmen. Es sollten getrennte Listen analog für die depressive und die manische Episode erstellt werden. Die Auflistung sollte jedoch nicht zu lang sein und idealerweise etwa fünf Punkte enthalten. Die Teilnehmer sollten angehalten werden, die Liste an einem Ort aufzuhängen, an dem sie dem Betroffenen automatisch ins Auge fällt und ihn so an die tägliche Kontrolle erinnert. Die Ausgestaltung der Checkliste kann sehr kreativ sein, wie am Beispiel eines Patienten deutlich wird, der sich eine Kachel mit seinen Symptomen für die Küche angefertigt hatte. Außergewöhnliche Ideen können gegebenenfalls im Rahmen ergotherapeutischer oder anderer kreativer Therapieangebote realisiert werden.

Abschließend werden die Patienten gebeten, sich einen Standort für ihre Liste sowie einen günstigen Zeitpunkt zu überlegen, der für eine tägliche Kontrolle der Liste am geeignetsten ist. Sinnvoll ist es, den Abend zu wählen, um so den Tag retrospektiv einschätzen zu können. Die Festlegung eines konkreten Termins garantiert, dass die Kontrolle als fester Bestandteil in den Tagesablauf integriert und damit automatisiert wird. Dies erfordert in der Regel nicht mehr als fünf Minuten Zeit, ein Aufwand den die meisten Patienten durchaus zu investieren bereit sind.

Es ist zudem sinnvoll, das Einverständnis der Patienten vorausgesetzt, die Angehörigen bei der Ergänzungen der Frühwarnsymptomliste und bei der Beobachtung von Frühwarnzeichen mit einzubeziehen. Insbesondere bei beginnender manischer Symptomatik kann dies hilfreich sein, da die Angehörigen oft früher als der Betroffene erste Anzeichen der Erkrankung wahrnehmen.

Wird nun anhand der Checkliste das Auftreten von Frühwarnsymptome registriert, sollte der Patient sofort darauf reagieren. Konkrete Maßnahmen und Copingstrategien werden dazu in den folgenden Sitzungen näher behandelt.

3.   Einsatz von Stimmungsgraphen

Im nächsten Teil der Sitzung wird der Stimmungsgraph (Arbeitsblatt 5.2a und 5.2b) als eine weitere Methode zur Erfassung erster Krankheitsanzeichen vorgestellt. Er dient der Protokollierung von Stimmungsschwankungen der Patienten über den Verlauf einer Woche. Es handelt sich dabei um ein zehnstufiges Rating, das erlaubt, in jeweils fünf Abstufungen eine tägliche Stimmungseinschätzung in positiver oder negativer Richtung durchzuführen. Es bietet sich an, diese Einschätzung zeitgleich mit der Durchsicht der Symptomcheckliste vorzunehmen.

Der Stimmungsgraph wird den Patienten vorgestellt, indem er zunächst an den aktuellen Stimmungseinschätzungen der Teilnehmer demonstriert wird. Dabei kann die Zahleneinteilung wie folgt erklärt werden:

Der Wertebereich von +2 bis –2 stellt den Bereich dar, in dem „normale" Stimmungsschwankungen anzusiedeln sind. Normal bedeutet in diesem Zusammenhang, tägliche Stimmungsveränderungen, die außerhalb einer Krankheitsepisode auftreten. Eine situationsangemessene bedrückte oder gehobene Stimmung wird bereits mit +2 bzw. –2 bewertet. Diese Werte bedeuten nicht, dass es sich hier bereits um „krankhafte" Stimmungen handelt. Jemand, der zum Beispiel gerade eine wichtige Prüfung bestanden hat, würde sich sehr wahrscheinlich auf der Skala mit +2 einschätzen, ohne dass er als manisch diagnostiziert werden würde. Hält jedoch diese Einschätzung über mehrere Tage an, sollte in diesem Fall noch einmal kritisch auf Frühwarnsymptome geachtet und gegebenenfalls die Einschätzung von Angehörigen hinzugezogen werden. Treten deutlich erkennbare Frühwarnsymptome auf, wird eine +3 bzw. –3 eingeschätzt. In diesem Fall ist ein Handlungsbedarf gegeben, da ein Rückfall wahrscheinlich wird. Die verbleibenden Werte sind zur Einstufung des Schweregrads bei eindeutigen Vorliegen einer Depression oder Manie gedacht.

Fragen zur Durchführung des Stimmungsgraphen und diesbezügliche Bedenken sollten im Anschluss geklärt werden. Abschließend wird als Hausaufgabe die tägliche Durchführung der Checkliste und des Stimmungsgraphen mit den Teilnehmern vereinbart.

Hausaufgabe

- Vervollständigung (ggf. durch Hinweise der Angehörigen) und Durchführung des Arbeitsblatts 5.1
- Bearbeitung des Arbeitsblatts 5.2a und 5.2b

Therapiematerialien

- Folie 5.1: Liste möglicher Frühwarnzeichen – Manie
- Folie 5.2: Liste möglicher Frühwarnzeichen – Depression
- Arbeitsblatt 5.1: Checkliste eigener Frühwarnsymptome
- Arbeitsblatt 5.2a: Stimmungsgraph
- Arbeitsblatt 5.2b: Anleitung zur Anwendung des Stimmungsgraphen

6. Sitzung: Biologische Rhythmen und Tagesstruktur

A) Zielsetzung der Sitzung

Ziel dieser Sitzung ist es, den Einfluss biologischer und sozialer Rhythmen auf die Stimmung zu verdeutlichen. Zur Stabilisierung zirkadianer Abläufe soll eine Tagesstruktur entwickelt werden, die eine Regulation von Schlaf-, Wach-, Essens-, Arbeits- und sozialen Interaktionszeiten gewährleistet. Darüber hinaus werden zur Identifikation individueller Einflussfaktoren auf die Erkrankung die Lifechartmethode und eine Tagesprotokollierung eingeführt.

B) Hintergrundinformation

Empirische Untersuchungen haben gezeigt, dass zirkadiane Rhythmen, insbesondere der Schlaf-wach-Rhythmus, einen Einfluss auf die Stimmung nehmen. So stellten beispielsweise Leibenluft und Mitarbeiter (1996) im Rahmen der Überprüfung des Schlafreduktionsmodells bipolarer Störungen (Wehr et al. 1987) fest, dass eine verkürzte Schlafdauer das Auftreten manischer und hypomaner Zustände am Folgetag vorhersagen kann. Entsprechend zeigten in einer Untersuchung zum Einsatz von Schlafentzug mehr als die Hälfte der depressiven Patienten eine Stimmungsverbesserung (Wehr 1990).

Diese Beobachtungen führten dazu, dass psychotherapeutische Methoden entwickelt wurden, die zu einer Stabilisierung biologischer Rhythmen und damit auch der Stimmung beitragen sollten. So versucht die interpersonelle und soziale Rhythmustherapie (Frank et al. 1999; Frank et al. 2000) über die Regulation der sozialen Lebensrhythmen und -abläufe der Patienten, deren biologische Rhythmen zu stabilisieren. Insbesondere Stress und die damit oft einhergehenden Störungen des Schlafrhythmus und des Tagesablaufs werden dabei als gravierende Störquellen physiologischer Rhythmen angesehen (Ehlers et al. 1988).

Biologische Rhythmen gehorchen nach Ehlers und Mitarbeitern (1988) einer inneren Uhr und werden über so genannte Zeitgeber gesteuert. Darunter versteht man Reize, welche die innere Uhr des Menschen einstellen. Ursprünglich erfolgte diese Einstellung über das Licht, also über die natürlichen Tageszeiten, inzwischen haben andere, so genannte soziale Zeitgeber (z. B. Arbeitszeiten) an Bedeutung gewonnen. Werden nun diese sozialen Zeitgeber verändert, kann eine Dysregulation der Biorhythmen und damit ein Rückfall in eine manische oder depressive Phase begünstigt werden. Derhythmisierungen (z. B. bedingt durch Schichtarbeit) sind in diesem Zusammenhang potenzielle Risikofaktoren für Menschen mit bipolaren Störungen.

Ziel dieser Sitzung ist es daher, in Anlehnung an Frank und Mitarbeiter (1999; 2000) individuelle soziale Rhythmen bzw. deren Zeitgeber zu analysieren und zu stabilisieren. Dazu wird eine Tagesstruktur gemeinsam mit den Patienten erarbeitet. Diese begrenzt sich auf wenige Eckpunkte, um die Anwendung zu vereinfachen und noch ausreichend Freiräume zur Tagesgestaltung zu lassen. Es wurde lediglich darauf geachtet, dass ausreichend Pausen und Entspannungszeiten sowie feste Schlafenszeiten in die Tagesstruktur eingeplant werden.

Ein weiteres Ziel dieser Sitzung ist die Einführung von Tagesprotokollen und der Lifechartmethode. Diese Arbeitsmaterialien sollen die Betroffenen für den Zusammenhang zwischen Erlebtem und Stimmung sensibilisieren und die Erfassung individueller Belastungsfaktoren und Auslöser für Stimmungsschwankungen erleichtern.

C) Inhaltlicher Ablauf

1. Stundenbeginn
2. Einfluss biologischer und sozialer Rhythmen
3. Analyse individueller sozialer Rhythmen und Aufbau einer Tagesstrukturierung
4. Einsatz von Lifecharts zur Rekonstruktion des bisherigen Krankheitsverlaufs
5. Die Einführung von Tagesprotokollen zur Analyse individueller Belastungsfaktoren

1. Stundenbeginn

1.1 Kurze Zusammenfassung der letzten Stunde und Klärung offener Fragen
1.2 Überblick über die aktuelle Sitzung
1.3 Besprechen der Hausaufgaben

Schwierigkeiten bei der Durchführung der Checkliste eigener Frühwarnsymptome und des Stimmungsgraphen werden aufgegriffen und diskutiert. Eventuelle Hindernisse oder Motivationsprobleme werden thematisiert und die Bedeutung der Selbstkontrolle für die Rückfallprophylaxe heraus gestellt.

2. Einfluss biologischer und sozialer Rhythmen

Im ersten Teil der Sitzung wird den Patienten der Einfluss biologischer Rhythmen auf die Erkrankung näher erläutert, wie es im Folgenden beschrieben wird:

Wissenschaftler haben beobachtet, dass der menschliche Organismus unterschiedlichen Biorhythmen unterliegt. Diese Rhythmen gehorchen einer inneren Uhr und werden über so genannte Zeitgeber gesteuert. Ursprünglich war solch ein Zeitgeber das Tageslicht, also die natürlichen Tageszeiten, die unsere innere Uhr einstellten. Durch die Unabhängigkeit von den natürlichen Tageszeiten haben in unserer modernen Welt andere, so genannte soziale Zeitgeber an Bedeutung gewonnen. Dies sind zum Beispiel Arbeitszeiten, Essenszeiten oder auch andere Ereignisse, die unseren Tag strukturieren und seinen Ablauf bestimmen, wie beispielsweise ein Hobby, dem man regelmäßig nachgeht.

Beobachtungen und Experimente haben weiterhin gezeigt, dass eine Beeinflussung individueller biologischer Rhythmen eine Veränderung der Stimmung zur Folge haben. So wurden zum Beispiel in einem Experiment Versuchspersonen von einem gewöhnlichen 24-stündigen Tag-Nacht-Rhythmus auf einen 30-Stunden-Rhythmus umgestellt. Diese ansonsten gesunden Personen reagierten darauf mit depressiven Symptomen. Schlafentzug kann dagegen einen Stimmungsaufschwung bewirken, wie man aus der Wachtherapie bei der Depressionsbehandlung weiß. Er kann damit aber auch den Beginn einer manischen Phase begünstigen. Einige von Ihnen werden wahrscheinlich bereits die Erfahrung gemacht haben, dass zu wenig Schlaf das Auftreten einer Manie anstoßen oder sie beschleunigen kann.

Insgesamt sprechen die Forschungsergebnisse dafür, dass Menschen mit bipolaren Erkrankungen besonders empfindlich für Störung ihrer biologischen Rhythmen sind und darauf häufig mit einem erneuten Ausbruch der Erkrankung reagieren. Gravierende Derhythmisierungen wie sie beispielsweise bei einer Arbeit im Schichtdienst oder bei Auslandsreisen über verschiedene Zeitzonen auftreten können damit das Auftreten von Krankheitsepisoden begünstigen.

Aber auch Stress hat einen Einfluss auf biologische Rhythmen oder Abläufe. Zum einen bewirkt er direkt eine Veränderung von Körperfunktionen (z. B. durch die Ausschüttung von Stresshormonen) und zum anderen eine Veränderung der Alltagsroutine. So werden beispielsweise, wenn man Stress erlebt, Pausenzeiten nicht mehr eingehalten, Arbeitszeiten überzogen, die Schlafdauer reduziert und soziale Ereignisse vernachlässigt, die einen Erholungswert haben. Auf diese Weise ändert sich der gewohnte Tagesablauf, was wiederum eine Dysregulation der Biorhythmen und damit einen Rückfall in eine manische oder depressive Phase fördert.

Den Patienten sollte an dieser Stelle ausreichend Zeit gegeben werden, um Fragen stellen und eigene Erfahrungen einbringen zu können. Es hat sich auch bewährt, die Patienten durch Fragen (z. B. „Was wissen Sie über biologische Rhythmen?") in die Erläuterungen mit einzubeziehen, um einen Monolog des Gruppenleiters zu vermeiden und die Aufmerksamkeit der Teilnehmer zu erhöhen. Eine Zusammenfassung des Gesagten stellt die Folie 6.1 dar.

3. Analyse individueller sozialer Rhythmen und Aufbau einer Tagesstrukturierung

Da die Dysregulation biologischer und sozialer Rhythmen ein potentielles Risiko für einen Rückfall beinhaltet, ist das Ziel dieses Teils der Sitzung, individuelle soziale Rhythmen bzw. deren Zeitgeber zu analysieren und zu stabilisieren. Dazu sollen gemeinsam mit den Teilnehmer individuelle Pläne zur Tagesstrukturierung erstellt werden. Man kann hierfür die Arbeitsblätter 6.1a (Idealplan zur Tagesstruktur) und 6.1b (Anleitung zur Erstellung eines Idealplans zur Tagesstruktur) verwenden.

Nachdem noch einmal die Bedeutung einer stabilen Tagesrhythmik den Patienten verdeutlicht worden ist, können die Arbeitsblätter 6.1a und 6.1b den Patienten ausgehändigt und erläutert werden. In den Plan sollen nun wichtige zeitliche Eckpunkte eingetragen werden, die insbesondere Schlaf-, Wach-, Arbeits- und Erholungszeiten festlegen. Dies kann in der Gruppe am Beispiel eines Patienten verdeutlicht und anschließend selbständig von den Teilnehmern durchgeführt werden, gegebenenfalls in Kleingruppenarbeit. Die Bezeichnung „Idealplan" wurde deshalb gewählt, weil einige Patienten sehr uneinheitliche Tagesabläufe haben und es ihnen schwer fällt, den Tag stärker zu strukturieren. Es sollten daher schon kleine Veränderungsschritte verstärkt werden und ein zeitlicher Toleranzbereich erlaubt sein. In seltenen Fällen kann es zudem sinnvoll sein, getrennte Pläne mit unterschiedlicher Gültigkeit (z. B. bei Schichtarbeit) zu entwickeln.

Bei der Aufstellung des Plans können folgende Fragen hilfreich sein:

- Wie viele Stunden Schlaf benötigen Sie in der Regel, um sich morgens erholt zu fühlen?
- Wann bemerken Sie einen Abfall ihrer Leistungsfähigkeit, sodass es Sinn macht, eine Pause einzulegen?
- Zu welchen Zeiten planen Sie Ihre Mahlzeiten ein?
- Durch welche Freizeitaktivitäten können Sie wieder auftanken?
- Wann haben Sie Kontakt zu anderen Menschen?
- Wann haben Sie Zeit für sich allein?

Jeder Patient sollte am Ende der Sitzung einen „Idealplan" zur Festlegung seiner Tagesstruktur aufgestellt haben. An dieser Stelle ist es wichtig, die Patienten darauf hinzuweisen, dass sie ihren Plan möglichst zeitgenau einhalten und die zeitlichen Eckpunkte maximal 1–2 Stunden variieren sollten. In diesem Zusammenhang wurde von Patienten wiederholt kritisiert, nicht ein Leben nach Plan führen zu wollen, da sie dies oft automatisch mit Langeweile und fehlender Spontaneität assoziieren. Daher sollte dieser Einwand angesprochen und korrigiert werden. Dazu ist es hilfreich zu betonen, dass lediglich zeitliche Eckpunkte festgelegt werden sollen, jedoch die Auswahl der Zeiten sowie die inhaltliche Gestaltung der Zeiträume vom Patienten individuell entsprechend seiner Bedürfnisse erfolgt, sodass eine Flexibilität der Aktivitäten gewährleistet bleibt.

Als Hausaufgabe wird den Patienten das Informationsblatt 5 und das Arbeitsblatt 6.2 ausgeteilt. Ziel ist es, den neu aufgestellten Idealplan einzuüben, da dies oft eine Umstellung der üblichen Gewohnheiten mit sich bringt. Auch kann durch die Protokollierung deutlich werden, an welcher Stelle der Plan nicht umsetzbar und eine Modifizierung erforderlich ist. Handelt es sich um eine stationäre Gruppe, kann die Aufgabe beispielsweise für Beurlaubungszeiten gestellt werden.

4.   Einsatz von Lifecharts zur Rekonstruktion des bisherigen Krankheitsverlaufs

Der Lifechart stellt eine von Leverich und Post (1996) entwickelte Methode dar, mit der retrospektiv vergangene Krankheitsepisoden erfasst werden können. Diese werden dazu auf einer Zeitlinie graphisch dargestellt und durch wichtige Informationen ergänzt wie zum Beispiel den Zeitpunkt und die Dauer der Episoden, wichtige Lebensereignisse bzw. mögliche Auslöser im Vorfeld der Krankheitsepisoden oder die Art der vergangenen Behandlung. Anhand der Krankheitsgeschichte eines Patienten oder durch die Verwendung des vorgegebenen Beispiels (Folie 6.2) kann die Durchführung dieser Methode exemplarisch vorgestellt werden. Dabei sollte der Therapeut auf die relevanten Informationen zur Konstruktion des Lifecharts hinweisen, um das Vorgehen und den Zweck für die Patienten transparent zu machen. So können zum Beispiel Zusammenhänge bestimmter Lebensereignisse mit dem Auftreten von Episoden oder die Auswirkungen einer bestimmten Behandlung auf die Symptomatik veranschaulicht werden.

Die Einführung des Lifecharts in diesem Programm ist als optional anzusehen, da dieser Methode im einzeltherapeutischen Setting im Rahmen einer individuellen Diagnostik eine größere Bedeutung zukommt. Die Erarbeitung individueller Lifecharts (Arbeitsblatt 6.3) als Hausaufgabe kann jedoch die Teilnehmer für in der Vergangenheit aufgetretene Belastungsfaktoren sensibilisieren.

5.   Die Einführung von Tagesprotokollen zur Analyse individueller Belastungsfaktoren

Im Folgenden sollen nun typische Belastungen und Quellen der Unzufriedenheit der Teilnehmer eruiert werden. Als Einstieg können Beispiele der Gruppenteilnehmer für Situationen in Zeiten hoher Belastungen gesammelt und ihre Bedeutung für das Befinden der Betroffenen analysiert werden. Vielen Patienten ist in diesem Zusammenhang oft nicht bewusst, wie Belastungen und ihr eigenes Handeln in diesen Situationen Einfluss auf ihr emotionales Befinden nehmen. Zudem fällt es den meisten Patienten schwer, die eigene Belastbarkeit einzuschätzen und Belastungsgrenzen zu erkennen.

An dieser Stelle sollte nochmals auf Situationen hingewiesen werden, die üblicherweise mit einem geringen Belastungsgrad assoziiert sind. Dazu zählen typischerweise Lebenskonstellationen, die fehlende Ziele, Einsamkeit und Langeweile beinhalten. Ein nicht geringer Anteil der Patienten hat beispielsweise im Zuge seiner Erkrankung seine Arbeitsstelle verloren. In diesem Fall ist gerade das Fehlen von Anforderungen und Aufgaben eine nicht zu unterschätzende Belastungsquelle.

Da die meisten Patienten spontan eher einschneidende Ereignisse und Stressoren als Belastungsfaktoren nennen, sollten vom Therapeuten auch alltägliche Anforderungen und Gegebenheiten angesprochen werden. Dies kann zum Beispiel die Situation eines arbeitslosen Mannes sein, der durch den Wegfall einer Aufgabe zeitweise Langeweile erlebt und dabei häufig in selbstabwertendes Grübeln verfällt. Dieses Grübeln beeinflusst bereits negativ die Stimmung, sodass bei Kumulation mit weiteren eher negativ konnotierten Ereignissen eine neue Krankheitsepisode ausgelöst werden kann. Anhand des Beispiels sollte den Patienten die Bedeutung selbst geringer negativer Einflüsse in einem bereits ungünstigen Kontext und die Schwierigkeit deutlich werden, sich im Nachhinein an diesen Zusammenhang zu erinnern. Auf diese Weise soll eine Bereitschaft aufgebaut werden, die Mühe einer Tagesprotokollierung auf sich zu nehmen.

Das Tagesprotokoll (Arbeitsblatt 6.4a) kann den Patienten wie folgt vorgestellt werden.

> Ein weiteres wichtiges Instrument zur Selbstbeobachtung sind Tagesprotokolle. Sie sollen es erleichtern, Zusammenhänge zwischen Ihren Erlebnissen und Gedanken und Ihrer Stimmung und damit auch mögliche belastende krankheitsbegünstigende Einflüsse zu erkennen. In das Protokoll soll in Stichpunkten eingetragen werden, was Sie tagsüber zu bestimmten Zeiten gemacht haben. Es kann auch sein, dass Sie beispielsweise nur im Sessel gesessen und gegrübelt haben. Dann ist es wichtig zu notieren, was Ihnen in der Zeit durch den Kopf gegangen ist: Nicht nur das was man tut, sondern auch die eigenen Gedanken können die Stimmung beeinflussen. Anschließend sollen Sie einschätzen, wie Ihre Stimmung zu diesem Zeitpunkt war und wie belastend Sie die Situation erlebt haben.

Das Tagesprotokoll kann anschließend noch einmal anhand von Patientenbeispielen näher erläutert werden. Erfahrungsgemäß ist es oft am schwierigsten, nach Gedanken in einer bestimmten Situation zu fragen. Durch Vorgabe von Beispielen wie das des arbeitslosen Mannes kann dies deutlicher gemacht werden. Zur korrekten Einschätzung der Stimmung und des Belastungsgrads in der jeweiligen Situation ist es wichtig, möglichst zeitnah (ungefähr stündlich) eine Protokollierung durchzuführen. Dies wird von vielen Patienten als lästig oder störend erlebt, daher ist auch die Protokollierung längerer Zeitblöcke erlaubt. Allerdings sollte der Hinweis gegeben werden, dass Erinnerungsverzerrungen mit wachsendem Zeitraum wahrscheinlicher werden. Als günstig hat es sich erwiesen, wenn Patienten den Protokollbogen und einen Stift immer griffbereit in der Tasche tragen.

Die Protokollierung ist insbesondere dann notwendig, wenn dem Betroffenen das Gefühl für die Einschätzung seines Befindens und seiner Belastbarkeit fehlt und er keinen Zusammenhang zwischen seinen Aktivitäten und seiner Stimmung sieht. Des Weiteren kann der Bogen auch als Frühwarnsystem verwendet werden. Zeigen sich beispielsweise über mehrere Stunden eine anhaltende Belastung und damit einhergehend ein Abfall der Stimmung, kann dies als Signal gedeutet werden, zusätzliche Pausen und Erholungsphasen einzubauen. Darüber hinaus kann das Tagesprotokoll in der Einzeltherapie für eine ausführliche Verhaltensanalyse und der Formulierung eines individuellen Störungsmodells hilfreich sein.

Als Hausaufgabe wird den Patienten aufgetragen, bis zur nächsten Sitzung die Tagesprotokolle zu verwenden und Erfahrungen damit zu sammeln.

Hausaufgabe

- Bearbeitung des Arbeitsblatts 6.2
- Bearbeitung des Arbeitsblatts 6.4a und 6.4b
- nach Wahl: Erstellen des Arbeitsblatts 6.3
- Lesen des Informationsblatts 5

Therapiematerialien

- Informationsblatt 5: Der Einfluss biologischer und sozialer Rhythmen auf bipolare Störungen
- Folie 6.1: Einfluss biologischer und sozialer Rhythmen
- Arbeitsblatt 6.1a: Idealplan zur Tagesstruktur
- Arbeitsblatt 6.1b: Anleitung zur Erstellung eines Idealplans zur Tagesstruktur
- Arbeitsblatt 6.2: Protokoll zur Tagesstruktur
- Folie 6.2: Lifechart – Beispiel
- Arbeitsblatt 6.3: Mein Lifechart
- Arbeitsblatt 6.4a: Tagesprotokoll
- Arbeitsblatt 6.4b: Anleitung zur Anwendung des Tagesprotokolls

7. Sitzung:
Beeinflussung und Planung von Aktivitäten

A) Zielsetzung der Sitzung

Ziel der Sitzung ist es, auf der Basis der bisher eingeführten Selbstbeobachtungsverfahren Aktivitäten und Regenerationsphasen so zu planen, dass ein ausgewoge-
nes Gleichgewicht zwischen Anspannung und Erholung entsteht. Darüber hinaus
soll der Zusammenhang zwischen Stimmung und Aktivität sowie dessen Beein-
flussbarkeit verdeutlicht werden.

B) Hintergrundinformationen

Den Patienten sollten zu diesem Zeitpunkt des Gruppentrainings die Tagesprotokolle, der Stimmungsgraph, die Checkliste eigener Frühwarnsymptome sowie der
Idealplan und das Protokoll zur Tagesstruktur als Selbstbeobachtungsverfahren
zur Verfügung stehen, welche die Basis zur Selbstregulation darstellen. Entsprechend können nun Möglichkeiten mit den Patienten thematisiert werden, wie
krankheitsförderliche Verhaltensweisen modifiziert werden können.
Interventionen zur Veränderung des Verhaltens begründen sich auf der Annahme,
dass die Art und das Ausmaß der durchgeführten Aktivitäten die Stimmung beeinflussen (Hautzinger 2000). In Krankheitsepisoden kann dieser Zusammenhang
genutzt werden, um extremen Stimmungsänderungen gegen zu steuern.
Gerade in depressiven Phasen ist die Abnahme angenehmer positiver Aktivitäten
eine Komponente, die zu einer kontinuierlichen Stimmungsverschlechterung beiträgt. Umgekehrt kann in einer manischen Phase die pausenlose Beschäftigung mit
lustvollen Aktivitäten die Stimmung weiter aufheizen und damit eine weitere An-
triebssteigerung begünstigen. Diese Prozesse werden anhand von Teufelskreisen
graphisch verdeutlicht (Folie 7.2).
Anhand dieser Teufelskreise wird ersichtlich, dass die Stimmung über die eigene
Aktivität beeinflussbar und damit auch veränderbar ist. Gerade in einer beginnenden Krankheitsphase können gezielte Steuerungen des Verhaltens einer depressiven bzw. manischen Stimmung entgegenwirken. Damit verbunden ist die Überzeugung, dass der Patient nicht nur hilflos seiner Stimmung ausgesetzt ist, sondern
diese aktiv beeinflussen kann. Das bedeutet nicht, dass der Betroffene jede Episode
abwenden kann, er kann jedoch dazu beitragen, das Erkrankungsrisiko zu senken
und den Gesundungsprozess im Falle einer neuen Episode zu unterstützen. Je weiter die Episode fortgeschritten ist, um so mehr reduzieren sich die Selbstregula-

tionsmöglichkeiten des Patienten und die Notwendigkeit therapeutischer Interventionen, insbesondere medikamentöser, rückt in den Vordergrund.

Die hier verwendeten therapeutischen Interventionen zur Verhaltensregulation sind, neben der schon behandelten Tagesstrukturierung, die Aktivitätenplanung, die Stimuluskontrolle und die Verzögerung von Aktivitäten.

Aktivitätenplanung

Die Planung von Aktivitäten setzt zunächst eine Analyse bisheriger Verhaltensmuster und ihres Einflusses auf die Stimmung voraus. Dazu eignen sich insbesondere die Tagesprotokolle. Wichtige Aspekte der Analyse sind die Identifikation von Aktivitäten, welche die Stimmung positiv und negativ beeinflussen, sowie das Vorhandensein einer Balance zwischen den verschiedenen Aktivitäten. Letzteres meint sowohl die Frequenz positiver bzw. entspannender und negativer bzw. belastender Aktivitäten als auch die Ausgeglichenheit zwischen ihnen. So fällt beispielsweise eine einzelne unangenehme Aktivität in der Regel weniger ins Gewicht, wenn ihr zusätzlich angenehme Aktivitäten gegenüber stehen.

Bei der Verhaltensanalyse ist insbesondere darauf zu achten, ob ein aufgaben- bzw. pflichtorientiertes Verhalten dominiert, konstruktive Tätigkeiten vermieden werden oder angenehme Freizeitaktivitäten und soziale Kontakte fehlen. Letztere stellen protektive Faktoren zur Vermeidung von Überforderung und einseitiger Belastung dar. Die Analyse und gegebenenfalls der Aufbau positiver angenehmer Aktivitäten kann daher einen wichtigen Stellenwert in der Therapie einnehmen. Dieser Aspekt ist von zentraler Bedeutung in kognitiv-verhaltenstherapeutischen Ansätzen der Depressionsbehandlung und kann auch auf bipolare Störungen übertragen werden.

Die anhand der Verhaltensanalyse identifizierten Problembereiche geben direkte Hinweise auf krankheitsbegünstigende Verhaltensgewohnheiten und entsprechende Veränderungsansätze. So können zum Beispiel Perioden für ausgleichende positive Aktivitäten, die entsprechend der Analyse entweder bislang gefehlt haben oder unausgewogen waren, eingeplant oder belastende Aktivitäten reduziert bzw. vermieden werden.

Verhaltenssteuerung in Krankheitsphasen

Zu Beginn einer Krankheitsepisode ist es zudem sinnvoll, spezifische Aspekte besonders zu beachten. So sollte zu Beginn einer depressiven Phase auf die Ausweitung angenehmer und die Reduktion negativ konnotierter Aktivitäten fokussiert werden. Es sollten Möglichkeiten geschaffen werden, Belastungen zu minimieren, zu vermeiden oder auszuschalten. Die Inanspruchnahme von Unterstützung durch andere, der Einbau zusätzlicher Pausen und Regenerationsphasen und eine Reduktion eigener Ansprüche können zudem nützlich sein.

Dagegen sollten zu Beginn einer Manie genussvolle Aktivitäten begrenzt werden, um eine weitere Symptomeskalation zu vermeiden. Insgesamt ist eine Aktivitätsreduktion zu empfehlen, einschließlich der Einplanung von Ruhezeiten und Pausen in reizarmer Umgebung. Weitere Möglichkeiten zur Regulierung einer beginnenden Überaktivität und Unruhe zum Beispiel in Form von Ideensteigerung und Rededrang, kann die Durchführung von Aktivitäts- und Aufmerksamkeitsverlagerungen sein. Diese können zum Beispiel darin bestehen, sich hinzusetzen und sich darauf zu konzentrieren, anderen zuzuhören. Weitere Möglichkeiten dazu werden in der Sitzung zum Umgang mit Belastungsfaktoren vorgestellt.

Stimuluskontrolle

Die Stimuluskontrolle zielt darauf ab, Reize zu identifizieren und zu vermeiden, die generell mit einem Rückfallrisiko oder einem Symptomanstieg assoziiert sind.
Im Folgenden sollen einige Beispiele für kritische Reizkonstellationen gegeben werden, deren Kontrolle zu empfehlen ist. Ein Beispiel stellt ein exzessiver Alkohol- oder Kaffeekonsum dar. Dieser kann eine Steigerung der Energie und Stimmung in der Manie bewirken. Da Alkohol bei einer beginnenden Depression zudem häufig von Patienten als dysfunktionaler Kompensationsversuch eingesetzt wird, ist eine generelle Kontrolle des Konsums bei bipolaren Störungen sinnvoll.
Auch risikosuchendes Verhalten wie zum Beispiel schnelles Autofahren oder die Konfrontation mit gefährlichen Situationen kann die Genese affektiver Episoden fördern. Daher ist es wichtig, solche Situationen zu identifizieren, um sie zukünftig vermeiden zu können. Darüber hinaus kann die Suche nach Kompromissen oder das Ausweichen auf ungefährlichere Alternative eine andere Form der Reizkontrolle darstellen. Ist in der Vergangenheit ein exzessives Geldausgeben oder Spielen in manischen Phasen aufgetreten, kann es sinnvoll sein, eine finanzielle Kontrolle durch Angehörige in Betracht zu ziehen, um einer möglichen Verschuldung vorzubeugen. Schließlich sind Stresssituationen als maßgebliche Risikofaktoren zu nennen. Der Vermeidung und Prophylaxe von sowie dem Umgang mit Stress wird daher aufgrund ihrer hohen Relevanz im Rahmen der Rückfallprophylaxe bipolarer Störungen eine gesonderte Sitzung eingeräumt.
Abschließend ist zu erwähnen, dass krankheitsbedingende Reizkonstellationen sehr individuell sein können. Oft ist es daher notwendig, sie im Einzelfall zu analysieren und zu kontrollieren, was in einem Gruppensetting nicht immer möglich sein wird.

Verzögerung von Aktivitäten

Diese Technik ist insbesondere für Patienten in manischen oder hypomanen Phasen relevant. Sie zielt auf eine Verzögerung von Handlungen ab, die einer krankheitsbedingten dysfunktionalen Idee entspringen und für den Betroffenen massive negative Konsequenzen nach sich ziehen können. Zusammen mit dem Patienten soll eine Distanz zur aktuellen Situation aufgebaut und die Idee einer genaueren Analyse unterzogen werden. Ziel ist es, eine Aufschiebung und damit erst einmal eine Verhinderung der Umsetzung dieser Idee zu erreichen. Dazu werden kognitive Techniken verwendet. Diese Methode kann gegebenenfalls auch hilfreich sein, um Suizidgedanken zu entkräften. In diesem speziellen Fall sollten jedoch mit dem Patienten zusätzlich Alternativen vermittelt werden, die dem Betroffenen hoffnungsvollere Perspektiven eröffnen.

C) Inhaltlicher Ablauf

1. Stundenbeginn
2. Einfluss von Aktivitäten auf die Stimmung
3. Analyse und Planung von Aktivitäten
4. Verhaltenssteuerung in Krankheitsphasen
   – 4.1 Stimuluskontrolle
   – 4.2 Verzögerung von Aktivitäten

1. Stundenbeginn

1.1 Kurze Zusammenfassung der letzten Stunde und Klärung offener Fragen
1.2 Überblick über die aktuelle Sitzung
1.3 Besprechung der Hausaufgaben

Schwierigkeiten bei der Durchführung des Protokolls zur Tagesstruktur und der Tagesprotokolle werden thematisiert. Insbesondere die Tagesprotokolle sollten anhand einzelner Beispiele der Patienten näher analysiert werden. Dabei sollte auf die Eintragungen geachtet werden, bei denen die Stimmung bzw. die Belastung von dem Protokollant negativ bewertet wurden. Dies kann zum einen auf mögliche Belastungsfaktoren und zum anderen auf eine Symptomverschlechterung hinweisen.
Das Protokoll zur Tagesstruktur sollte insbesondere dahingehend überprüft werden, ob die vorgenommene Idealplanung realisierbar ist oder modifiziert werden muss.

2. Einfluss von Aktivitäten auf die Stimmung

Im ersten Schritt wird ausführlich auf die Bedeutung der Planung und Regulation von Aktivitäten zur Stimmungsbeeinflussung eingegangen (Folie 7.1). Ausgangspunkt ist der Grundgedanke, dass die Art und das Ausmaß der durchgeführten

Aktivitäten die Stimmung beeinflusst. So wird zum Beispiel der lang ersehnte Urlaubsbeginn in der Regel Freude auslösen, während die Erledigung unliebsamer Pflichten eher mit unangenehmen Gefühlen einher gehen wird. Um sicherzustellen, dass die Patienten die Bedeutung des Zusammenhangs erfasst haben, werden sie aufgefordert, zusätzlich eigene Beispiele beizutragen.

Im nächsten Schritt wird die Beziehung zwischen der Stimmung und den Aktivitäten in den bipolaren Krankheitsepisoden hergestellt. Dazu kann die Folie 7.2 verwendet werden. Auch hier hat es sich als günstig erwiesen, die Patienten eigene diesbezügliche Erfahrungen schildern zu lassen.

Der Gruppenleiter sollte an dieser Stelle mit den Patienten herausarbeiten, dass die Stimmung über die eigene Aktivität beeinflussbar und damit auch veränderbar ist. Oft äußern Patienten an dieser Stelle, dass sie im Allgemeinen in einer depressiven Phase keine Energie mehr haben, aktiv zu sein, oder in der Manie die Kontrolle über ihr Handeln verlieren. Dies stellt keinen Widerspruch zu dem vorher Gesagten dar und kann den Patienten wie folgt erläutert werden:

> Die Kontrolle über das eigene Handeln und damit auch der Stimmung lässt im Verlauf einer Krankheitsphase kontinuierlich nach, bis es fast unmöglich wird, selbst Einfluss darauf zu nehmen. Die meisten von Ihnen werden dies in einer tiefen Depression aber auch in einer voll ausgeprägten Manie bereits selbst erlebt haben. In diesem Fall helfen in der Regel zunächst nur noch Medikamente, die kurzfristig eine Entlastung schaffen können. Mit zunehmender Normalisierung der Stimmung wird es immer wichtiger, zusätzlich eigene Kräfte zum Gesundungsprozess zu mobilisieren. Sie können dazu beitragen, indem Sie sich beispielsweise in einer Depression mit Dingen beschäftigen, die Ihnen einmal Freude bereitet haben. Solch ein Verhalten kann dazu beitragen, die Stimmung weiter zu heben bzw. zu stabilisieren. Sie werden im Verlauf der Stunde noch weitere Möglichkeiten zur Steuerung und Planung des eigenen Verhaltens kennen lernen, die insbesondere der Vorbeugung erneuter Rückfalle dienen sollen. Zu diesem Zweck ist es entscheidend, möglichst früh zu Beginn einer Krankheitsepisode, wenn Sie also noch einen Einfluss auf das eigene Handeln haben, das Verhalten entsprechend anzupassen. Daher ist es auch in diesem Zusammenhang wichtig, rechtzeitig Frühwarnsymptome wahrzunehmen.

Darauf aufbauend werden anschließend Möglichkeiten der Patienten zur Verhaltensregulation behandelt. Näher erläutert werden die Aktivitätenplanung, die Stimuluskontrolle und die Verzögerung von Aktivitäten.

3. Analyse und Planung von Aktivitäten

Die Planung von Aktivitäten setzt zunächst eine Analyse bisheriger Verhaltensmuster und ihres Einflusses auf die Stimmung voraus. Dazu eignen sich insbesondere die Tagesprotokolle, da sie bereits auf einer Mikroebene Zusammenhänge zwischen Verhalten, Kognitionen und Befindlichkeiten aufdecken können. Bei der Verhaltensanalyse ist insbesondere darauf zu achten, ob ein aufgaben- bzw. pflichtorientiertes Verhalten dominiert, konstruktive Tätigkeiten vermieden werden oder angenehme Freizeitaktivitäten und soziale Kontakte fehlen.

Den Patienten kann folgende Einleitung in diesen Teil der Sitzung gegeben werden:

> Wie wir vorhin schon erarbeitet haben, kann jeder seine Stimmung dadurch mitsteuern, in dem er Erlebnisse und Unternehmungen plant und durchführt, die einen günstigen Effekt auf die Stabilisierung der Stimmung haben. Dazu müssen Sie jedoch wissen, welche Art von Erlebnissen und Aktivitäten sich positiv oder negativ auf Ihre Stimmung auswirken. Einige von Ihnen haben vielleicht bereits eine Vorstellung davon, welche dies sein könnten, andere tappen dagegen völlig im Dunkeln. Eine Möglichkeit, herauszufinden, was genau die eigene Stimmung beeinflusst, stellt die Durchführung von Tagesprotokollen dar. Diese haben Sie für diese Stunde als Hausaufgabe ausgefüllt und dabei eventuell schon wichtige Zusammenhänge entdeckt. Aber nicht nur einzelne Erlebnisse sind für die Tagesstimmung ausschlaggebend, sondern die Gesamtheit aller Erlebnisse und insbesondere die Ausgeglichenheit zwischen positiven bzw. entspannenden und negativen bzw. belastenden Aktivitäten. So fällt beispielsweise eine einzelne unangenehme Aktivität (wie z. B. die Erledigung einer lästigen Pflicht) in der Regel weniger ins Gewicht, wenn man zusätzlich etwas Angenehmes vorhat (z. B. mit Freunden ausgehen). Wir werden daher im Folgenden versuchen herauszufinden, ob solch eine Ausgeglichenheit Ihrer Aktivitäten besteht und was Ihnen helfen kann, sie aufzubauen oder beizubehalten.

Nach der Einleitung werden die Patienten aufgefordert, eigene problematische Verhaltensbereiche zu identifizieren und nach ersten Veränderungsmöglichkeiten zu suchen.

Dazu können die Tagesprotokolle (Arbeitsblatt 6.4a) der vergangenen Woche und die folgenden Fragen anhand des Arbeitsblatts 7.1 (Planung von Aktivitäten) unterstützend eingesetzt werden.

- Gibt es Situationen, die meine Stimmung negativ beeinflussen oder immer mit Belastungen verbunden sind?
- Wie kann ich belastende Situationen und damit unnötige Krisen bzw. Überforderungen (wie z. B. zu langes Arbeiten) vermeiden? Kann ich in diesem Zusammenhang meine Arbeitsaufgaben zeitlich begrenzen, reduzieren oder besser planen?
- Habe ich ausreichend Zeit für genussvolle, nicht pflichtbesetzte Aktivitäten und Erholung?
- Steht mir eine ausreichend große Sammlung ausgleichender positiver Aktivitäten zur Verfügung?
- Wie viel Zeit verwende ich für meine einzelnen Lebensbereiche (Verpflichtungen, Familie, Freizeit etc.) und bin ich damit zufrieden? Ist diese Aufteilung ausgeglichen und entspricht sie der Wichtigkeit der einzelnen Bereiche?

Eine Diskussion dieser Fragen kann vom Gruppenleiter zunächst in der Gruppe initiiert werden, wobei er einzelne Beispiele der Patienten aufgreifen und dadurch die Zielsetzung der Analyse noch einmal konkretisieren sollte. Anschließend kann in Kleingruppenarbeit eine umfassendere Analyse der individuellen Problembereiche der Teilnehmer erfolgen. Der Gruppenleiter gibt dabei Hilfestellungen und strukturiert die Arbeit in den Gruppen.

Anschließend werden die Ergebnisse der Analyse in der Gruppe diskutiert. Häufige Problembereiche sollten gesammelt und entsprechende Veränderungsmöglichkeiten thematisiert werden. So können beispielsweise Zeiträume für bestimmte Aktivitäten, die entsprechend der Analyse entweder bislang gefehlt haben oder unausgeglichen gewesen sind, eingeplant oder belastende Aktivitäten reduziert bzw. vermieden werden. In diesem Zusammenhang sollten die Teilnehmer darauf hingewiesen werden, dass es eventuell notwendig sein kann, den Idealplan zur Tagesstruktur entsprechend anzupassen.

In diesem Zusammenhang ist häufig zu beobachten, dass der Tagesablauf vieler Patienten von Aufgaben und Pflichten dominiert wird und es an prinzipiellen Ausgleichs- und Regenerationsmöglichkeiten mangelt. Da es den Teilnehmern oft schwer fällt, positive, angenehme Aktivitäten zu nennen und ihnen einen gleichen Stellenwert wie Verpflichtungen und Anforderungen einzuräumen, sollten sie angeregt werden, in der Gruppe ihre individuellen alltäglichen Möglichkeiten zu sammeln, Freude, Genuss und Spaß zu erleben. Anregungen zur Erweiterung des eigenen Repertoires können dem Arbeitsblatt 7.3 (Checkliste – Zufriedenheitserlebnisse) entnommen werden. Als Ergänzung zu diesem Thema kann eine Teilnahme an Gruppen zur Genusstherapie (Koppenhöfer u. Lutz 1984) sinnvoll sein.

Als Hausaufgabe werden die Patienten gebeten, gefundene positive Aktivitäten in ihren Tages- bzw. Wochenablauf einzuplanen. Des Weiteren sollte anhand des Arbeitsblatts 7.1 eine begrenzte Anzahl an geplanten Veränderungen ausgewählt werden. Bei der Auswahl ist darauf zu achten, dass die geplanten Veränderungen für den jeweiligen Teilnehmer realisierbar sind und keine Überforderung darstellen.

4.   Verhaltenssteuerung in Krankheitsphasen

Vertiefend können nun Besonderheiten angesprochen werden, die eine Verhaltenssteuerung in bipolaren Krankheitsepisoden betreffen. Anhand der Folie 7.3 können die folgenden wichtigen Aspekte in der Gruppe erarbeitet werden.

Treten erste Frühwarnsymptome einer depressiven Phase auf, sollte vorrangig auf eine Ausweitung angenehmer und die Reduktion negativ konnotierter Aktivitäten bei der Selbststeuerung fokussiert werden. Eine Planung von durchzuführenden Aufgaben nach einer Prioritätenliste hat sich hierbei als hilfreich erwiesen. Eine Abstufung der Aufgaben nach Schwierigkeitsgrad und Machbarkeit zielt darauf ab, weitere Überforderungen zu vermeiden und statt dessen erste Erfolgsergebnisse aufzubauen. Letztere wirken sowohl stimmungsstabilisierend als auch motivierend. Die Inanspruchnahme von Unterstützung durch andere, der Einbau zusätzlicher Pausen und Regenerationsphasen und eine Reduktion eigener Ansprüche können ebenfalls nützlich sein.

Zu Beginn einer Manie sollten dagegen genussvolle Aktivitäten begrenzt werden, um die Symptomgenese nicht zu unterstützen. Eine strikte Aktivitätsreduktion sowie der Einbau von Ruhezeiten und Pausen in reizarmer Umgebung sind zu empfehlen. Aktivitäts- und Aufmerksamkeitsverlagerungen (z. B. sich hinzusetzen und sich auf das Zuhören konzentrieren) sind weitere Möglichkeiten zur Regulierung einer beginnenden Überaktivität und Unruhe. Die unterschiedlichen Möglichkeiten dazu werden in der Sitzung zum Umgang mit Belastungsfaktoren noch näher vorgestellt.

4.1   Stimuluskontrolle

Im Rahmen der Aktivitätsplanung werden anschließend typische Situationen angesprochen, die das Risiko einer erneuten Exazerbation der Erkrankung fördern können. Den Patienten sollte dieser Zusammenhang anhand von Beispielen verdeutlicht werden. Angesprochen werden sollten ein Alkoholkonsum, exzessive und risikosuchende Verhaltensweisen sowie der Einfluss von Stress und Belastungen im unmittelbaren Vorfeld einer Krankheitsepisode. Die Patienten werden dabei angeregt, eigene typische Risikosituationen zu identifizieren und nach Möglichkeiten der jeweiligen Reizkontrolle zu suchen.

4.2   Verzögerung von Aktivitäten

Diese Technik ist oft schwierig in der Gruppe einsetzbar. Sie ist insbesondere für Patienten in manischen oder hypomanen Phasen relevant und zielt darauf ab, die Dringlichkeit der Umsetzung einer manischen Idee zu reduzieren. Häufig sind aber gerade diese Patienten nicht bereit, ihre krankheitsbedingten dysfunktionalen Ideen in der Gruppe zu hinterfragen. Retrospektive Analysen sind ebenfalls schwierig durchführbar, da sich viele Patienten nicht mehr so genau an ihre Ideen erinnern können oder wollen, zumal es Ihnen oft peinlich ist, diese im Einzelnen vor einer Gruppe offen zu legen. Daher kommt diese Methode vorrangig in Einzeltherapien zur Anwendung. Sie soll dennoch erwähnt werden, da das Vorgehen anhand des Arbeitsblatts 7.2 auch in einem Gruppensetting zumindest exemplarisch vorgestellt werden kann.

Folgenden Fragen werden dazu vorgegeben:

- Warum müssen Sie das gleich machen?
- Was passiert, wenn Sie Ihr Handeln verschieben?
- Was ist, wenn Sie der Idee müde werden?
- Verlieren Sie etwas, wenn Sie die Idee verschieben?
- Könnte es von Vorteil sein, zu warten?
- Was würde Ihr bester Freund zu der Idee sagen?
- Was würden Sie ihm unter den selben Umständen raten?

- Was könnten Sie in der Zwischenzeit tun, um sicher zu stellen, dass es die richtige Entscheidung ist?
- Hat Ihnen in der Vergangenheit bereits ähnliches impulsives Handeln geschadet?

Zusätzlich kann die kognitive Strategie „Wenn es jetzt eine gute Idee ist, ist sie es auch noch in zwei Wochen" als weiteres Argument für eine Verzögerung vom Gruppenleiter eingebracht werden. Die Diskussion eines möglicherweise vorgegebenen Beispiels soll das Vorgehen verdeutlichen.

Den Patienten wird in diesem Zusammenhang empfohlen, als Hausaufgabe für sie typische Ideen in der Manie, die potentiell negative Konsequenzen nach sich ziehen könnten, zu sammeln und anhand des Arbeitsblatts 7.2 zu hinterfragen. Dabei kann es hilfreich sein, Angehörige mit einzubeziehen. Die Argumente für die Verzögerung einer bestimmten Ideen sollten detailliert aufgeschrieben und für den Fall eines erneuten Auftretens griffbereit hinterlegt werden. Außerdem kann es sinnvoll sein, alternative Handlungsvorschläge, insbesondere beruhigende Aktivitäten, zur Gegensteuerung mit zu notieren.

Hausaufgabe

- Lesen des Informationsblatts 6
- Bearbeitung des Arbeitsblätter 7.1 und 7.2 unter Einplanung positiver Aktivitäten (Arbeitsblatt 7.3) und gegebenenfalls Modifikation des Arbeitsblatts 6.1a

Therapiematerialien

- Informationsblatt 6: Die Bedeutung von Aktivitäten für die Stimmung
- Folie 7.1: Bedeutung von Aktivitäten für die Stimmung
- Folie 7.2: Teufelskreis von Aktivität und Stimmung
- Folie 7.3: Aktivitätsplanung in Krankheitsphasen
- Arbeitsblätter 6.1a: Idealplan zur Tagesstruktur
- Arbeitsblatt 6.4a: Tagesprotokoll
- Arbeitsblatt 7.1: Planung von Aktivitäten
- Arbeitsblatt 7.2: Verzögerung von Aktivitäten in der Manie und Hypomanie
- Arbeitsblatt 7.3: Checkliste – Zufriedenheitserlebnisse

8. Sitzung: Umgang mit Stress bzw. Belastungsfaktoren

A) Zielsetzung der Sitzung

Ziel dieser Sitzung ist es, die Patienten zu befähigen, Probleme und Belastungen zu reduzieren, adäquat zu bewältigen und vorausschauend zu antizipieren.

B) Hintergrundinformationen

Allgemeine Informationen zum Thema Stress

Ansätze zur Stressbewältigung beschränken sich nicht allein auf den Umgang mit einzelnen Belastungssituationen, sondern zielen darüber hinaus auf die Förderung von Gesundheit als Ganzem (Kaluza 1996). Dies impliziert die Förderung folgender Faktoren: körperliche und psychische Widerstandskraft, positive Lebenseinstellung, Bewältigungskompetenzen und soziale Ressourcen. Stress wird in diesem Rahmen nicht einseitig als äußeres Übel verstanden, dem der Einzelne hilflos ausgesetzt ist, sondern als Prozess, bei dem äußere und intrapsychische Faktoren interagieren. Damit liegt der Fokus sowohl auf der Veränderung stressauslösender Bedingungen der Umwelt (externe Stressoren) als auch auf einer Veränderung der intrapsychischen Stressverarbeitung des Individuums.

Untersuchungen zum Einfluss kritischer Lebensereignisse haben gezeigt, dass weniger das Auftreten eines solchen Ereignisses an sich ausschlaggebend dafür ist, ob gesundheitliche Beeinträchtigungen auftreten; vielmehr sind dessen Wahrnehmung, Bewertung und Verarbeitung durch den Betroffenen, also kognitive Prozesse, entscheidend (Kaluza 1996). Aber nicht nur kritische Lebensereignisse, sondern auch die Häufigkeit alltäglicher Belastungen (englisch: daily hassles) haben eine nicht zu unterschätzende Bedeutung für das Auftreten psychischer Störungen. Aus diesem Grund ist die Alltagsbewältigung für Stressbewältigungstrainings (z. B. Kaluza 1996; Wagner-Link 1995) ein Behandlungsfokus.

Definition von Stress

Nach Kaluza (1996) tritt Stress immer dann auf, wenn Umgebungsanforderungen oder innere Anforderungen einer Person ihre Anpassungsfähigkeit beanspruchen oder übersteigen. Sowohl das Versagen bei äußeren Anforderungen als auch die

Nichterfüllung und Aufschiebung selbst gesetzter Ziele, Werte und Verpflichtungen kann für den Betroffenen zu negativen Selbstbewertungen und Konsequenzen führen. Stress entsteht also dann, wenn der Betroffene keine ausreichenden Reaktionsmöglichkeiten auf die gestellten Anforderungen besitzt oder glaubt zu besitzen. In diesem Zusammenhang können mögliche Fehleinschätzungen sowohl die Situation als auch die eigenen Bewältigungsmöglichkeiten betreffen.

Stresscoping kann daher auf unterschiedlichster Art erfolgen. Es kann darauf abzielen, den Stressor oder eigene Verhaltensmerkmale zu verändern oder aber die physiologische, kognitive und emotionale Reaktion auf den Stressor zu beeinflussen. Wagner-Link (1995) unterscheidet zwei Arten der Bewältigung: die kurzfristige Erleichterung, die auf eine Deeskalation bereits aufgetretener Stressreaktionen abzielt, und die langfristige Bewältigung. Letztere bedeutet entweder eine Veränderung der Stresssituation oder aber der eigenen Person (z. B. über eine Veränderung von Einstellungen). Darüber hinaus werden protektive Faktoren genannt, die eine Belastungsreduktion bewirken können. Dazu zählen die soziale Unterstützung und ein über Zufriedenheitserlebnisse geschaffener Belastungsausgleich.

Methoden zur Stressbewältigung

Die hier verwendeten Methoden zur Stressbewältigung orientieren sich an Wagner-Link (1995).

Kurzfristig wirksame Methoden

Dazu zählen die innere und äußere Wahrnehmungslenkung, positive Selbstgespräche, emotionales Abreagieren sowie der Einsatz systematischer Entspannungsverfahren (z. B. autogenes Training, Atementspannung, progressive Muskelrelaxation). Letztere haben sich darüber hinaus auch zur langfristigen Bewältigung bewährt, da sie auch dauerhaft eine Abnahme der Angstbereitschaft sowie einen Anstieg der Belastbarkeit und der Selbsteinschätzung bewirken können (Kaluza 1996). Sie werden hier nicht näher ausgeführt, da es den Umfang des Programms sprengen würde. Es werden jedoch zusätzliche Gruppenangebote hierzu empfohlen.

Die Wahrnehmungslenkung verfolgt den Zweck, belastende Gedanken in der Stresssituation durch erregungsreduzierende zu ersetzen. Dies kann entweder durch die gezielte Durchführung angenehmer Tätigkeiten, die Konzentration auf komplizierte Bewegungsabläufe oder die Fokussierung der Aufmerksamkeit auf innere entspannende Bilder, positive bzw. neutrale Gedanken oder externe Reize erfolgen.

Unter positiven Selbstgesprächen wird ein innerer Dialog mit sich selbst verstanden, der auf eine Veränderung der Bewertungen der Situation oder der eigenen Person abzielt. Er kann den Fokus auf positive Aspekte der Situation lenken oder auch Selbstermunterungen und -instruktionen umfassen.

Emotionales Abreagieren kann körperlich oder verbal erfolgen. Hierunter fallen sportliche Betätigungen, Handlungen, wie zum Beispiel mit der Faust auf den Tisch schlagen, und andere emotionale Reaktionen wie zum Beispiel sich ausweinen oder schimpfen. Aggressives Abreagieren ist nur dann sinnvoll, wenn der Betroffene diesbezüglich über eine ausreichende Kontrolle verfügt.

Langfristig wirkende Bewältigungsmethoden

Im Kontext eines effektiven Copings können auch Ansätze zur systematischen Problemlösung verwendet werden. Dahinter steht die Auffassung, dass Stress- bzw. Belastungssituationen auch als Probleme definiert werden können, die der Betroffene im Rahmen seiner Anpassung an gestellte Anforderungen hat. Das Auftreten eines Stresserlebens könnte somit beispielsweise aus einem Defizit an adäquaten Problemlösestrategien in bestimmten Lebenssituationen erklärt werden.

In diesem Programm wird aufgrund seiner guten Plausibilität und Umsetzbarkeit der Problemlöseansatz von D'Zurilla und Goldfried (1971) verwendet. Er soll nachfolgend kurz skizziert werden.

Das von den Autoren entwickelte Schema zielt darauf ab, die allgemeinen Problemlösefähigkeit zu fördern und effektivere Problemlösefertigkeiten aufzubauen. Werden nun krankheitsbedingende Faktoren als Probleme definiert, die der Patient mit sich und seiner Umwelt hat, kann das Auftreten einer akuten Symptomatik aus einem Defizit an adäquaten Problemlösungsstrategien in bestimmten Lebenssituationen erklärt werden.

Zum Aufbau von Problemlösefertigkeiten schlagen D'Zurilla und Goldfried folgende Schritte der Problembearbeitung vor:

- generelle Orientierung und Einstellung
- Definition und Formulierung des Problems
- Erarbeitung von Alternativen
- Entscheidung
- Überprüfung

Im Einzelnen sehen diese Schritte folgendermaßen aus:

- Schritt 1: Der erste Schritt des Schemas von D'Zurilla und Goldfried (1971) betont die Wichtigkeit, Probleme zunächst als solche wahrzunehmen und sie letztlich als etwas Normales anzuerkennen. Insbesondere emotionale Reaktionen geben einen Hinweis darauf, dass ein Problem vorliegt. Diese Reaktionen können Angst, Ärger, Unzufriedenheit, Unsicherheit aber auch Unentschlossenheit bezüglich einer Situation umfassen.
- Schritt 2: Im zweiten Schritt steht die genaue Analyse des Problems bzw. der belastenden Situation im Vordergrund. Erfolgt dies im Gruppensetting, erhält der Patient für sein Problem von den Teilnehmern sowie dem Gruppenleiter durch entsprechendes Feedback Strukturierungshilfen bei der Konkretisierung des Problems.

- Schritt 3: Die anschließende Zielanalyse beinhaltet die Suche nach realistischen Zielsetzungen für die Problembearbeitung, Lösungswege werden diskutiert und Alternativen erörtert. In diesem Zusammenhang sollten die Realisierbarkeit der Zielsetzungen, mögliche Limitierungen und Störfaktoren antizipiert werden.
- Schritt 4: Im vierten Schritt soll sich der Betroffene für eine Lösung entscheiden, indem unmittelbare und langfristige Konsequenzen berücksichtigt werden.
- Schritt 5: Abschließend werden konkrete Veränderungsschritte geplant und ausgeführt und deren Ergebnis erneut bewertet. Fällt diese Bewertung negativ aus, kann an dieser Stelle das Verhalten erneut modifiziert oder eine weitere Lösungsalternative ausgewählt werden.

Zur spezifischen Anwendung des Problemlöseschemas auf den Bereich Stress und Stresscoping wurde die Checkliste zum Umgang mit Belastungssituationen zusammengestellt (Arbeitsblatt 8.2). Sie basiert auf dem vorgestellten Problemlöseansatz, versucht jedoch dessen Anwendung auf diesen besonderen Problembereich einzugrenzen und zu konkretisieren.

Eine weitere Möglichkeit der langfristigen Stressbewältigung stellt die kognitive Umstrukturierung dar. Da die Gedanken, Erwartungen und Einstellungen eines Menschen gemäß der kognitiven Verhaltenstherapie seine Bewertung der Umwelt beeinflussen, können ineffektive Bewertungsmuster die Bewältigung einer Situation verhindern oder sogar an sich Stress erzeugen. Daher wird dieser Aspekt in der nächsten Sitzung zur Analyse und Veränderung dysfunktionaler Kognitionen ausführlich behandelt.

Protektive Faktoren

Protektive Faktoren sollen nach Kaluza (1996) helfen, die Stresstoleranz zu erhöhen. Dazu zählen beispielsweise Kognitionen, die eine Stressentstehung verhindern. Protektive Einstellungen können sein (Kaluza 1996):
- Optimismus bezüglich des Ausgangs einer Situation,
- die Einschätzung der Stresssituation als sinnvolle Herausforderung,
- eigene hohe Kompetenz- und Selbstwirksamkeitsüberzeugungen,
- das Vertrauen in die Unterstützung durch andere und
- der Glaube an die Vorhersagbarkeit und Erklärbarkeit von Ereignissen.

Weitere wichtige protektive Faktoren zur Stressbewältigung sind:
- die soziale Unterstützung, die der Betroffene von anderen Menschen erhält, sowie
- seine Fähigkeit, sich einen Belastungsausgleich zu schaffen.

Soziale Unterstützung kann dem Betroffenen emotionalen Rückhalt, konkrete Hilfestellungen und Unterstützung bei der Problembewältigung geben und damit belastungsreduzierend wirken.

Die Schaffung eines Belastungsausgleichs als weiterer protektiver Faktor erfolgt in der Regel über Entspannungs- und Zufriedenheitserlebnisse. Diese sollen dem Ausgleich von Anstrengungen und Anspannungen im Alltag dienen. Positives Erleben gilt als grundlegend für die physische und psychische Gesundheit. Dem Aufbau positiver Aktivitäten wird beispielsweise in der Depressionsbehandlung aufgrund der positiven Beeinflussung der Stimmung eine hohe Bedeutung beigemessen. Gerade in stressreichen Phasen sinkt oft die Bereitschaft, sich Zeit für Erholung, angenehme Aktivitäten und soziale Kontakte zu nehmen. Statt dessen wird die Aufmerksamkeit auf Stressoren wie zum Beispiel unerledigte Aufgaben gerichtet. Die Befriedigung beschränkt sich dann ausschließlich auf die Bewältigung dieser Aufgaben. Andere Quellen der Zufriedenheit fallen weg oder treten in den Hintergrund, was einen Anstieg der Belastung noch fördert.

C) Inhaltlicher Ablauf

1. Stundenbeginn
2. Allgemeine Informationen zum Thema Stress
3. Identifikation individueller Stressreaktionen
4. Methoden zur Stressbewältigung
5. Protektive Faktoren

1.   Stundenbeginn

1.1 Kurze Zusammenfassung der letzten Stunde und Klärung offener Fragen
1.2 Überblick über die aktuelle Sitzung
1.3 Besprechung der Hausaufgaben

Zunächst wird die Hausaufgabe der letzten Sitzung besprochen. Schwierigkeiten bei der Analyse und Planung von Aktivitäten und der Anpassung entsprechenden Veränderungen an die individuelle Tagesstruktur werden anhand konkreter Beispiele aufgegriffen. Mögliche Lösungen werden diskutiert. Anschließend werden zum Einstieg in die Thematik noch einmal alle bereits in den vergangenen Sitzungen identifizierten typischen Belastungssituationen gesammelt und notiert.

2.   Allgemeine Informationen zum Thema Stress

In diesem Teil der Sitzung werden den Patienten allgemeine Informationen zum Thema Stress und Stressbewältigung vermittelt. Insbesondere wird eine Definition von Stress (Folie 8.1) und individuellen Stressmerkmalen (Folie 8.2) erarbeitet. Dazu können die Patienten zunächst dazu befragt werden, was sie unter Stress verstehen und an welchen eigenen Reaktionen sie Stress bemerken.

3.   Identifikation individueller Stressreaktionen

Im nächsten Schritt werden nun die Merkmale individueller Stressreaktionen der Teilnehmer aufgegriffen. Dazu sollen sich die Patienten eine Stresssituation aus der jüngsten Vergangenheit ins Gedächtnis rufen. Gelingt dies nicht, kann der Therapeut Imaginationsübungen zu diesem Thema einsetzen oder eine Übung aus dem Programm von Kaluza (1996, S. 87–88) durchführen, die im Folgenden näher beschrieben wird und zum Ziel hat, Stress bei den Teilnehmern zu induzieren.

Stressinduktionsübung

Die Teilnehmer sitzen dazu in einem Kreis. Der Kursleiter bittet die Teilnehmer, die Augen zu schließen und sich Zeit zu nehmen, sich an ein angenehmes Erlebnis aus der vergangenen Woche zu erinnern. Nach einigen Minuten kündigt der Therapeut an, dass er nun einem der Teilnehmer auf die Schulter tippen werde, der dann in der Gruppe über sein Erlebnis ausführlich berichten soll. Danach geht der Gruppenleiter eine Zeit lang hörbar um die Gruppe herum, bleibt gelegentlich hinter einem Teilnehmer stehen und setzt sich schließlich. Die Gruppenmitglieder werden nun gebeten, die Augen wieder zu öffnen und dazu befragt wie sie sich in der Situation gefühlt haben, was sie gedacht haben und welche Körperreaktionen aufgetreten sind. In diesem Zusammenhang sollen bei den Patienten zum einen Stressreaktionen auf kognitiver, emotionaler und körperlicher Ebene und zum anderen individuelle Unterschiede in den Reaktionen verdeutlicht werden. Anhand der erinnerten Stressreaktionen sollen abschließend die individuellen Reaktionsmuster der Patienten identifiziert und in das Arbeitsblatt 8.1 eingetragen werden. Zusätzliche Stresssymptome können gegebenenfalls zu Hause von den Patienten ergänzt werden.

4.   Methoden zur Stressbewältigung

Im weiteren Verlauf der Sitzung werden Methoden zur Stressbewältigung vorgestellt, angelehnt an Wagner-Link (1995). Zunächst soll den Teilnehmern die Möglichkeit gegeben werden, eigene Erfahrungen einzubringen. Anschließend werden die bereits beschriebenen Copingversuche der Teilnehmer den kurzfristig und langfristig wirksamen Methoden zur Stressbewältigung zugeordnet und fehlende kurzfristigen Bewältigungsmethoden ergänzend beschrieben. Einen Überblick über die Methoden gibt Folie 8.3.

Im Anschluss werden langfristig wirkenden Bewältigungsmethoden näher thematisiert. Es sollte den Patienten deutlich gemacht werden, dass langfristig wirksame Methoden auf eine Veränderung entweder der Stresssituation oder der eigenen Person abzielen. Während in dieser Sitzung Veränderungen der situativen Umstände und des Verhaltens im Vordergrund stehen, werden in der nächsten Sitzung Veränderungen der Einstellungen näher berücksichtigt. Es sollte hier aber bereits darauf hingewiesen werden, dass gerade persönliche Bewertungen, Ansprüche und Zielsetzungen stresserzeugend wirken können.

Basierend auf dem Problemlöseansatz von D'Zurilla und Goldfried (1971) wird die Checkliste zum Umgang mit Belastungssituationen (Arbeitsblatt 8.2) zur Veränderung der Stresssituation eingeführt. Sie soll den Gruppenteilnehmern dabei helfen, eigenständig konkrete individuelle Belastungssituationen zu analysieren und hinsichtlich der eigenen Copingmöglichkeiten zu bewerten sowie diese zu bewältigen.

Der erste Punkt der Checkliste soll helfen, die vorliegende problematische bzw. belastende Situation konkret zu beschreiben. Dazu sollen zum einen die genauen situativen Umstände sowie die beteiligten Personen und zum anderen das eigene Befinden und die Gedanken in der Situation erfasst werden. Im zweiten Schritt wird der gewünschte Zustand bzw. das Ziel beschrieben, das der Patient erreichen möchte. Anschließend werden alternative Reaktionsmöglichkeiten gesammelt, die im vierten Schritt konkretisiert werden.

Zur Veranschaulichung der konkreten Anwendung der Checkliste ist es an dieser Stelle sinnvoll, ein Problem eines Gruppenteilnehmers vorzustellen.

Im Rahmen dieses Gruppenprogramms ist es zu empfehlen, ein Patientenbeispiel zu wählen, das nicht zu komplex ist, um den anfänglichen Lernprozess zu erleichtern. Es sollte zudem ein Problem mit starker emotionaler Beteiligung der Betroffenen vermieden werden. Der Problemlöseprozess wird in der Gruppe diskutiert, wobei dem Therapeuten eine strukturierende und moderierende Funktion zukommt.

Als Hausaufgaben sollen die Patienten eine für sie typische Belastungssituation herausgreifen und anhand des Arbeitsblatts 8.2 eigenständig analysieren. Fällt es den Patienten schwer, eine Belastungssituation auszuwählen, können als Anregung noch einmal die Checklisten zu überdauernden alltägliche Belastungen und zu akuten Stressoren (Arbeitsblätter 3.1 und 3.2) eingesetzt werden.

5. Protektive Faktoren

Den Patienten wird erläutert, dass es nicht nur stressbegünstigende Verhaltensweisen und Einstellungen gibt, sondern auch vor Stress schützende Einstellungen und Lebensumstände. Dazu zählen, wie bereits erwähnt, die soziale Unterstützung, das Vorhandensein eines Belastungsausgleichs bzw. von Zufriedenheitserlebnissen sowie protektive Einstellungen des Betroffenen.

Zunächst wird den Patienten in der Gruppe die Möglichkeit gegeben, bereits bekannte protektive Aspekte zu sammeln. Im Anschluss fasst der Gruppenleiter diese noch einmal zusammen und ergänzt sie gegebenenfalls. In diesem Zusammenhang sollte er darauf hinweisen, dass die Unterstützung durch andere Menschen in Stresssituationen einen emotionalen Rückhalt, konkrete Hilfestellungen und Unterstützung bei der Problembewältigung geben und damit belastungsreduzierend wirken kann. Da viele Patienten unter einem Mangel an sozialen Kontakten leiden, hat es sich als sinnvoll erwiesen, eine Analyse der sozialen Kontakte der Teilnehmer durchzuführen. Die Teilnehmer werden diesbezüglich auf die 11. Sitzung verwiesen.

Der Gruppenleiter sollte zudem die Schaffung eines Belastungsausgleichs als weiteren protektiven Faktor ansprechen, was noch einmal die Bedeutung des Aufbaus positiver angenehmer Aktivitäten unterstreichen kann.

Den Teilnehmern könnte dazu Folgendes gesagt werden:

> Der Aufbau von Entspannungsmöglichkeiten und Zufriedenheitserlebnissen soll dazu dienen, Anstrengungen und Anspannungen im Alltag auszugleichen. Oft sinkt aber gerade in stressreichen Zeiten, in denen ein Ausgleich dringend erforderlich wäre, die Bereitschaft, sich Zeit für Erholung, angenehme Aktivitäten und Kontakte mit anderen Menschen zu nehmen. Statt dessen konzentriert man sich häufig auf die stressauslösende Situation wie zum Beispiel die Bewältigung unerledigter Aufgaben und verlängert in diesem Zusammenhang oft seine Arbeitszeiten. Damit nehmen die Zufriedenheitserlebnisse und Erholungsmöglichkeiten immer weiter ab, was den Stress noch verstärkt und das Auftreten einer erneuten Krankheitsepisode begünstigt. Damit kommt der Planung von positiven Aktivitäten insbesondere in Belastungszeiten noch einmal eine besondere Bedeutung zu.

Abschließend kann auf die Bedeutung protektiver Einstellungen und Überzeugungen eingegangen werden. Dazu werden die Teilnehmer zunächst gefragt, welche Einstellungen ihnen in Leistungs- und Anforderungssituationen helfen, Stress zu vermeiden. Anschließend können die folgenden Punkte gegebenenfalls ergänzt werden:

- Optimismus bezüglich des Ausgangs einer Situation
- die Einschätzung der Stresssituation als sinnvolle Herausforderung
- eigene hohe Kompetenz- und Selbstwirksamkeitsüberzeugungen
- das Vertrauen in die Unterstützung durch andere
- der Glaube an die Vorhersagbarkeit und Erklärbarkeit von Ereignissen

In der Regel wird dieser Aspekt von den Teilnehmern rege diskutiert und gleichzeitig als nicht abänderbar bewertet. Diese Einschätzung sollte vom Gruppenleiter mit dem Hinweis aufgegriffen werden, dass die Veränderung von Kognitionen Thema der nächsten Sitzung sein wird.

Hausaufgabe

- Lesen des Informationsblatts 7
- Bearbeitung des Arbeitsblatts 8.2

Therapiematerialien

- Informationsblatt 7: Informationen zum Thema Stress
- Folie 8.1: Stress
- Folie 8.2: Merkmale von Stress
- Folie 8.3: Methoden zur Stressbewältigung
- Arbeitsblatt 3.1: Checkliste – Überdauernde alltägliche Belastungen
- Arbeitsblatt 3.2: Checkliste – Akute Stressoren
- Arbeitsblatt 8.1: Meine Stressreaktionen
- Arbeitsblatt 8.2: Checkliste zum Umgang mit Belastungssituationen

9. und 10. Sitzung: Analyse und Veränderungen dysfunktionaler Kognitionen

A) Zielsetzung der beiden Sitzungen

Ziel dieser Sitzungen ist es, den Patienten den Zusammenhang zwischen Denken, Handeln und Fühlen zu verdeutlichen. Sie sollen insbesondere für die Erkrankung dysfunktionale Kognitionen sensibilisiert werden. Im ersten Teil, der neunten Sitzung, werden Möglichkeiten der kognitiven Umstrukturierung in Stresssituationen exemplarisch vermittelt, während im zweiten Teil, der zehnten Sitzung, kognitive Veränderungen in Abhängigkeit von der Stimmung und ihre Bedeutung als Frühwarnsymptome heraus gestellt werden.

B) Hintergrundinformationen

Kognitionen können aufgefasst werden als verbale oder bildhafte Repräsentationen von Erfahrungen, Ereignissen und Wissen im Denksystem des Menschen (Beck et al. 1996). Diese Repräsentationen bestimmen, wie eine Person ihre Welt, sich selbst, die Vergangenheit und die Zukunft wahrnimmt, bewertet und interpretiert. Sie umfassen damit alle Einstellungen, Ideen, Meinungen und Werte des Individuums und stellen vermittelnde Prozesse zwischen Umweltreizen und den Reaktionen des Individuums sowohl auf Verhaltens- als auch auf emotionaler Ebene dar. Änderungen der kognitiven Strukturen können daher sowohl den Gefühlszustand als auch die Verhaltensmuster des Individuums beeinflussen. Entsprechend zielen die Interventionen kognitiv verhaltenstherapeutischer Ansätze neben der Veränderung von Verhaltensweisen auf die Umstrukturierung von Denk- und Urteilsprozessen des Individuums ab. Über diesen Weg sollen kognitive Verzerrungen und Denkfehler, welche die psychische Erkrankung begünstigen und aufrechterhalten können, abgebaut und durch adäquatere Kognitionen ersetzt werden.

Kognitive Verzerrungen und Denkfehler zeigen sich nach Beck et al. (1996) häufig in Form dysfunktionaler automatischer Gedanken. Diese sind in der Regel kurz, unreflektiert und verzerrt, erscheinen dabei aber dem Betroffenen plausibel. Sie können sowohl verbal als auch bildlich verankert sein. Sie treten spontan auf und sind meist mit extremen Stimmungen assoziiert. Stimmungsänderungen treten in der Regel als Reaktion auf eine bestimmte Situation bzw. eines Triggers auf. Letztere können nicht signifikant oder kaum wahrnehmbar sein. In diesem Fall muss eine genaue Situationsanalyse vorgenommen werden, um die Auslöser der Stimmungsschwankungen sowie die damit assoziierten Gedanken zu erfassen.

Kognitionen sind nicht nur situationsabhängig zu sehen, sondern manifestieren sich auch in überdauernden kognitiven Verarbeitungsstilen oder Schemata, die durch eine Präferenz bestimmter Bewertungs- und Interpretationsmuster gekennzeichnet sind. Beck und Mitarbeiter (1996) gehen davon aus, dass Schemata in Abhängigkeit von den vergangenen Erfahrungen des Individuums entstehen und die kognitive Verarbeitung bestimmter Reizkonstellationen determinieren. Sie sind zum Teil latent vorhanden, eine Aktivierung durch entsprechende Umweltreize (z. B. Stress oder Verlusterlebnisse) ist jedoch jederzeit möglich mit der Folge, dass rigide Interpretationen und Bewertungen auftreten, die eine dysfunktionale Verarbeitung dieser Situation begünstigen. In diesem Sinn können sie beispielsweise im Fall eines depressogenen Verarbeitungsstils als Risikofaktoren oder Vulnerabilität für die Exazerbation affektiver Erkrankungen wirken.

In diesem Gruppenprogramm werden daher dysfunktionale Kognitionen und Schemata aufgegriffen, die mit der Exazerbation bipolarer Krankheitsepisoden in Zusammenhang stehen können. Angesprochen werden typische kognitive Verzerrungen in Stresssituationen sowie kognitive Veränderungen in Abhängigkeit von der Stimmung sowie insbesondere in manischen und depressiven Krankheitsepisoden.

Dysfunktionale Kognitionen in Stresssituationen

Wie bereits in der letzten Sitzung angesprochen, ist nicht nur die Situation an sich, sondern auch die Wahrnehmung, Bewertung und Verarbeitung von Stresssituationen durch den Betroffenen ausschlaggebend dafür, ob Stress erlebt wird. Dies geschieht insbesondere durch Fehleinschätzungen der Belastungssituationen oder der eigenen Bewältigungsmöglichkeiten. Gelingt es daher, diese kognitiven Prozesse zu verändern, kann Stress reduziert oder vermieden werden. Eine Auswahl dysfunktionaler Bewertungsprozesse, wie sie häufig im Zusammenhang mit Stresssituationen auftreten, ist auf der Folie 9.1 aufgeführt. Sie kann als Anhaltspunkt dienen, weitere individuelle dysfunktionale Kognitionen der Gruppenteilnehmer zu eruieren.

Kognitive Umstrukturierung ist dann sinnvoll, wenn die Stresssituation aktuell nicht verändert aber durch eine Umbewertung leichter ertragen werden kann, die Einstellung selbst Stress produziert oder die Kosten bzw. Nachteile einer bestimmten Einstellung höher sind als ihr Nutzen bzw. ihr Vorteil. Das Vorgehen zur Umstrukturierung umfasst in der Regel drei Schritte:

- Erster Schritt: Identifikation dysfunktionaler Kognitionen in der Stress- bzw. Belastungssituation, die häufig in Form automatischer Gedanken auftreten
- Zweiter Schritt: Disputation dieser Kognitionen mit dem Ziel einer inhaltlichen Überprüfung und gegebenenfalls Infragestellung der bisherigen Einstellungen bzw. Einschätzungen der jeweiligen Situation
- Dritter Schritt: Ersetzen dysfunktionaler durch adäquatere Kognitionen

Stimmungsabhängige kognitive Veränderungen

Kognitionen haben, wie bereits erwähnt, eine Mediatorfunktion hinsichtlich der behavioralen und affektiven Reaktionen des Menschen auf seine Umwelt. Im Rahmen dieses Programms soll insbesondere der Einfluss kognitiver Verarbeitungsmuster auf die Stimmung näher thematisiert werden. Da dieser Zusammenhang reziprok ist, kann umgekehrt auch eine bestimmte Stimmungslage die damit assoziierten kognitiven Schemata aktivieren. In bipolaren Krankheitsepisoden sind entsprechend typische kognitive Veränderungen zu beobachten.

In der Depression ist aufgrund der negativen, gedrückten Stimmung das Denken negativ gefiltert und verzerrt. Beck und Mitarbeiter (1996) haben dafür den Begriff der kognitiven Triade eingeführt. Darunter subsumieren sie die negative Selbsteinschätzung des Betroffenen sowie seine negativ getönte Sicht der Gegenwart und der Zukunft. Generell liegt in der Depression somit eine Unfähigkeit vor, positive Informationen zu verarbeiten. Entsprechend werden auch bevorzugt Gedächtnisinhalte aktiviert, die mit negativen Gefühlen assoziiert sind. Zudem sind in depressiven Episoden häufig kognitive Verarbeitungsprozesse verlangsamt.

In der Manie ist das Gegenteil der kognitiven Triade der Depression zu beobachten. Die Selbsteinschätzung ist überhöht und es herrscht eine übersteigerte optimistische Sicht der Gegenwart und Zukunft vor. Dies führt in der Regel zu Fehleinschätzungen des Betroffenen hinsichtlich seiner Kompetenzen und Handlungsmöglichkeiten. Andere Menschen werden in diesem Zusammenhang oft als zu langsam und unfähig wahrgenommen. Auch kann bei dem Kranken gegebenenfalls der Eindruck entstehen, dass ihn niemand versteht oder andere gegen ihn agieren. Im Gegensatz zur Depression sind die Denkprozesse beschleunigt, was zu Beginn häufig als Anstieg der kreativen Fähigkeiten erlebt wird und im Verlauf der Erkrankung zu massiven kognitiven Beeinträchtigungen (z. B. Ideenflucht) führen kann.

Die in den Krankheitsphasen beschriebenen kognitiven Veränderungen können schließlich zu gravierenden Fehleinschätzungen und einer massiv verzerrten Wahrnehmung der Realität führen, was ein wahnhaftes Ausmaß annehmen kann. Dies erfolgt meist erst im fortgeschrittenen Stadium einer Episode und kann als Schweregradindikator angesehen werden. Aber auch zu Beginn einer Episode sind oft erste kognitive Veränderungen in Form typischer Denkfehler erkennbar. Sie können daher auch Prodromalsymptome darstellen, sodass eine Sensibilisierung der Patienten dafür im Rahmen der Rückfallprophylaxe sinnvoll erscheint.

Typische Denkfehler der Depression wurden erstmalig von Beck et al. (1996) angeführt und anhand kognitiver Techniken zu modifizieren versucht. In der Manie zeigen sich ähnliche Denkfehler mit dem Unterschied, dass sie einseitig auf positive Aspekte und ihrer Übersteigerung ausgerichtet sind. Ein typischer Denkfehler ist die selektive Abstraktion. Sie zeigt sich in einer Fokussierung auf ein Detail, welches aus dem Zusammenhang gerissen wird. Exemplarisch dafür ist die Extraktion einzelner Bemerkungen anderer Menschen aus dem Kontext. In der Manie werden Bemerkungen extrahiert, welche die positive Selbsteinschätzung des Betroffenen bestätigen, während in der Depression die das negative Selbstbild bestätigende Bemerkungen ausgewählt werden.

Die kognitive Umstrukturierung dieser Denkfehler in Krankheitsepisoden soll nun dazu beitragen, der damit einhergehenden Symptomatik entgegenzuwirken, schädigende Verhaltenskonsequenzen zu vermeiden und grundlegende Schemata langfristig zu verändern. Ziel der Interventionen ist es, Widersprüche aufzugreifen, Alternativerklärungen und -interpretationen zu erarbeiten und einen Perspektivwechsel bzw. eine -erweiterung anzuregen.

In diesem Programm wird dabei der Schwerpunkt auf die Auseinandersetzung mit typischen Kognitionen in der Manie gelegt, da sich in vielen Institutionen bereits kognitive Programme zur Behandlung depressiver Störungen etabliert haben und in der Therapie verwendet werden (z. B. Hautzinger 2000).

Das Vorgehen zur Veränderung von Denkfehlern kann anhand der folgenden Schritte erfolgen:

- Schritt 1: Auswahl eines konkreten, emotional stark besetzten Gedankens, der für den Betroffenen problematisch bzw. dysfunktional ist
- Schritt 2: Disputation dieser Kognition, wobei die Gründe für das Zutreffen bzw. Nichtzutreffen dieses Gedankens notiert und hinsichtlich ihrer Relevanz bewertet werden sollen. Diese Intervention zielt darauf ab, die Validität des Gedankens zu überprüfen, indem der Patient eine Distanz dazu aufbaut und eine andere Perspektive einnimmt.
- Schritt 3: Reframing des Gedanken als Symptom der bipolaren Krankheitsepisode. Ziel ist es, den Zusammenhang zwischen dem Ausmaß der gedanklichen Veränderungen und dem Grad der Stimmungsveränderung für den Betroffenen deutlich zu machen und ihn dafür zu sensibilisieren. Damit kann zum einen die Bedeutung von Kognitionen als individuelle Frühwarnsymptome aufgezeigt und zum anderen durch die Umbewertung ihr Einfluss auf die Reaktionen des Betroffenen modifiziert werden.

Da es für viele Patienten ungewohnt und daher besonders schwierig ist, eigene Gedanken zu erfassen und zu verändern, wird dieses Thema ausführlich behandelt und auf zwei Sitzungen verteilt. Es bietet sich für den Ablauf an, zunächst auf dysfunktionale Kognitionen in Stresssituationen und in der folgenden Sitzung auf kognitive Veränderungen in Abhängigkeit von der Stimmung zu fokussieren.

C) Inhaltlicher Ablauf der 9. Sitzung

1. Stundenbeginn
2. Modifikation dysfunktionaler Kognitionen in Stresssituationen

1. Stundenbeginn

1.1 Kurze Zusammenfassung der letzten Stunde und Klärung offener Fragen
1.2 Überblick über die aktuelle Sitzung
1.3 Besprechung der Hausaufgaben

Schwierigkeiten bei der Durchführung der Checkliste im Umgang mit Belastungssituationen (Arbeitsblatt 8.2) werden in der Gruppe besprochen.

2. Modifikation dysfunktionaler Kognitionen in Stresssituationen

Ergänzend zur letzten Stunde werden nun dysfunktionale Kognitionen behandelt, die ein Stresserleben begünstigen. Dies kann wie folgt eingeleitet werden:

> Wir haben uns in der letzten Stunde damit beschäftigt, wie das eigene Verhalten oder die Situation verändert werden kann, um Stress und Belastungen zu verringern oder zu vermeiden. Wie bereits deutlich wurde, können auch die eigenen Einstellungen, Ziele, Ansprüche und Bewertungen von Situationen Stress erzeugen. Beispielsweise wird jemand, der zur Perfektion neigt und hohe Ansprüche an die eigene Leistung hat, sich häufiger selbst unter Druck setzen und damit Stress erzeugen als jemand, der dies nicht tut. Das bedeutet nicht, dass man prinzipiell keine Ansprüche mehr an sich stellen soll, sondern dass jeder von Ihnen überprüfen sollte, wann solche Ansprüche massiven Stress erzeugen und damit einen Rückfall in die Erkrankung begünstigen. In diesem Fall ist es sinnvoll, eigene Ansprüche zu überdenken und gegebenenfalls abzuändern.

An dieser Stelle äußern, wie bereits erwähnt, viele Patienten Bedenken hinsichtlich der Veränderbarkeit eigener Einstellungen und Überzeugungen. Es ist daher sinnvoll, dies aufzugreifen und die Entwicklung kognitiver Strukturen zu thematisieren. In diesem Rahmen sollte deutlich werden, dass kognitive Stile durch die individuellen Erfahrungen geprägt werden und daher nicht intrinsisch angelegt, sondern external beeinflussbar sind. Kognitionen sind keine starren Gebilde, sondern sowohl durch neue Erfahrungen als auch durch Disputation veränderbar. Allerdings sollte man darauf hinweisen, dass die kognitive Umstrukturierung ein Prozess ist, der aufwendig ist und eine ständige Auseinandersetzung mit bisherigen Einstellungen erfordert. Es sind daher in der Regel keine sofortigen grundlegenden Veränderungen zu erwarten: Ein Erfolg tritt erst langfristig ein. In vielen Fällen ist aus diesem Grund ein vertiefendes einzeltherapeutisches Vorgehen zu empfehlen.
Anschließend können Beispiele der Patienten für dysfunktionale Kognitionen im Zusammenhang mit Belastungs- und Stresssituationen gesammelt werden. Unter-

stützend kann die Folie 9.1 eingesetzt werden, die einen Überblick über die folgenden typischen kognitiven Muster gibt:

- die Überzeugung, eine Situation nicht bewältigen zu können und ihr hilflos ausgeliefert zu sein
- Ziehen falscher Schlussfolgerungen
- unrealistische Erwartungen
- die Verallgemeinerung einer einzigen negativen Erfahrung
- unrealistische, übersteigerte Einschätzungen von Anforderungen (Katastrophisierung)
- sich selbst erfüllende Prophezeiungen
- Übersehen bereits bewältigter Aspekte (Alles-oder-nichts-Prinzip)
- überhöhte Ansprüche an die eigene Leistung (Perfektionismus)

Diese Muster sollten kurz erläutert werden, bevor sie mit den Patienten diskutiert werden. Dies kann wie folgt geschehen:

> Ich habe einige typische gedankliche Mechanismen zusammengestellt, wie sie in Stresssituationen häufig vorkommen. Man erkennt sie daran, dass sie sich in Einstellungen oder Formulierungen wie „ich muss oder ich sollte", „es wird schrecklich", „ich schaffe das nie" oder „wenn ich nicht alles schaffe, bin ich nichts wert" zeigen. Einstellungen zu ändern kann dann sinnvoll sein, wenn die Einstellung selbst Stress erzeugt und mir zum Nachteil gereicht. So kann beispielsweise die Einstellungsänderung oder auch Umbewertung einer Stresssituation helfen, diese leichter zu ertragen, wenn ich keine andere Möglichkeit habe, der Situation aus dem Weg zu gehen.

Anschließend kann den Teilnehmern das Arbeitsblatt 9.1 vorgestellt werden, das Anhaltspunkte zu einem strukturierten Vorgehen bei der Einstellungsänderung geben soll. Es hat sich als günstig erwiesen, ein Beispiel der Teilnehmer aufzugreifen, um das Vorgehen in der Gruppe zu konkretisieren und einzuüben. Dazu sollten die folgenden Schritte berücksichtigt werden:

1. Identifikation der dysfunktionalen Kognitionen in der Stress- bzw. Belastungssituation

Die Analyse der relevanten Kognitionen in Stresssituationen kann durch die folgenden Fragen erleichtert werden:

- Was sagen Sie sich in dieser Situation?
- Kennen Sie den Gedanken aus früheren ähnlichen Situationen?
- Was erwarten Sie von sich und anderen?
- Was könnte im schlimmsten Fall in dieser Situation geschehen?

Die Antworten sollten als Extremsätze formuliert werden und möglichst Aussagen wie „ich sollte oder muss" bzw. „ich erwarte" enthalten. Automatische Gedanken zeichnen sich in der Regel gerade durch diese Absolutheit aus und grenzen dadurch den Handlungsspielraum ein. Es ist daher wichtig, diese herauszustellen, um anschließend die Einstellung relativieren und umstrukturieren zu können. Ein Beispiel für eine Extremaussage wäre „Ich muss immer fehlerfrei arbeiten, sonst verliere ich meinen Arbeitsplatz".

2.   Disputation der Kognitionen durch ihre Überprüfung und gegebenenfalls Infragestellung

Die Disputation der dysfunktionalen Kognitionen zielt, wie bereits erwähnt, auf eine inhaltliche Überprüfung dieser Kognitionen ab. Extreme Einstellungen und kognitive Verzerrungen sollen identifiziert und relativiert werden. In diesem Zusammenhang werden die Teilnehmer darin bestärkt, Überzeugungen kritisch zu reflektieren, ihren Nutzen zu prüfen und für sie passende bewusst auszuwählen bzw. unpassende abzulehnen. Darüber hinaus ist es auch möglich, Bewertungen und Einschätzungen von Situationen so zu verändern, dass sie ihr Stresspotenzial verlieren. Folgende Fragen können beispielsweise dazu verwendet werden:

- Sind Ihre Erwartungen und Ansprüche falsch oder übertrieben?
- Sind Ihre eigenen Gedanken hilfreich oder könnten Sie sich ohne sie besser fühlen?
- Gibt es Beweise, dass Ihre schlimmsten Befürchtungen eintreten?
- Sind die damit verbundenen Sorgen gerechtfertigt?
- Welche anderen Perspektiven, die Sie bisher noch nicht berücksichtigt haben, sind noch wichtig?
- Sind auch positive Seiten an der Situation erkennbar?
- Wie werden Sie mit zeitlichem Abstand über die Situation denken?
- Was würden Sie einem guten Freund mit einer solchen Einstellung raten?
- Wie sehen bzw. verhalten sich andere in einer solchen Situation?

3.   Ersetzen dysfunktionaler durch adäquatere Kognitionen

Gelingt es durch diese Fragen, die alten, verzerrten Einstellungen in Frage zu stellen, werden im nächsten Schritt neue angemessenere Einstellungen formuliert. Diese sollten anschließend im Alltag eingeübt werden.
Als Hausaufgabe soll das Vorgehen zur Veränderung ungünstiger Einstellungen in Stresssituationen (Arbeitsblatt 9.1) eigenständig mit einem persönlich relevanten Beispiel durchgeführt und eine Einstellungsänderung im Alltag ausprobiert werden.

Hausaufgabe

- Bearbeitung des Arbeitsblatts 9.1

Therapiematerialien

- Folie 9.1: Typische Merkmale ungünstiger Bewertungsmuster in Stresssituationen
- Arbeitsblatt 9.1: Veränderung ungünstiger Einstellungen in Stresssituationen

D) Inhaltlicher Ablauf der 10. Sitzung

1. Stundenbeginn
2. Stimmungsabhängige kognitive Veränderungen
3. Modifikation stimmungsabhängiger dysfunktionaler Kognitionen

1. Stundenbeginn

1.1 Kurze Zusammenfassung der letzten Stunde und Klärung offener Fragen
1.2 Überblick über die aktuelle Sitzung
1.3 Besprechung der Hausaufgaben

Schwierigkeiten bei der selbständigen Durchführung des Arbeitsblatts 9.1 zur Veränderung ungünstiger Einstellungen in Stresssituationen werden in der Gruppe thematisiert. In diesem Zusammenhang kann es sinnvoll sein, am Beispiel eines Patienten das Vorgehen noch einmal in der Gruppe zu diskutieren. Dies hat den Vorteil, die Anwendung der kognitiven Techniken erneut ins Gedächtnis rufen und festigen zu können.

2. Stimmungsabhängige kognitive Veränderungen

Es werden kognitive Veränderungen in Abhängigkeit von der Stimmung besprochen. Dazu kann die Aussage verwendet werden, dass das Denken die Stimmung beeinflusst und umgekehrt. Der Therapeut kann dazu ein einfaches Beispiel wie das Folgende vorgeben:

> Ist jemand davon überzeugt, eine ihm gestellte Aufgabe mit Leichtigkeit zu bewältigen (z. B. eine Prüfung), wird er sich optimistisch und mit einem guten Gefühl der Prüfung stellen. Geht er dagegen davon aus, zu versagen, wird dies ein negatives Gefühl und, wie bereits in der letzten Stunde behandelt, Stress zur Folge haben.

An dieser Stelle können nun weitere Beispiele aus dem Alltag der Patienten gesammelt werden. Anschließend sollte der Therapeut auf die Wechselseitigkeit der Beeinflussung von Stimmung und Denken sowie den daraus resultierenden Konsequenzen eingehen.

Folgendes Beispiel kann dies verdeutlichen:

> Wie wir eben an den Beispielen gesehen haben, beeinflusst das was wir denken unsere Stimmung. Aber auch umgekehrt besteht ein Zusammenhang. So begünstigt eine bestimmte Stimmung auch die Art unseres Denkens. Man kann auch sagen, dass die Stimmung eine Art Filter für unser Denken darstellt. Dies möchte ich Ihnen anhand eines alltäglichen Beispiels deutlicher machen.

> Jeder von Ihnen kennt wahrscheinlich das positive Gefühl des Verliebtseins. In diesem Glückszustand sieht man die Welt wie durch eine „rosarote Brille". Sie wirkt wie ein Filter, der unser Denken auf positive Aspekte ausrichtet und negative weitgehend ausblendet. So erlebt der Verliebte beispielsweise sich selbst als unwiderstehlich und seine Umwelt als freundlich und strahlend, selbst wenn es ein verregneter Tag ist. Ein ähnlicher Effekt tritt in der Regel während einer Manie auf, nur dass der Auslöser der euphorischen Stimmung nicht eine Verliebtheit, sondern die durch die Krankheit erzeugte Hochstimmung ist.

> In der Depression verhält es sich nun umgekehrt. Aufgrund der negativen, gedrückten Stimmung ist das Denken entsprechend negativ getönt, das heißt der Betroffenen schaut durch eine „schwarz getönte Brille". Es fällt ihm schwer, sich an etwas zu erfreuen, er sieht die Welt pessimistisch und grau. Dazu kommt, dass man sich in diesem Zustand leichter an negative Erlebnisse aus der Vergangenheit und schlechter an positive erinnert. Wie Sie selbst sicher schon erlebt haben, fällt es einem in der Depression schwer, positive Informationen zum Beispiel ein Lob oder den Optimismus anderer anzunehmen, statt dessen ist man in seinem Pessimismus und der damit empfundenen Hoffnungslosigkeit gefangen.

> In den Krankheitsphasen treten jedoch nicht nur die beschriebenen inhaltlichen Veränderungen unseres Denkens auf, sondern auch die Arbeitsweise und Geschwindigkeit von Denkprozessen sind davon betroffen. So ist in der Depression das gesamte Denken verlangsamt, in manchen Fällen kann man sogar das Gefühl haben, gar nicht mehr denken zu können, während in der Manie umgekehrt das Denken stark beschleunigt ist und man vor Ideen geradezu sprüht. Mit der Erkrankung geht auch eine veränderte Urteilsfähigkeit einher. Während man sich in der Depression als Versager und als unfähig erlebt, sich um vieles sorgt und an allem zweifelt, hat man in der Manie ein übertriebenes Selbstvertrauen, fühlt sich unfehlbar und ist immun gegen Kritik und Zweifel. In beiden Fällen ist die Urteilsfähigkeit einseitig eingeschränkt und führt zu Fehlbewertungen der Realität.

Diese Informationen sollen anschließend von den Teilnehmern diskutiert werden, um einen Bezug zum eigenen Erleben herstellen zu können. Des Weiteren kann kurz auf prämorbide Denkmuster und ihre Bedeutung als Risikofaktoren bzw. Vulnerabilitäten wie folgt eingegangen werden:

> Unabhängig von der Stimmung hat jeder von uns bevorzugte Denkmuster. Ein Beispiel dafür ist der typische Optimist oder Pessimist. Die dahinterstehenden grundlegenden Überzeugungen von sich und der Welt entstehen im Verlaufe des Lebens durch unsere Erfahrungen und Erlebnisse. Insbesondere frühe Erfahrungen, also aus unserer Kindheit, haben sich als besonders einflussreich auf die Entwicklung von grundsätzlichen Überzeugungen und Einstellungen gezeigt. So wird zum Beispiel jemand, der von Kindheit an die Erfahrung macht, nicht gut genug zu sein und ständig für seine Fehler getadelt zu werden, sehr wahrscheinlich auch später jede erbrachte Leistung selbstkritisch und auf Fehler hin überprüfen aufgrund seiner Angst, erneut zu versagen. Statt sich über kleine Erfolge zu freuen, wird derjenige immer nur darauf achten, was noch nicht gut genug gelungen ist. Die Folge ist, dass Zufriedenheitserlebnisse ausbleiben und durch den hohen Selbstanspruch das Stressrisiko steigt. Beides sind Faktoren, die, wie wir bereits wissen, einen Rückfall in die Erkrankung begünstigen können. Das heißt, es gibt manchmal bereits voreingestellte Denkmuster, die krankheitsbegünstigend wirken können. In dem am Anfang des Trainings behandelten Vulnerabilitäts-Stress-Modell zählen solche Muster zu den psychosozialen Vulnerabilitäten.

Erneut sollten die Teilnehmer die Möglichkeit haben, das Gehörte zu diskutieren und durch persönliche Beispiele zu ergänzen. Der Therapeut sollte sich davon überzeugen, dass die Beispiele verständlich und für die Patienten nachvollziehbar sind, bevor er typische Denkfehler in der Depression und Manie anspricht. Letzteres kann er wie folgt einleiten:

> Unser Denken kann nun zum einen aufgrund gelernter Denkmuster und zum anderen vorübergehend durch die affektive Erkrankung verändert sein. Das Denken ist sowohl in der Depression als auch in der Manie gestört und in eine Richtung verzerrt. Dies erkennt man an typischen so genannten Denkfehlern. Sie sind dem Betroffenen in der Situation meist nicht bewusst, da das Denken im Zuge der Erkrankung automatisch umschaltet. Sie können daher auch Frühwarnsymptome einer Krankheitsepisode sein und darüber hinaus die Einseitigkeit der Gefühle, also das Stimmungshoch oder -tief, noch verstärken. Wir wollen uns daher im Folgenden mit typischen Denkfehlern in der Manie und Depression näher beschäftigen.

Im weiteren Verlauf der Sitzung kann nun auf dysfunktionale Kognitionen in den bipolaren Krankheitsphasen näher eingegangen werden, wobei der Schwerpunkt auf die Thematisierung typischer Kognitionen in der Manie gelegt wird. Zunächst werden in Anlehnung an Hautzinger (2000) und Beck und Mitarbeiter (1996) die typischen Denkfehler und automatischen Gedanken in der Depression erläutert.

Die folgenden Denkfehler können anhand der Folie 10.1 vorgestellt werden:

- dichotomes Denken (Alles-oder-nichts-Denken bzw. Schwarz-weiß-Denken wie z. B. „ich bin ein totaler Versager")
- Übergeneralisierung: übertriebene Verallgemeinerung einzelner Vorfälle
- willkürliches Schlussfolgern ohne Überprüfung der Realität (z. B. Gedankenlesen, Vorhersagen)
- Über- bzw. Untertreibung (z. B. Katastrophisierung, Unterschätzung eigener Leistungen)
- emotionale Beweisführung: Gefühle als Beweis, dass die eigene Wahrnehmung richtig ist
- Personalisierung: Eigenbezug von negativen Ereignissen (z. B. „alle achten auf mich", „ich bin schuldig")
- Abwehr positiver Erfahrungen (negativer Filter)
- selektive Verallgemeinerung: Konzentration auf einzelne Details ohne Beachtung des Zusammenhangs

Die einzelnen Denkfehler werden den Patienten vorgestellt und durch Beispiele der Teilnehmer ergänzt. Analog werden typische Denkfehler der Manie aufgegriffen. Die Denkfehler in der Manie ähneln zum Teil denen der Depression, zum Beispiel das willkürliche Schlussfolgern, nur dass im Gegensatz zur negativen Ausrichtung des depressiven Denkens in der Manie positive Aspekte einseitig die Bewertung und Interpretation von Ereignissen bestimmen. Die Denkfehler spiegeln sich entsprechend in den Gedanken und Aussagen der Patienten wider. Oft sind diese Gedanken absolutistisch formuliert, sodass Einwände bzw. Widersprüche unberücksichtigt bleiben.

Im Folgenden werden daher typische Beispiele solcher Aussagen in der Manie (Folie 10.2) aufgeführt:

- Andere verstehen keinen Spaß.
- Andere sind zu langsam und dumm.
- Ich bin unwiderstehlich.
- Andere bewundern mich und beneiden mich um meine Einfälle.
- Ich fühle mich gut und brauche daher keine Medikamente.
- Ich weiß alles besser.
- Mir kann nichts passieren.
- Es wird alles noch besser werden.
- Ich kann alles besser als andere.
- Meine Ideen sind genial.
- Ich schaffe alles was ich mir vornehme.
- Ohne mich gelingt nichts.

Ziel der Gruppe ist es nun, in der Gruppe typische in der Manie auftretenden Gedanken der Patienten zu identifizieren. Dazu werden die genannten Beispiele zunächst den Patienten vorgegeben und anschließend mit ihnen diskutiert, wobei eigene Erfahrungen der Gruppenteilnehmer einbezogen werden.

Da manische Patienten oft zu Beginn der Episoden einen Anstieg ihrer kreativen Fähigkeiten oder ihrer Produktivität bemerken und diese anfänglichen Symptome positiv erleben, kann eine Bearbeitung dieser Überzeugungen problematisch sein. Dem kann vor allem die Gefahr einer Ressourcenüberlastung und das Auftreten eines nicht mehr kontrollierbaren krankheitsbedingten Fehlverhaltens gegenübergestellt werden. Besonders beachtet werden müssen auch die Kognitionen, welche die Behandlungscompliance gefährden, wie zum Beispiel die Ansicht, keine Medikamente mehr zu benötigen.

3.   Modifikation stimmungsabhängiger dysfunktionaler Kognitionen

Nachdem die Bedeutung kognitiver Veränderungen als Krankheitssymptom erläutert worden ist, kann nun die Veränderung dysfunktionaler Gedanken in Krankheitsepisoden thematisiert werden. Dazu werden wiederum einzelne individuelle Beispiele der Patienten aufgegriffen und mit Hilfe des Arbeitsblatts 10.1 in der Gruppe hinterfragt. Dem Gruppenleiter kommt dabei in erster Linie die Aufgabe zu, diesen Prozess zu strukturieren. In diesem Zusammenhang werden Widersprüche identifiziert, Alternativerklärungen hervorgehoben oder es wird durch entsprechende Fragen ein Perspektivwechsel angeregt. Da die dysfunktionalen Kognitionen in der Manie von Betroffenen häufig positiv konnotiert werden, wird der Schwerpunkt in diesem Behandlungsprogramm auf deren Modifikation gelegt. Zur Veränderung dysfunktionaler Kognitionen in der Manie wird folgendes Vorgehen (Arbeitsblatt 10.1) gewählt:

Im ersten Schritt wird ein konkreter Gedanke ausgewählt, der für fundamentale Probleme des Patienten in der Manie relevant und für eine Infragestellung geeignet ist. Es folgt eine Einschätzung des Überzeugungsgrads durch den Patienten auf einer Skala von 0–100 %

Die nächsten Schritte umfassen die Disputation des Gedankens. Hierbei sollte es vermieden werden, das Realitätserleben des Patienten bezüglich seiner Überzeugung anzuzweifeln oder ihn zu kritisieren. Ziel ist es, die Validität des Gedankens zu überprüfen, indem der Patient eine Distanz dazu aufbaut und eine andere Perspektive einnimmt. Zum Aufbau einer alternativen Sichtweise können beispielsweise vergangene Erfahrungen, die Betrachtung möglicher Konsequenzen oder eine Suche nach weiteren möglichen Erklärungen einbezogen werden. Hilfreiche Fragen, die dazu eingesetzt werden können, sind „Gibt es eine andere mögliche Erklärung des Ereignisses?" oder „Was würde jemand anderes in dieser Situation denken?". Die Gründe für das Zutreffen bzw. Nichtzutreffen dieses Gedankens werden gesammelt und bewertet.

Im nächsten Schritt kann nun ein Reframing des Gedankens als Symptom erfolgen. Es zielt darauf ab, den Zusammenhang zwischen dem Ausmaß der kognitiven und affektiven Veränderungen am Einzelfall zu verdeutlichen. Dies zu erkennen fällt insbesondere den Patienten schwer, die sich in der Manie als attraktiver und kreativer erleben und deren subjektiv erlebte Nachteile der Episode gering sind. Daher soll an dieser Stelle die Infragestellung grandioser Überzeugungen herausgegriffen werden. Diese fokussiert auf der Gegenüberstellung der Destruktivität bzw. „Kosten" und den genussvollen Aspekten grandioser Ideen, sodass die negativen Konsequenzen einer Umsetzung seiner Ideen dem Patienten deutlicher werden. Dazu sollten die Symptome in der Retrospektive bewertet und die ersten gedanklichen Veränderungen zu Beginn der Episode aufgegriffen werden. Wichtig ist es, herauszuarbeiten, dass die ursprünglichen kreativen Ideen mit Anstieg der Stimmung immer weniger kritisch reflektiert werden können, eine Verzerrung ins Positive erfolgt und damit der Bezug zur Realität weiter verloren geht. Dies zeigt sich in einer Überschätzung der eigenen Fähigkeiten, einer Negation negativer Konsequenzen und einer abnehmenden Kritikfähigkeit.

Im Anschluss an das Reframing und die Disputation wird abschließend noch einmal eine Einschätzung des Überzeugungsgrads des Patienten hinsichtlich des dysfunktionalen Gedankens durchgeführt.

Nachdem das Vorgehen anhand von Beispielen verdeutlicht worden ist, erhalten die Patienten die Hausaufgabe, einen für sie typischen Gedanken in der Manie auszuwählen und ihn mit Hilfe des Arbeitsblatts 10.1 selbständig zu hinterfragen. Darüber hinaus werden die Teilnehmer gebeten, Kognitionen zu notieren, die sie retrospektiv als Frühwarnsymptome bipolarer Krankheitsepisoden einschätzen. Dazu können die Einschätzungen von Angehörigen einbezogen werden.

Abschließend sei erwähnt, dass im Rahmen dieser Gruppe lediglich eine erste Annäherung hinsichtlich einer kognitiven Restrukturierung erfolgen kann, da dieser Prozess oft sehr langwierig und häufig auch eine stärkere Berücksichtigung individueller Denkmuster notwendig ist.

Hausaufgabe

■ Lesen des Informationsblatts 8
■ Sammeln eigener kognitiver Frühwarnzeichen der Manie und Depression (ggf. Ergänzung durch die Befragung enger Bezugspersonen und Eintrag in Arbeitsblatt 5.1)
■ Bearbeitung des Arbeitsblatts 10.1

Therapiematerialien

■ Informationsblatt 8: Der Einfluss von Gedanken auf die Stimmung
■ Folie 10.1: Typische Denkfehler in der Depression
■ Folie 10.2: Häufige Denkfehler in der Manie
■ Arbeitsblatt 5.1: Checkliste eigener Frühwarnsymptome
■ Arbeitsblatt 10.1: Überprüfung von typischen Gedanken in der Manie

11. Sitzung: Interpersonelle Probleme

A) Zielsetzung der Sitzung

In dieser Sitzung soll vertiefend auf interpersonelle Problembereiche eingegangen werden, die eine erneute Exazerbation der Erkrankung begünstigen können. Ziel der Sitzung ist es, interpersonelle Stressfaktoren der einzelnen Teilnehmer zu identifizieren und ihre Relevanz für die eigene Krankheitsgeschichte zu erkennen. Darüber hinaus sollen Möglichkeiten zur Verbesserung des sozialen Netzes und der kommunikativen Fertigkeiten der Betroffenen vorgestellt und damit die Fähigkeit zur Lösung zwischenmenschlicher Problembereiche verbessert werden.

B) Hintergrundinformationen

In der interpersonellen Psychotherapie (Klerman 1984; Schramm 1996) werden vier kritische Problembereiche im Zusammenhang mit psychischen Störungen als zentral angesehen. Dies sind:

- Veränderungen hinsichtlich der sozialen Rolle des Individuums,
- Konflikte mit wichtigen Bezugspersonen,
- interpersonelle Defizite und
- ungelöste Trauer.

Letztere wird noch einmal unterteilt in die Trauer
- um eine signifikante Bezugsperson oder
- um das verlorene „gesunde Ich".

Verlusterlebnisse, sei es durch einen Trauerfall oder durch die Trennung von einem wichtigen Menschen, lösen in der Regel Trauer aus. Ist der Trauerprozess noch nicht abgeschlossen, bleibt das Erlebte weiterhin belastend für den Betroffenen, unabhängig wie viel Zeit nach dem Verlust bereits verstrichen ist.
Weiterhin stellen Streitigkeiten und Konflikte im familiären Bereich oder Freundeskreis Belastungen dar, insbesondere wenn sie wiederholt über einen längeren Zeitraum auftreten.
Der Verlust des „gesunden Ichs" soll in erster Linie die Einschränkungen und Beschränkungen des Patienten bezüglich seines Handlungsspielraums umschreiben, die aufgrund der psychischen Erkrankung entstanden sind. Vor allem geht es um die Akzeptanz der Erkrankung und der damit verbundenen Vulnerabilität, die sich individuell in unterschiedlichen Bereichen und Ausmaßen bemerkbar macht und

in der Regel eine verringerte Belastbarkeit nach sich zieht. Während der eine Patient aufgrund der Erkrankung berentet ist und damit sein „berufstätiges Ich" betrauern muss, stellt ein anderer beispielsweise fest, dass er sein Arbeitspensum verringern und damit sein Selbstbild in Richtung auf eine verringerte Leistungsfähigkeit korrigieren muss.

Dieser Problembereich kann mit einer Veränderung der eigenen sozialen Rolle einhergehen, wie es beispielsweise bei einer Berentung aufgrund der Erkrankung der Fall ist. Nicht nur, dass sich der Betroffene von seiner Rolle als Berufstätiger verabschieden muss, sondern er muss sich auch mit der neuen Rolle des Rentners auseinandersetzen. Dies hat im Einzelnen eine Veränderung des Tagesablaufs, der sozialen Kontakte und auch der Außenwirkung anderen gegenüber zur Folge, die eine Anpassungsleistung erfordern. Aber auch positive Ereignisse können eine Rollenänderung und damit eine Anpassung nach sich ziehen. Dies ist zum Beispiel bei einer Heirat oder der Geburt eines Kindes der Fall. Jede Veränderung und Neuanpassung erfordert Energie und stellt, wie bereits besprochen, eine Belastung dar, die den Betroffenen aus dem Stimmungsgleichgewicht bringen kann. Gleichzeitig kann durch eine Neuanpassung die bisherige Tagesstrukturierung verloren gehen, was wiederum den biologischen Rhythmus stören und damit das Rückfallrisiko erhöhen kann.

Interpersonelle Defizite können einen Mangel an sozialen Kontakten, der beispielsweise durch die Schwierigkeit des Betroffenen bedingt ist, Kontakte zu knüpfen, aber auch ein Übermaß interpersoneller Verpflichtungen oder eine Unzufriedenheit mit bestehenden Beziehungen umfassen. Oft liegen diesen Defiziten mangelnde oder inadäquate soziale Fertigkeiten des Betroffenen zu Grunde. Daher ist oft eine weiterführende Therapie indiziert wie beispielsweise die Teilnahme an einem sozialen Kompetenztraining.

Ziel dieser Sitzung ist es, ein Problemverständnis für interpersonelle Risikofaktoren bei den Teilnehmern aufzubauen, zumal ein Teil der angesprochenen Probleme manchmal für die Betroffenen schwierig zu erkennen ist. Es soll somit lediglich ein Überblick über mögliche Problembereiche der Teilnehmer gegeben werden und die für alle Teilnehmer zentralen Aspekte sollen angesprochen werden. Dazu zählt die Analyse des sozialen Netzes der Betroffenen und die Vermittlung grundlegender Aspekte einer störungsfreien Kommunikation.

Das soziale Netz

Unter dem Begriff des sozialen Netzes wird hier die Gesamtheit aller sozialen Beziehungen eines Menschen verstanden. Eine Analyse dieser Beziehungen kann Aufschluss über potentielle interpersonelle Problembereiche geben. Je größer das Netz, desto mehr Möglichkeiten sozialer Unterstützung bietet es in der Regel. Seine protektive Funktion ist damit stärker ausgeprägt. Besteht es nur aus wenigen Personen, ist ein Verlust einer wichtigen Person für den Betroffenen meist gravierender und bedrohlicher als wenn mehrere Bezugspersonen zur Verfügung stehen. Die Gefahr einer psychischen Dekompensation ist in diesem Fall weitaus größer.

Die Bewertung der Beziehungen innerhalb des jeweiligen sozialen Netzes erlaubt darüber hinaus eine Einschätzung der Qualität der bestehenden Beziehungen in Hinblick auf ihre protektiven oder auch stressinduzierenden Aspekte. Dies trägt ebenfalls zur Identifikation interpersoneller Problem- bzw. Risikobereiche bei und bietet in diesem Zusammenhang therapeutische Ansatzpunkte zur Veränderung.

Zwischenmenschliche Kommunikation

Untersuchungen zum Verlauf bipolarer Erkrankungen haben gezeigt, dass die Art der familiären Kommunikation einen Einfluss auf die Rezidivbildung hat (Priebe et al. 1989). Patienten mit hohen „Expressed-emotion-Werten" in der Familie weisen demnach ungünstigere Verlaufsprognosen auf. Hohe Expressed-emotion-Werte bzw. ein negativer affektiver Stil äußern sich in stark ausgeprägten kritischen oder schuldzuweisenden Äußerungen sowie in einem emotionalen Überengagement der Familienmitglieder (Miklowitz et al. 1988). Ungünstige Kommunikationsmuster erschweren darüber hinaus eine Konfliktlösung beim Auftreten interpersoneller Probleme. Umgekehrt können adäquate Kommunikationsformen eine Konfliktlösung erleichtern und Konflikten gegebenenfalls auch vorbeugen. Aus diesem Grund wurde das Thema der Kommunikation in Hinblick auf eine Vermittlung eines entsprechenden Basiswissens und wichtiger Kommunikationsregeln in diesem Manual aufgegriffen.

Kommunikation wird hier in Anlehnung an Schulz von Thun (1981) als wechselseitiger Ablauf von Mitteilungen zwischen zwei oder mehreren Personen verstanden. Die beteiligten Personen werden dabei in Sender und Empfänger von Mitteilungen unterteilt. Material jeglicher Kommunikation sind nicht nur Worte, sondern auch Intonation, Körpersprache und Symbole. Jegliches Verhalten hat einen Mitteilungscharakter, es ist daher unmöglich, nicht zu kommunizieren. Selbst wenn jemand völlig stumm und reglos bleibt, gibt er dadurch zumindest zu erkennen, dass er keinen Kontakt zur Umwelt aufnehmen will oder kann.

Kommunikation beinhaltet immer zwei Aspekte: den Inhalts- und Beziehungsaspekt. Der Inhalt einer Mitteilung bezieht sich auf die sachliche Information, die mit der Mitteilung gegeben werden soll, der Beziehungsaspekt gibt dagegen einen Hinweis, wie der Sender einer Mitteilung diese vom Empfänger verstanden haben möchte. Die unterschiedliche Gewichtung dieser Aspekte oder diesbezügliche Missverständnisse sind oft Ursachen für Konflikte und Auseinandersetzungen. Schulz von Thun (1981) beschreibt in diesem Zusammenhang vier Ebenen, mit denen der Empfänger eine Nachricht aufnehmen kann:

- Sachebene: Hier wird wahrgenommen, worüber ich sachlich informiert werden soll.
- Beziehungsebene: Sie betrifft die Beziehung, die ich zu dem Sender der Nachricht habe. Sie sagt etwas darüber aus, was der Sender von mir hält und wie wir zueinander stehen.

- Selbstoffenbarungsebene: Sie bezieht sich darauf, was der Sender von sich kundtut.
- Appellebene: Hier wird wahrgenommen, wozu ich veranlasst werden soll.

In Abhängigkeit davon, welche Ebene der Sender und welche der Empfänger präferiert, können Diskrepanzen zwischen beiden auftreten. Der Empfänger kann eine Nachricht auf allen vier Ebenen empfangen, er hat daher die freie Auswahl, auf welche Seite der Nachricht er bevorzugt reagieren will. Die Information, die bei dem Empfänger ankommt, ist damit stark von dessen Interpretation abhängig. Seine Reaktion wird zudem durch die nonverbalen Mitteilungen, den Tonfall und die Betonung des Senders sowie den Kontext der Nachricht mitbestimmt. Reagiert der Empfänger nun auf eine Seite, die vom Sender nicht intendiert war, können schnell Schwierigkeiten in der zwischenmenschlichen Kommunikation entstehen.

Um dies zu vermeiden, werden Kommunikationstrainings eingesetzt, die darauf abzielen, bestimmte Sprecher- und Zuhörerfertigkeiten einzuüben. Die Betroffenen sollen dabei lernen, sich offen, aufnehmend, konstruktiv und kongruent entsprechend ihrer eigenen Gefühlen auszutauschen. So sollen die eigenen Ansichten, Wünsche, Bedürfnisse und Gefühle konkret sowie in einer für den Empfänger eindeutigen und annehmbaren Form geäußert (Sprecherfertigkeiten) und die Gefühle, Bedürfnisse, Wünsche und Meinung des Gegenübers möglichst genau erfasst und zurückgemeldet werden (Zuhörerfertigkeiten). Nachfolgend wird ein Überblick über die wichtigsten Fertigkeiten gegeben:

Sprecherfertigkeiten (Folie 11.4)

- Blickkontakt halten und dem Zuhörer zugewandt sein
- nonverbales Verhalten sollte mit dem Gesagten übereinstimmen
- die eigenen Gefühle, Wünsche Ansichten äußern, „Ich"-Gebrauch
- Anklagen des anderen zum Beispiel durch Gebrauch von „Du"-Sätzen vermeiden
- Verärgerungen direkt ansprechen und Vorschläge machen, wie sie in Zukunft vermieden werden können
- Verallgemeinerungen vermeiden, sich stattdessen auf konkrete Situation beziehen, Gebrauch von „immer" und „nie" unterlassen
- das problematische Verhalten des Partners konkret beschreiben, ohne seine Persönlichkeit zu kritisieren
- vom Hier und Jetzt sprechen, keine alten Vorwürfe ausgraben
- Wünsche auf Veränderungen konkret formulieren
- kein Vorwegnehmen der Reaktionen des anderen (Gedankenlesen)
- positive Gefühle dem anderen gegenüber ausdrücken (Was hat mir an seinem Verhalten gefallen und wie habe ich mich dabei gefühlt?)

Zuhörerfertigkeiten (Folie 11.5)

- Blickkontakt halten und dem Sprecher zugewandt sein
- dem Sprecher Interesse entgegenbringen und zeigen (nonverbal und verbal)
- die Äußerungen des Sprechers zusammen fassen, damit keine Missverständnisse entstehen („bisher habe ich Folgendes verstanden...")
- die Perspektive des anderen einnehmen
- nach den Gefühlen, Wünschen und Ansichten des Sprechers direkt fragen, wenn sie nicht klar werden
- offene Fragen stellen und damit dem Sprecher die Möglichkeit geben, zustimmen oder ablehnen zu können
- den Sprecher für offene, verständliche Äußerungen loben
- die eigenen Gefühle direkt zurückmelden, wenn das Gesagte emotional aufwühlt
- die Gefühle und Ansichten des anderen nicht verurteilen
- positive Gefühle dem anderen gegenüber ausdrücken (Was hat mir an seinem Verhalten gefallen und wie habe ich mich dabei gefühlt?)

C) Inhaltlicher Ablauf

1. Stundenbeginn
2. Erläuterung interpersoneller Problembereiche
3. Analyse des sozialen Netzes
4. Basisinformation zum Thema Kommunikation

1. Stundenbeginn

1.1 Kurze Zusammenfassung der letzten Stunde und Klärung offener Fragen
1.2 Überblick der aktuellen Sitzung
1.3 Besprechung der Hausaufgaben

Für die manische und depressive Episode typische Kognitionen werden noch einmal für jeden Patienten zusammengefasst und gegebenenfalls als Frühwarnsymptom in die Checkliste aufgenommen. Schwierigkeiten bei der Disputation eigener typischer Kognitionen in der Manie werden thematisiert und in der Gruppe besprochen. Bei Bedarf kann noch einmal gemeinsam ein Beispiel in der Gruppe anhand des Arbeitsblatts 10.1 durchgegangen werden.

2. Erläuterung interpersoneller Problembereiche

Als Einstieg in das Thema werden die Teilnehmer zunächst zu eigenen Erfahrungen mit zwischenmenschlichen Problembereichen befragt, die sie im Zusammenhang mit ihrer Erkrankung sehen. Die genannten Aspekte werden gesammelt und anschließend vom Therapeuten den vier kritischen Problembereichen (Folie 11.1)

- ungelöste Trauer,
- Veränderungen hinsichtlich einer sozialen Rolle,
- Konflikte mit wichtigen Bezugspersonen und
- interpersonelle Defizite zugeordnet.

Im nächsten Schritt sollten die Begriffe näher erläutert und durch Beispiele veranschaulicht sowie ihre Bedeutung als Risikofaktoren hinsichtlich eines Rückfalls herausgestellt werden. Einige Problembereiche erscheinen den meisten Patienten oft auf den ersten Blick nachvollziehbar. Dazu zählen Verlusterlebnisse, sei es durch einen Trauerfall oder durch die Trennung von einem wichtigen Menschen, sowie Konflikte mit bedeutenden Bezugspersonen.

Die Veränderung der eigenen sozialen Rolle und der Verlust des „gesunden Ichs" sind dagegen für viele Patienten nicht unbedingt als Problembereiche offenkundig und werden daher oft in diesem Zusammenhang nicht angesprochen und gegebenenfalls auch zunächst negiert. Dies ist insbesondere dann der Fall, wenn eine Krankheitsakzeptanz fehlt. Demzufolge sollten diese Punkte näher erläutert werden. Hinsichtlich des Verlusts des „gesunden Ichs" sollte herausgestellt werden, dass gerade erlebte Leistungsgrenzen und dass damit häufig verbundenen Minderwertigkeitserleben subjektiv belastende Faktoren darstellen. Dies geht oft mit einer Veränderung der eigenen sozialen Rolle einher, was an einem Beispiel verdeutlicht und durch Erfahrungen der Teilnehmer ergänzt werden sollte.

Um den Begriff der sozialen Rolle und die Bedeutung einer Veränderung von Rollen den Patienten zu vermitteln, kann folgende Erläuterung verwendet werden:

Soziale Rollen legen fest, welche Position wir in der zwischenmenschlichen Gemeinschaft einnehmen. Im Privatleben kann das die Rolle der Tochter, des Sohns, der Mutter, des Vaters, des Partners, des Freundes etc. sein, im Berufsleben die des Kollegen, Vorgesetzten, Lehrlings etc. Jeder von uns nimmt daher viele unterschiedliche Rollen gleichzeitig ein. Mit diesen Rollen sind auch bestimmte Normen verbunden, das heißt, man selbst und andere haben bestimmte Erwartungen daran, wie man sich in der jeweiligen Rolle verhalten sollte. Menschen, die nun beispielsweise in Rente gehen damit ihre Rolle als Berufstätige aufgeben, müssen sich mit einer neuen Rolle, nämlich der des Rentners, und damit auch mit neuen Erwartungen und Vorstellungen das eigene Verhalten betreffend auseinander setzen. Es bedeutet aber auch, dass sich der Tagesablauf und die gewohnten sozialen Kontakte sowohl im Kollegenkreis als auch in der Familie verändern. Damit wird eine Anpassung an neue Lebensumstände erforderlich, was laut der behandelten Stressdefinition eine subjektive Belastung bedeutet und Kraft kostet. Gleichzeitig kann durch die Veränderung der Lebenssituation die bisherige Tagesstrukturierung verloren gehen, was wiederum den biologischen Rhythmus stören und den Betroffenen aus dem Stimmungsgleichgewicht bringen kann. Veränderungen der Lebenssituation sind daher immer Risikofaktoren für das Auftreten einer erneuten Krankheitsepisode.

Interpersonelle Defizite sind oft schwierig für den Betroffenen als veränderbare Stressfaktoren erkennbar. Bei vielen Patienten liegt aufgrund der Erkrankung ein Mangel an sozialen Kontakten vor. Dieser geht häufig mit der Schwierigkeit einher, Kontakte zu knüpfen. Daher soll darauf insbesondere bei der Analyse des sozialen Netzes geachtet werden. Andere Defizite bestehen in einer mangelnden Fähigkeit zur Abgrenzung von Anforderungen anderer Menschen. In diesem Zusammenhang neigen viele Patienten dazu, eigene Bedürfnisse zu ignorieren und sich für andere aufzuopfern.

Häufige Defizite bezüglich sozialer Fertigkeiten sollten in der Gruppe thematisiert werden, um den Erfahrungsaustausch diesbezüglich zu fördern. Allerdings sollten die Teilnehmer darauf hingewiesen werden, dass es sinnvoll sein kann, zusätzlich ein soziales Kompetenztraining (z. B. Pfingsten u. Hinsch 1991) zu besuchen, um dort gezielt neue Verhaltensweisen einzuüben: Das Wissen über eigene Defizite reicht oft nicht aus, um eingefahrene Verhaltensmuster zu verändern.

Nach Erläuterung der einzelnen Problembereiche werden die bis dahin identifizierten interpersonellen Probleme der Gruppenteilnehmer in der Gruppe diskutiert. Dabei geht es in erster Linie um die Bewusstmachung und die Einschätzung der Relevanz dieser Faktoren für die eigene Krankheitsgeschichte. Darüber hinaus soll die Diskussion in der Gruppe einen Erfahrungsaustausch unter den Patienten fördern. Der gegenseitige Austausch, das Erleben der Betroffenheit anderer, aber auch deren Erfahrung im Umgang mit diesen Problemfeldern kann bereits entlastend wirken und helfen, eigene Einschränkungen aus einem anderen Blickwinkel zu betrachten.

3.   Analyse des sozialen Netzes

Da viele Patienten unter Konflikten oder einem Mangel im zwischenmenschlichen Bereich leiden, wird als ein Schwerpunkt dieser Sitzung eine Analyse des sozialen Netzes der Teilnehmer durchgeführt. Dazu sollte einleitend noch einmal auf die Bedeutung sozialer Unterstützung für die Stressprotektion (Folie 11.2) und die potenzielle Wirkung von konfliktbelasteten Beziehungen als Stressoren aufmerksam gemacht werden.

Zur Analyse der sozialen Kontakte der Teilnehmer können die Arbeitsblätter 11.1a und 11.1b verwendet werden. Als erstes wird das Arbeitsblatt 11.1a an die Patienten verteilt. Es hat sich bewährt, nach einer kurzen Erläuterung des Gruppenleiters zur Aufstellung des sozialen Netzes die Teilnehmer allein oder zu zweit ihre Kontakte aufschreiben und bewerten zu lassen. Der Gruppenleiter gibt dabei Hilfestellungen und steht für individuelle Fragen bereit.

Wenn alle Teilnehmer ihr soziales Netz erstellt haben, kann der Gruppenleiter die Durchführung des Arbeitsblatts 11.1b beispielsweise wie folgt einleiten:

> Jeder von Ihnen hat nun auf seinem Arbeitsblatt die Menschen eingetragen, die seine derzeitigen zwischenmenschlichen Beziehungen ausmachen. Diese Beziehungen können nun entweder eher positiv erlebt werden und damit einen Schutz vor Belastungen darstellen oder an sich Belastungsfaktoren darstellen und daher negativ als Risikofaktoren für einen Rückfall wirken. Ist Letzteres der Fall, sollen Sie nun prüfen, wie Sie diese Belastungen verringern können. Dies könnte zum Beispiel über eine Aussprache mit der betroffenen Person oder dem Abbruch des Kontakts erfolgen. Möglicherweise ist aber auch die Anzahl der Beziehungen ein problematischer Aspekt. Je mehr zwischenmenschliche Beziehungen jemand besitzt, desto zahlreicher sind oft auch die Ansprüche an die eigene Person, zum Beispiel in Form von Verpflichtungen und Terminen. Werden diese zu viel, können sie ebenfalls zur Belastung und einem Stressfaktor werden. Zu wenige Beziehungen können dagegen einen Mangel an sozialer Unterstützung widerspiegeln. Welcher der genannten Aspekte in Ihrem Leben vielleicht eine Bedeutung hat, soll nun anhand des Arbeitsblatts 11.1b zur Analyse des sozialen Netzes geprüft werden.

Das Arbeitsblatt 11.1b kann von den Patienten wahlweise allein oder zu zweit bearbeitet werden. Es werden dabei inhaltlich die folgende Fragen abgehandelt:

- Zu wem besteht ein positiver bzw. negativer Kontakt?
- Wie häufig und intensiv sind meine Kontakte und bin ich damit zufrieden?
- Möchte ich Kontakte abbauen, aufbauen oder verändern?
- Habe ich zu wenige Kontakte?
- Wo und wie kann ich gegebenenfalls neue Kontakte knüpfen?

Anschließend werden die Ergebnisse in der Gruppe diskutiert. In diesem Zusammenhang können die unterschiedlichsten Themen angeschnitten werde. Häufig werden konfliktbehaftete Beziehungen und mangelnde Kontakte von den Patienten als Problembereiche angesprochen. Daher soll im Folgenden auf diese Themen etwas näher eingegangen werden.

Viele Patienten klagen über fehlende soziale Kontakte und eine zunehmende Isolierung im Zuge der Erkrankung. Hier hat es sich bewährt, gemeinsam mit den Patienten Möglichkeiten zu sammeln, wie man mit anderen Menschen in Kontakt kommen und diesbezügliche vorhandene Ressourcen nutzen kann. Mögliche Kontaktquellen können im Kreis von Familienangehörigen, Freunden, Bekannten, Arbeitskollegen sowie Mitgliedern einer Gemeinschaft (z. B. Kirche, Verein) liegen. Bestehen allerdings massive Defizite hinsichtlich der sozialen Kompetenz des Betroffenen oder liegt eine starke soziale Unsicherheit vor, reicht eine Diskussion des Themas in der Gruppe nicht aus. In diesem Fall ist die Teilnahme an einem ergänzenden, spezifisch darauf ausgerichteten Therapieangebot zu empfehlen, zum Beispiel an einem sozialen Kompetenztraining (Pfingsten u. Hinsch 1991). Darüber hinaus sind Paargespräche oder familientherapeutische Interventionen indiziert, wenn massive familiäre Konflikte krankheitsbedingende Faktoren darstellen.

4.   Basisinformationen zum Thema Kommunikation

Da die Art der familiären Kommunikation einen Einfluss auf eine Rezidivbildung bei bipolaren Störungen zu haben scheint (Priebe et al. 1989) und zudem viele alltägliche Konflikte durch die Art der Kommunikation begünstigt werden können, sollen im Folgenden Informationen zu diesem Thema sowie grundlegende Kommunikationsregeln vermittelt werden.

Ein Einstieg in die Thematik könnte wie folgt aussehen:

> Jeder weiß aus eigenem Erleben, dass die Art des Umgang miteinander entscheidend dafür ist, ob wir uns mit dem anderen wohl fühlen oder nicht. Wissenschaftliche Untersuchungen haben darüber hinaus festgestellt, dass die Art des Umgangs in Familien auch einen Einfluss auf die Rückfallrate von Patienten mit bipolaren Erkrankungen hat. So wurden in Familien, in denen häufig massive Kritik und Schuldzuweisungen geäußert wurden, ungünstigere Verlaufsprognosen ermittelt. Aber auch wenn das Familienklima prinzipiell in Ordnung ist, können durch Missverständnisse in der Kommunikation Konflikte entstehen. Um diese Möglichkeit einzuschränken, werden wir uns jetzt mit einigen grundlegenden Aspekten der Kommunikation beschäftigen und damit, wie man sie verbessern, das heißt weniger anfällig für Missverständnisse machen kann.

Die Patienten können an dieser Stelle gefragt werden, was sie bereits über Kommunikation wissen. Anschließend kann der Therapeut wesentliche Aspekte wie folgt zusammenfassen:

> Unter Kommunikation versteht man einen wechselseitigen Austausch von Mitteilungen oder Nachrichten zwischen zwei oder mehreren Menschen. Man spricht in diesem Zusammenhang auch von einem Sender und einem Empfänger von Mitteilungen. Mitteilungen sind nicht immer eindeutig, sondern können unterschiedliche Aspekte beinhalten. Sie sind oft der Grund für Missverständnisse und für Konflikte und Auseinandersetzungen. Daher möchte ich jetzt auf die unterschiedlichen Bedeutungen von Mitteilungen näher eingehen.

Den Patienten können nun anhand des vorgegebenen Beispiels (Folie 11.3), die verschiedenen Empfängerebenen vorgestellt werden. Die aufgeführten Beispiele sind willkürlich gewählt und können in Abhängigkeit von dem jeweiligen Empfänger, aber auch von der Intention des Senders variieren. Es sollte jedoch deutlich werden, dass die Information, die bei dem Empfänger ankommt, stark von dessen

Interpretation abhängt. So hat der Empfänger stets die Wahl, ob er eine Nachricht auf allen vier „Antennen" empfängt oder ob er lediglich auf einen Aspekt der Nachricht bevorzugt reagiert. Seine Reaktion wird zudem durch die nonverbalen Mitteilungen, den Tonfall, die Betonung des Senders sowie den Kontext der Nachricht mitbestimmt. Reagiert der Empfänger nun auf eine Seite, die vom Sender gar nicht gemeint war, können schnell Schwierigkeiten in der zwischenmenschlichen Kommunikation entstehen.

Nachdem die Möglichkeiten einer gestörten Kommunikation den Patienten verdeutlicht worden sind, können nun die Kommunikationsregeln (Folie 11.4 und 11.5) im Sinne von Basisfertigkeiten eingeführt werden. Diese sollten gemeinsam mit den Patienten erarbeitet werden. Vielen Patienten sind bereits grundlegende Regeln bekannt, sie können aufgegriffen, entsprechend ergänzt und durch Beispiele veranschaulicht werden.

Ziel ist es, auf die Bedeutung einer eindeutigen Kommunikation hinzuweisen, um über diesen Weg Missverständnisse und Konfliktpotenzial in zwischenmenschlichen Beziehungen zu vermeiden. Die vier Ebenen der Kommunikation sollen in diesem Zusammenhang das Bewusstsein für Mehrdeutigkeiten schärfen und die Möglichkeit eröffnen, die eigene Interpretation der Nachricht zu hinterfragen und mit der Absicht des Senders abzugleichen.

Im Rahmen dieses Gruppenprogramms ist es jedoch nicht möglich, ein umfassendes Kommunikationstraining durchzuführen. Es können lediglich einzelne Rollenspiele zur Verdeutlichung der Kommunikationsregeln anhand von Teilnehmerbeispielen ausprobiert werden. Bestehen dagegen gravierende Interaktions- und Kommunikationsprobleme wie zum Beispiel Konflikte in einer Partnerschaft, welche die Erkrankung aufrechterhalten bzw. einen maßgeblichen Einfluss auf sie haben, sind wie bereits erwähnt ergänzende Gruppenangebote, Einzelgespräche oder familientherapeutische Angebote erforderlich. Ebenso wenig können in diesem Programm Neuorientierungen hinsichtlich einer veränderten sozialen Rolle sowie individuelle Trauerarbeit erschöpfend behandelt werden.

Als Hausaufgabe werden die Teilnehmer gebeten, ihre alltägliche Kommunikation zu beobachten und zeitweise bewusst zu versuchen, die Kommunikationsregeln anzuwenden. Darüber hinaus sollen sie für die Abschlusssitzung noch ungeklärte Fragen sammeln.

Hausaufgabe

- Lesen des Informationsblatts 9
- Anwendung der Folien 11.4 und 11.5
- Sammeln offener Fragen

Therapiematerialien

- Informationsblatt 9: Zwischenmenschliche Probleme und bipolare Störungen
- Folie 11.1: Interpersonelle Probleme
- Folie 11.2: Soziale Unterstützung
- Folie 11.3: Die vier Antennen der Kommunikation
- Folie 11.4: Kommunikationsregeln – Sprecherfertigkeiten
- Folie 11.5: Kommunikationsregeln – Zuhörerfertigkeiten
- Arbeitsblatt 11.1a: Mein soziales Netz
- Arbeitsblatt 11.1b: Analyse meines sozialen Netzes

12. Sitzung: Erarbeitung eines Krisenplans und Abschluss des Programms

A) Zielsetzung der Sitzung

Ziel dieser Sitzung ist es, individuelle Krisenpläne für depressive und manische Episoden zu erarbeiten. Diese sollen dem Patienten in einer akuten Krise, also wenn deutliche Frühwarnsymptome auftreten, als Orientierungshilfe für sein Handeln dienen. Sie greifen dann, wenn Maßnahmen zur Prophylaxe von Frühwarnsymptomen nicht mehr wirken. Darüber hinaus soll abschließend eine Zusammenfassung der in dem Programm berücksichtigten Inhalte gegeben werden.

B) Hintergrundinformationen

Die Aufstellung individueller Krisenpläne soll dazu dienen, im Falle einer Krise ein Hilfsmittel zur Hand zu haben, das ein unverzügliches Handeln im Sinne einer Gegenregulation gewährleisten soll. Als Krise werden Situationen bezeichnet, in denen das Auftreten von Frühwarnsymptomen eine erneute bipolare Krankheitsepisode ankündigt. Die Krisenpläne sollen als eine Art „Notfallplan" verstanden werden, der ein geplantes und sinnvolles Handeln in der Krise unterstützen soll. Gerade in Krankheitsphasen ist die Gefahr groß, inadäquat oder gar nicht zu reagieren, zumal die Betroffenen neben den emotionalen häufig auch kognitive Beeinträchtigungen erleben.

Der Krisenplan soll daher alle wichtigen Aspekte zur Verifizierung einer Episode und zur ersten Krisenintervention enthalten. Dazu zählen die Auflistung der wichtigsten Frühwarnsymptome für die jeweilige Episode, von bewährten Methoden zur kurzfristigen Entlastung und Gegenregulation sowie von geeigneten Ansprechpartnern. Letztere umfassen sowohl Menschen, die dem Betroffenen soziale Unterstützung und Zuwendung geben, als auch Fachleute wie den behandelnden Arzt bzw. Psychotherapeuten oder auch Notfalldienste.

Da sich sowohl die Frühwarnzeichen als auch die notwendigen Interventionen für manische und depressive Episoden gravierend unterscheiden können, wird hier die Verwendung von getrennten Krisenplänen für die jeweilige Krankheitsepisode präferiert.

C) Inhaltlicher Ablauf

1. Stundenbeginn
2. Erarbeitung eines Krisenplans
3. Zusammenfassung der wichtigsten Aspekte des Gruppenprogramms
4. Abschlussrunde

1. Stundenbeginn

1.1 Kurze Zusammenfassung der letzten Stunde und Klärung offener Fragen
1.2 Überblick über die aktuelle Sitzung
1.3 Besprechung der Hausaufgaben

Die Erfahrungen und Schwierigkeiten bei der Anwendung der Kommunikationsregeln sollen angesprochen und in der Gruppe diskutiert werden.

2. Erarbeitung eines Krisenplans

Die Erarbeitung individueller Krisenpläne sollte zunächst vom Gruppenleiter mit einer Erklärung des Sinns und Zwecks solcher Pläne eingeleitet werden. Neben seiner Funktion als Notfallplan gibt er den Patienten auch die Möglichkeit, noch einmal wichtige Aspekte der Rückfallprophylaxe zu reflektieren.
Anschließend können die Krisenpläne (Arbeitsblatt 12.1 und 12.2) an die Teilnehmer verteilt werden. Die Folie 12.1 fasst die zentralen Fragen zur Erarbeitung der Pläne zusammen. Es werden getrennte Pläne für depressive und manische Episoden erstellt. Die folgende beispielhafte Erläuterung bezieht sich dabei auf eine manische Episode.

Der erste Punkt des Krisenplans sieht die Auflistung Ihrer wichtigsten Frühwarnsymptome in der Manie vor. Das Vorhandensein dieser Symptome soll noch einmal geprüft werden und so gegebenenfalls signalisieren, dass eine Krise eingetreten ist und ein Handlungsbedarf besteht. Bitte nehmen Sie sich jetzt einen Augenblick Zeit und tragen Sie noch einmal Ihre wichtigsten Frühwarnsignale in der Manie ein.

Der zweite Punkt erfasst die wichtigen Bezugspersonen des Patienten bzw. Kontaktadressen, die in diesem Fall von dem Patienten als hilfreich und unterstützend angesehen werden. Dies kann die Kontaktaufnahme zu Angehörigen oder guten Freunden, die den Betroffenen entlasten, bzw. zum behandelnden Arzt bzw. einer Klinik sein. Wichtig ist es, auch Anlaufstellen zu notieren, die abends oder am Wochenende kontaktiert werden können wie zum Beispiel den diensthabenden Arzt einer psychiatrischen Klinik. Viele Patienten scheuen davor zurück, beispielsweise am Wochenende einen Arzt aufzusuchen, und riskieren statt dessen eine Verschlechterung der Symptomatik. Solche Bedenken sollten aufgegriffen werden. Die Teilnehmer sollten darin bestärkt werden, auch in diesem Fall fachliche Hilfe in Anspruch zu nehmen. Diesen Punkt kann man zunächst in der Gruppe diskutieren. Anschließend sollten die Patienten wieder die Möglichkeit erhalten, ihre wichtigsten Kontaktadressen zu notieren.

Schließlich werden in der Gruppe Möglichkeiten gesammelt, die den Betroffenen in der Krise eine kurzfristige Entlastung verschaffen können. Aufgelistet werden sollten alle Maßnahmen, die eine Auszeit, Entlastung und Regeneration für den Patienten ermöglichen und kurzfristig eingerichtet werden können. Dazu sollten die bereits in den vergangenen Sitzungen erarbeiteten Möglichkeiten aufgegriffen werden. Darüber hinaus sollten bewährte Strategien einbezogen werden, die bereits in der Vergangenheit von den Patienten eingesetzt worden sind. Auch kann der Austausch in der Gruppe noch einmal zusätzliche Anregungen für den Einzelnen bieten. Es ist jedoch zu beachten und vom Gruppenleiter hervorzuheben, dass aufgrund großer interindividueller Unterschiede nicht alle Vorschläge für jeden Teilnehmer hilfreich sind. So kann beispielsweise für den einen Patienten ein Waldspaziergang eine Entlastung darstellen, während ein anderer dies als unangenehm und wenig entlastend erlebt.

Im Folgenden sind exemplarisch einige Vorschläge zum Krisenmanagement aufgelistet (Folie 12.2):

- Aufsuchen des behandelnden Arztes oder der Klinik
- Krankmeldung beim Arbeitgeber
- Freunde bzw. Angehörige um Unterstützung bitten
- Reduktion oder Absage aller Aktivitäten und Verpflichtungen beispielsweise durch Delegieren oder Abgabe von Aufgaben
- Einnahme von unterstützender zusätzlicher Medikation nach Absprache mit dem behandelnden Arzt (z. B. Schlaftabletten)
- Rückzug aus belastenden Situationen, Probleme vertagen
- Einsatz von Methoden zum kurzfristigen Stressabbau
- Festlegung von erweiterten Schlafenszeiten
- vermehrt Pausen einlegen
- Durchführung von Entspannungsverfahren
- Reizminimierung, insbesondere in der Manie
- entspannende positive Aktivitäten (z. B. spazieren gehen, ein Wannenbad nehmen, Musik hören)

Es sollen an dieser Stelle noch einmal explizit die wichtigsten Maßnahmen zur Gegensteuerung von depressiven und manischen Episoden erwähnt werden. Zu Beginn einer Depression sollten positive angenehme Aktivitäten ausgeweitet und negativ konnotierte reduziert werden. Aufgaben sollten so geplant werden, dass Überforderungen vermieden und Erfolgsergebnisse gefördert werden. Die Inanspruchnahme von Unterstützung durch andere, der Einbau zusätzlicher Pausen und Regenerationsphasen sowie eine Reduktion eigener Ansprüche sollten in dieser Zeit besonders in Erwägung gezogen werden. Umgekehrt sollten zu Beginn einer Manie Aktivitäten begrenzt werden. Die Durchführung einer Aktivitäts- und Aufmerksamkeitsverlagerung kann dabei kurzfristig wirksam sein. Parallel ist auch hier die Einplanung von Ruhezeiten und Pausen in möglichst reizarmer Umgebung sinnvoll.

Den Patienten soll im Anschluss an die Diskussion hilfreicher Strategien wieder Zeit gegeben werden, für sie relevante Strategien zur Entlastung aufzuschreiben. Der Gruppenleiter steht während dieser Zeit für Fragen bereit.

3.   Zusammenfassung der wichtigsten Aspekte des Gruppenprogramms

Nach Erstellung der Krisenpläne sollte zum Abschluss des Gruppenprogramms eine kurze Zusammenfassung der wichtigsten Inhalte erfolgen. Grundlegend für einen adäquaten Umgang mit der Erkrankung wird die Notwendigkeit angesehen, sich mit seiner Erkrankung aktiv auseinander zu setzen. Daher wird den Patienten explizit empfohlen, eine Selbstkontrolle anhand des Stimmungsgraphs und der Checkliste zu Frühwarnsymptomen weiter zu führen.

Ausgehend vom Vulnerabilitäts-Stress-Modell (Folie 3.3) sollte noch einmal die Wichtigkeit der medikamentösen Behandlung, der Regulation von Aktivitäten und Tagesrhythmen, des Umgangs mit und Abbaus von Belastungsfaktoren unterschiedlichster Art (einschließlich interpersoneller Problembereiche) sowie der Veränderung ungünstiger Denkmuster zur Prävention weiterer Rückfälle verdeutlicht werden. Entsprechend sollten die Patienten in der Lage sein, die wichtigsten Bedingungsfaktoren ihrer Krankheitsepisoden zu erkennen, und Möglichkeiten des Umgangs damit zu sehen.

Abschließend erhalten die Patienten die Möglichkeit, noch offene Fragen anzusprechen und in der Gruppe zu diskutieren.

4.   Abschlussrunde

Die Patienten werden zum Abschluss der Sitzung um ein Feedback zu dem vorliegenden Gruppenprogramm gebeten. Dies sollte Informationen darüber, welche Inhalte als hilfreich erlebt wurden, welche Schwierigkeiten bei der Umsetzung des erworbenen Wissens aufgetreten sind, sowie eine Rückmeldung über durchgeführte und geplante Veränderungen enthalten. Der Therapeut sollte darüber hinaus nachfragen, inwieweit die Erwartungen der Teilnehmer erfüllt wurden oder ob noch Themenbereiche offen oder unzureichend erläutert geblieben sind. Kritische Hinweise auf zu kurz gekommene Inhalte oder Unzulänglichkeiten sollten vom Therapeuten aufgenommen und reflektiert werden. In diesem Zusammenhang sollten gegebenenfalls Modifikationen in Erwägung gezogen werden. Abschließend kann vom Therapeuten eine Rückmeldung über das emotionale Befin-

den der Teilnehmer erfragt werden, um bei Bedarf weitere therapeutische Maßnahmen einleiten oder empfehlen zu können.

Therapiematerialien

- Folie 12.1: Fragen zur Erarbeitung eines Krisenplans
- Folie 12.2: Möglichkeiten der Entlastung in Krisensituationen
- Folie 3.3: Vulnerabilitäts-Stress-Modell – Therapieansätze
- Arbeitsblatt 12.1: Mein Krisenplan – Depression
- Arbeitsblatt 12.2: Mein Krisenplan – Manie

Literaturverzeichnis

Akiskal HS, Burgeois ML, Angst J, Post R, Möller H-J, Hirschfeld R (2000) Reevaluating the prevalence of and diagnostic composition within the broad clinical spectrum of bipolar disorders. Journal of Affective Disorders 59, S5–S30.

American Psychiatric Association [APA] (1987) Diagnostic and Statistical Manual of Mental Disorders: 3th ed. – Revised. APA, Washington, DC.

American Psychiatric Association [APA] (1996) Diagnostisches und statistisches Manual psychischer Störungen DSM-IV. (Saß H, Wittchen HU, Zaudig M, Übers.). Hogrefe, Göttingen. (Original erschienen 1994: Diagnostic and statistical manual of mental disorders, 4th ed.).

Angst J, Gamma A (2002) A new bipolar spectrum concept: A brief review. Bipolar Disorders 4 (1), 11–14.

Arolt V, Behnken A (2002) Epidemiologie bipolarer Störungen. In: Deutsche Gesellschaft für bipolare Störungen e. V. Weißbuch Bipolare Störungen in Deutschland (S. 13–21). BoD GmbH, Norderstedt.

Bäuml J, Pitschel-Walz G (2003) Psychoedukative Informationsvermittlung: „Pflicht und Kür". In: Bäuml J, Pitschel-Walz G. Psychoedukation bei schizophrenen Erkrankungen (S. 101–123). Schattauer, Stuttgart.

Baldessarini RJ, Tondo L (1998) Effects of lithium treatment in bipolar disorders and post-treatment-discontinuation recurrance risk. Clinical Drug Investigation 15, 337–351.

Baldessarini RJ, Tondo L, Viguera AC (1999) Effects of discontinuing lithium maintenance treatment. Bipolar Disorder 1, 17–24.

Bauer MS, Crits-Christoph P, Ball WA, Dewees E, McAllister T, Alahi P, Cacciola J, Whybrow PC (1991) Independent assessment of manic and depressive symptoms by self-rating. Archives of General Psychiatry 48, 807–812.

Basco MR, Rush AJ (1996) Cognitive-behavioral therapy for bipolar disorder. The Guilford Press, New York.

Bauer M, Mc Bride L (1996) Structured group psychotherapy for bipolar disorder. Springer, New York.

Bauer M, Mc Bride L, Chase C, Sachs G, Shea N (1998) Manual based group psychotherapy for bipolar disorder: a feasibility study. Journal of Clinical Psychiatry 59 (9), 449–455.

Bech P, Kastrup M, Rafaelsen OJ (1986) Mini-compendium of rating scales for states of anxiety, depression, mania, schizophrenia with corresponding DSM-III syndromes. Acta Psychiatrica Scandinavica 73 (Suppl. 326), 1–37.

Bech P, Rafaelsen OJ, Kramp P, Bolwig TG (1978) The Mania Rating Scale: Scale construct and interobserver agreement. Neuropharmacology 17, 430–431.

Beck AT (1967) Depression: Clinical experimental and theoretical aspects. Harper & Row, New York.

Beck AT, Rush AJ, Shaw BF, Emery G (1996) Kognitive Therapie der Depression (Bronder G, Stein B, Übers.). Beltz Psychologie Verlags Union, Weinheim. (Original erschienen 1979: Cognitive Therapy of Depression).

Beck AT, Steer RA (1994) Beck-Depressions-Inventar (Verlag Hans Huber, Übers.). Huber, Bern. (Original erschienen 1978: Beck Depression Inventory).

Beck AT, Weissman A, Lester D, Trexler L (1974) The measurement of pessimism: The Hopelessness Scale. Journal of Consulting and Clinical Psychology 42, 861–865.

Bräunig P, Krüger S (2001) Die klinische Diagnostik bipolarer Erkrankungen. Nervenheilkunde 8a, 20 (Suppl. 2), S2–S6.

Bräunig P, Krüger S (2002) Diagnostik der bipolaren Erkrankung. In: Deutsche Gesellschaft für bipolare Störungen e. V. Weißbuch Bipolare Störungen in Deutschland (S. 47–56). BoD GmbH, Norderstedt.

Bräunig P (2003) Leben mit einer bipolaren Erkrankung. Manuskript in Vorbereitung.

Brennan JW (1995) A short-term psychoeducational multiple-family group for bipolar patients and their families. Social Work 40, No. 6, 737–743.

Cochran SD (1984) Preventing medical noncompliance in the outpatient treatment of bipolar disorder. Journal of Consulting and Clinical Psychology 52, 873–878.

Colom F, Vieta E, Martinez-Arán A, Reinares M, Goikolea JM, Benabarre A, Torrent C, Comes M, Corbella B, Parramon G, Corominas J (2003) A randomized trial on the efficacy of group psychoeducation in the prophylaxis of recurrances in bipolar patients whose disease is in remission. Archives of General Psychiatry 60, 402–407.

Coryell W, Scheftner W, Keller M, Endicott J, Maser J, Klerman GL (1993) The enduring psychosocial consequences of mania and depression. American Journal of Psychiatry 150, 5, 720–727.

Deckert J (2002) Genetik. In: Deutsche Gesellschaft für bipolare Störungen e. V. Weißbuch Bipolare Störungen in Deutschland (S. 39–46). BoD GmbH, Norderstedt.

Depue RA, Iacono WG (1989) Neurobehavioral aspects of affective disorders. Annual Review of Psychology 40, 457–492.

Depue RA, Krauss S, Spoont MR (1987) A two-dimensional threshold model of seasonal bipolar affective disorder. In: Magnusson D, Ohman A (eds). Psychopathology: An interactional perspective (95–123). Academic Press, Orlando.

Derogatis LR, Cleary PA (1977) SCL-90, Administration, Scoring and Procedure Manual 1 for the R (Revised) Version. Johns Hopkins University School of Medicine, Baltimore.

Dittmann S, Biedermann NC, Grunze H, Hummel B, Schärer L, Kleindienst N, Forsthoff A, Matzner N, Walser S, Walden J (2002) The Stanley Foundation Bipolar Network: Results of the naturalistic follow-up study (NFS) after 2 1/2 years of follow-up in the German centers. Neuropsychobiology 46 (Suppl. 1), 2–9.

D'Zurilla TJ, Goldfried MR (1971) Problem solving and behavior modification. Journal of Abnormal Psychology 78, 107–126.

Ehlers CL, Frank E, Kupfer DJ (1988) Social zeitgebers and biological rhythms: A unified approach to understanding the etiology of depression. Archives of General Psychiatry 45, 948–952.

Ellenberg J, Salamon I, Meaney C (1980) A lithium clinic in a community mental health center. Hospital & Community Psychiatry 31, 834–836.

Ellicott A, Hammen C, Gitlin M, Brown G, Jamison K (1990) Life events and the course of bipolar disorder. American Journal of Psychiatry 147, 1194–1198.

Ellis A (1962) Reason and emotion in psychotherapy. Lyle Stuart, New York.

Endicott J, Spitzer RL (1978) A diagnostic interview: The schedule for affective disorders and schizophrenia. Archives of General Psychiatry 35 (7), 837–844.

Fava GA, Bartolucci G, Rafanelli C, Mangelli L (2001) Cognitive-behavioral management of patients with bipolar disorder who relapsed while on lithium prophylaxis. Journal of Clinical Psychiatry 62, 556–559.

Fiedler P (1996) Verhaltenstherapie in und mit Gruppen. Beltz, Weinheim.

First MB, Spitzer RL, Gibbon M, Williams JBW (1994) Structured Clinical Interview for Axis I DSM-IV Disorders – Patient Edition (SCID-I/P). Biometrics Research Department, New York State Psychiatric Institute.

Frank E, Hlastala S, Ritenour A, Houck P, Xin Ming Tu, Monk TH, Mallinger AG, Kupfer DJ (1997) Inducing lifestyle regularity in recovering bipolar disorder patients: Results from the maintenance therapies in bipolar disorder protocol. Biological Psychiatry 41, 1165–1173.

Frank E, Kupfer DJ, Ehlers CL, Monk TH, Cornes C, Carter S, Frankel D (1994) Interpersonal and Social Rythm Therapy for Bipolar Disorder: Integration Interpersonal and behavioral approaches. The Behavior Therapist 17, No. 7, 143–149.

Frank E, Swartz HA, Kupfer DJ (2000) Interpersonal and Social Rythm Therapy: Managing the chaos of bipolar disorder. Biological Psychiatry 48, 593–604.

Frank E, Swartz HA, Mallinger AG, Thase ME, Weaver E, Kupfer DJ (1999) Adjunctive psychotherapy for bipolar disorder: Effects of changing treatment modality. Effects of changing treatment. Journal of Abnormal Psychology 108, 579–587.

Ghaemi SN, Sachs G, Goodwin FK (2000) What is to be done? Controversies in the diagnosis and treatment of manic-depressive illness. World Journal of Biological Psychiatry 2, 65–74.

Gitlin MJ, Swendsen J, Heller TL, Hammen C (1995) Relapse and impairment in bipolar disorder. American Journal of Psychiatry 152, 1635–1640.

Goldberg JF, Harrow M, Grossman LS (1995) Recurrent affective syndroms in bipolar and unipolar mood disorders. British Journal of Psychiatry 166, 382–385.

Goldberg JF, Harrow M, Leon AC (1996) Lithium treatment of bipolar affective disorders under naturalistic follow-up conditions. Psychopharmacological Bulletin 32, 47–54.

Goodwin FK, Redfield Jamison K (1990) Manic-Depressive Illness. Oxford University Press, New York.

Hamilton M (1967) Development of a rating scale for primary depressive illness. British Journal of Social and Clinical Psychology 6, 276–296.

Hammen C, Ellicott A, Gitlin M (1992) Stressors and sociotropy/autonomy: A longitudinal study of their relationship to the course of bipolar disorder. Cognitive Therapy 16, 409–418.

Harrow M, Goldberg JF, Grossman LS, Meltker H (1990) Outcome in manic disorders. Archives of General Psychiatry 47, 665–671.

Hautzinger M (2000). Kognitive Verhaltenstherapie bei Depressionen. Beltz, Weinheim.

Hinsch R, Pfingsten U (1998) Gruppentraining sozialer Kompetenzen (GSK). Beltz Psychologie Verlags Union, Weinheim.

Hlastala SA, Frank E, Mallinger AG, Thase ME, Ritenour AM, Kupfer DJ (1997) Bipolar depression: An underestimated treatment challenge. Depression and Anxiety 5, 73–83.

Hollon S, Kendall P (1980) Cognitive self statements in depression: Development of an automatic thoughts questionnaire. Cognitive therapy and research 4, 383–396.

Hunt N, Bruce-Jones WD, Silverstone T (1992) Life events and relapse in bipolar affective disorder. Journal of Affective Disorders 25, 13–20.

Hurry J, Sturt E, Bebbington P, Tennant C (1983) Socio-demographic associations with social disablement in a community sample. Social Psychiatry 18, 113–121.

Huxley NA, Parikh SV, Baldessarini RJ (2000) Effectiveness of psychosocial treatments in bipolar disorder: State of evidence. Harvard Review of Psychiatry 8, 126–140.

Johnson SL, Miller I (1997) Negative life events and time to recovery from episodes of bipolar disorder. Journal of Abnormal Psychology 106 (3), 449–457.

Johnson SL, Roberts JE (1995) Life events and bipolar disorders: Implications from biological theories. Psychological Bulletin 117, 434–449.

Johnson SL, Winett CA, Meyer B, Greenhouse WJ, Miller I (1999) Social support and the course of bipolar disorder. Journal of Abnormal Psychology 108 (4), 558–566.

Kaluza G (1996) Gelassen und sicher im Streß. Springer, Berlin Heidelberg New York Tokio.

Keller MB, Lavori PW, Coryell W, Endicott J, Mueller TI (1993) Bipolar I: a five year prospective follow-up. Journal of Nervous Mental Disorders 181, 238–245.

Klerman GL, Weissman MM, Rounsaville BJ, Chevron ES (1984) Interpersonal Psychotherapy of Depression. Basic Books, New York.

Koppenhöfer E, Lutz R (1984) Therapieprogramm zum Aufbau positiven Erlebens und Handelns bei depressiven Patienten. Manual. Weissenhof-Verlag Dr. Jens Kunow, Weinsberg.

Lam DH, Bright J, Jones S, Hayward P, Schuck N, Chisholm D, Sham P (2000) Cognitive therapy for bipolar illness: A pilot study of relapse prevention. Cognitive Therapy and Research 24, 503–520.

Lam DH, Watkins ER, Hayward P, Bright J, Wright K, Kerr N, Parr-Davis G, Sham P (2003) A randomized controlled study of cognitive therapy for relapse prevention for bipolar affective disorder. Archives of General Psychiatry 60, 145–152.

Lam DH, Jones SH, Hayward P, Bright JA (1999) Cognitive therapy for bipolar disorder: A therapist's guide to concepts, methods and practice. John Wiley & Sons, Chichester.

Lam DH, Wong G (1997) Prodromes, coping strategies, insight and social functioning in bipolar affective disorders. Psychological Medicine 27, 1091–1100.

Leibenluft E, Albert PS, Rosenthal NE, Wehr TA (1996) Relationship between sleep and mood in patients with rapid-cycling bipolar disorder. Psychiatry Research 63, 161–168.

Leverich GS, Post RM (1996) Life charting the course of bipolar disorder. Current review of Mood and Anxiety Disorders 1, 48–61.

Margraf J (1996) Grundprinzipien und historische Entwicklung. In: Margraf J (ed). Lehrbuch der Verhaltenstherapie (Bd. 1, S. 1–30). Springer, Heidelberg Berlin New York Tokio.

Marks IM, Swinson RP, Basoglu M, Kuch K, Noshirvani H, O'Sullivan G, Lelliott PT, Kirby M, McNamee G, Sengun S, Wickwire K (1993) Alprazolam and exposure alone and combined in panic disorder with agoraphobia. A controlled study in London and Toronto. British Journal of Psychiatry 162, 776–787.

Mericle BP (1999) Developing the therapeutic environment. In: Keltner N, Swecke LH, Bostrom CE (eds) Psychiatric nursing (3th ed., pp. 320342). Mosby, St Louis.

Meyer TD, Hautzinger M (2000) Psychotherapie bei bipolaren affektiven Störungen – Ein Überblick über den Stand der Forschung. Verhaltenstherapie 10, 177–186.

Miklowitz DJ, Goldstein MJ (1997) Bipolar disorder. A family-focused treatment approach. The Guilford Press, London.

Miklowitz DJ, Goldstein MJ, Nuechterlein KH, Snyder KS, Doane JA (1986) Expressed emotion, affective style, lithium compliance, and relapse in recent onset mania. Psychopharmacological Bulletin 22, 628–632.

Miklowitz DJ, Goldstein MJ, Nuechterlein KH, Snyder KS, Mintz J (1988) Family factors and the course of bipolar affective disorder. Archives of General Psychiatry 45, 225–231.

Miklowitz DJ, Simoneau TL, George EL, Richards JA, Kalbag A, Sachs-Ericsson N, Suddath R (2000) Family-focused treatment of bipolar disorder: 1-year effects of a psychoeducational program in conjunction with Pharmacotherapy. Biological Psychiatry 48, 582–592.

Miklowitz DJ, Simoneau L, Sachs-Ericsson N, Warner R, Suddath R (1996) Family risk indicators in the course of bipolar affective disorder. In: Mundt C, Goldstein MJ, Hahlweg K, Fiedler P (eds) Interpersonal factors in the origin and course of Affective Disorder (S. 204–217). Gaskell Books, London.

Mulhall DJ (1976) Systematic self assessment by PQRST. Psychological Medicine 6, 591–597.

Palmer A, Williams H, Adams M (1995) Cognitive behaviour therapy in group format for bipolar affective disorder. Behavioural and Cognitive Psychotherapy 23, 153–168.

Patelis-Siotis I, Young LT, Robb JC, Marriott M, Bieling PJ, Cox LR, Joffe RT (2001) Group cognitive behavioral therapy for bipolar disorder: A feasibility and effectiveness study. Journal of Affective Disorders, Special Issue, 65 (2), 145–153.

Peet M, Harvey NS (1991) Lithium maintenance, 1: A standard education program for patients. British Journal of Psychiatry 158, 197–200.

Perry AN, Tarrier N, Morriss R, Mc Carthy K, Limb K (1999) Randomised controlled trial of efficacy of teaching patients with bipolar disorder to identify early symptoms of relapse and obtain treatment. British Medical Journal 318 (7177), 149–153.

Petermann F (1997) Patientenschulung und Patientenberatung. Hogrefe, Göttingen.

Pfäfflin M, May TW (2002) Kosten von bipolaren Störungen. In: Deutsche Gesellschaft für bipolare Störungen e. V. Weißbuch Bipolare Störungen in Deutschland (S. 111–119). BoD GmbH, Norderstedt.

Post RM (1992) Transduction of psychosocial stress into the neurobiology of recurrent affective disorder. American Journal of Psychiatry 149, 999–1010.

Powell BJ, Othmer E, Sinkhorn C (1977) Pharmacological aftercare for homogeneous groups of patients. Hospital & Community Psychiatry 28, 125–127.

Priebe S, Wildgrube C, Mueller-Oerlinghausen B (1989) Lithium prophylaxis and expressed emotion. British Journal of Psychiatry 154, 396–399.

Reilly-Harrington NA, Alloy LB, Fresco DM, Whitehouse WG (1999) Cognitive styles and life events interact to predict bipolar and unipolar symptomatology. Journal of Abnormal Psychology 108, 567–578.

Rosenbaum M (1980) A schedule for assessing self-control behaviors: Preliminary findings. Behavior Therapy 11, 109–121.

Runge C, Grunze H (2003) Jährliche Krankheitskosten Bipolarer Störungen in Deutschland. Nervenarzt, Manuskript eingereicht zur Publikation.

Schramm E (1996) Interpersonelle Psychotherapie. Schattauer, Stuttgart.

Schulz von Thun, F. (1981). Miteinander reden 1. Rowohlt, Hamburg.

Scott J (1995) Psychotherapy for bipolar disorder. An unmet need? British Journal of Psychiatry 167, 581–588.

Scott J (2001) Cognitive therapy as an adjunct to medication in bipolar disorder. British Journal of Psychiatry 178 (Suppl. 41), 164–168.

Scott J, Garland A, Moorhead S (2001) A pilot study of cognitive therapy in bipolar disorders. Psychological Medicine 31, 459–467.

Seltzer A, Roncari I, Garfinkel P (1980) Effect of patient education on medication compliance. Canadian Journal of Psychiatry 5, 638–645.

Simoneau TL, Miklowitz DJ, Richards JA, Saleem R, George EL (1999) Bipolar disorder and family communication: Effects on a psychoeducational treatment program. Journal of Abnormal Psychology 108, 588–597.

Simpson SG, Jamison KR (1999) The risk of suicide in patients with bipolar disorders. Journal of Clinical Psychiatry 60 (2), 53–56.

Solomen DA, Keitner GI, Miller IW, Shea MT, Keller MB (1995)Course of illness and maintenance treatment for patients with bipolar disorders. Journal of Clinical Psychiatry 56, 5–13.

Sperry L (1995) Psychopharmacology and psychotherapy. Brunner/Mazel Inc., New York.

Suppes T, Leverich GS, Keck PE, Nolen WA, Denicoff KD, Altshuler LL, McElroy SL, Rush AJ, Kupka R, Frye MA, Bickel M, Post RM (2001) The Stanley Foundation Bipolar Treatment Outcome Network. II. Demographics and illness characteristics of the first 261 patients. Journal of Affective Disorders 67, 45–59.

Tondo L, Baldessarini RJ, Hennen J, Floris G (1998) Lithium maintanance treatment of depression and mania in bipolar I and bipolar II disorders. American Journal of Psychiatry 155, 638–645.

Van Gent EM, Zwart FM (1991) Psychoeducation of partners of bipolar-manic patients. Journal of Affective Disorders 21, 15–18.

Walden J, Grunze H (2000) Bipolare affektive Störungen. Thieme, Stuttgart.

Wagner-Link A (1995) Verhaltenstraining zur Streßbewältigung. Pfeiffer, München.

Ware Jr JE, Sherboume CD (1992) The MOS 36 item short-form health survey (SF-36). A Conceptual framework and item selection. Medical Care 30, 473–483.

Wehr TA (1990) Effects of sleep and wakefulness in depression and mania. In: Montplaisir J, Godbout R (eds) Sleep and biological rhythms. Oxford University Press, London.

Wehr TA, Sack DA, Rosenthal NE (1987) Sleep reduction as a final common path-way in the genesis of mania. American Journal of Psychiatry 144, 2, 201–204.

Weissman AN, Beck AT (1978) In: Weissman AN, Beck AT (eds) Development and validation of the Dysfunctional Attitude Scale: A preliminary investigation. ERIC ED167619.

Weissman MM, Bothwell S (1976) Assessment of social adjustment by patient self report. Archives of General Psychiatry 33, 1111–1115.

Wienberg G, Schünemann-Wurmthaler S, Sibum B (1996) Schizophrenie zum Thema machen. Pegasus-Manual. Psychiatrie-Verlag, Bonn.

World Health Organization [WHO] (1991) Internationale Klassifikation psychischer Störungen ICD-10 (Dilling H, Mombour W, Schmidt MH, Übers.). Verlag Hans Huber, Göttingen. (Original erschienen 1991: Tenth Revision of the International Classification of diseases, Chapter V (F): Mental and Behavioural Disorders (including disorders of psychological development). Clinical descriptions and Diagnostic Guidelines).

World Health Organization [WHO] (2002) The World Health Report 2001, Mental Health: New understanding, new hope. Chapter 2: Burden of mental and behavioural disorder. http://www.who.int/whr/2001/main/en/pdf/GGTSPU-1368-326547-DAT/chapter2.en.pdf.

Young RC, Biggs JT, Ziegler VE (1978) A rating scale for mania: Reliability, validity and sensitivity. British Journal of Psychiatry 133, 429–435.

Youssef FA (1983) Compliance with therapeutic regimens: A follow-up study for patients with affective disorders. Journal of Advanced Nursing 8, 513–517.

Zaretsky AE, Segal ZV, Gemar M (1999) Cognitive therapy for bipolar depression: a pilot study. Canadian Journal of Psychiatry 44, 491–494.

Zubin J, Spring B (1977) Vulnerability – a new view of Schizophrenia. Journal of Abnormal Psychology 86 (2), 103–126.

Therapiematerialien

Was ist eine bipolare Störung?

bipolare affektive Störung = manisch-depressive Erkrankung

Bipolar affektiv bedeutet, dass die Gefühlslage zwischen den Extrempolen euphorischer Hochstimmung (= Manie) und schwermütig gedrückter Stimmung (= Depression) schwankt.

Weitere Symptome betreffen vor allem Veränderungen
- des Antriebs und der Aktivität
- des Schlafs
- des Selbstwertgefühls
- des Denkens

Wagner/Bräunig. Psychoedukation bei bipolaren Störungen
© Schattauer GmbH Verlag für Medizin und Naturwissenschaften, Stuttgart 2004

Was ist Psychotherapie?

Psychotherapie ist der Oberbegriff für die Behandlung psychisch beeinträchtigter Menschen mit psychologischen Methoden

Psychoedukation ist eine psychotherapeutische Methode und ein wichtiger Bestandteil der kognitiven Verhaltenstherapie

Ziele der kognitiven Verhaltenstherapie

- Veränderung krankheitsbegünstigender Denk- und Verhaltensweisen
- Analyse und Bearbeitung von Problemen im Hier und Jetzt
- Abbau bzw. Linderung psychischer Beeinträchtigungen
- Aufbau von Krankheitsakzeptanz und Bewältigungsstrategien

Schwerpunkte der Psychoedukation

- Vermittlung von Informationen über die Erkrankungen und ihre Behandlung
- Erarbeitung von Bewältigungsmöglichkeiten zur Vermeidung von Rückfällen

Wagner/Bräunig. Psychoedukation bei bipolaren Störungen
© Schattauer GmbH Verlag für Medizin und Naturwissenschaften, Stuttgart 2004

Was ist Psychoedukation?

Edukation wird verstanden als eine strukturierte Schulung des Patienten in Bezug auf seine Erkrankung. Sie soll den Patienten darin unterstützen, sein Verhalten so zu ändern, dass seine Gesundheit gefördert und Belastungen eigenverantwortlicher bewältigt werden können.
(Petermann, 1997)

Psychoedukation ist eine Schulung bezogen auf psychische Erkrankungen. Sie ist eine psychotherapeutische Methode.

Warum ist Psychoedukation wichtig?

- um die Krankheit akzeptieren zu lernen

- zur realisticheren Einschätzung der Erkrankung über Wissensvermittlung

- um Unsicherheiten, Hilflosigkeit, Ängsten und Stress im Zusammenhang mit der Erkrankung abzubauen

- zur Aufklärung über Behandlungsmethoden und eigene Bewältigungsmöglichkeiten

- für ein besseres Abwägen zwischen Wirkung und Nebenwirkung
von Therapien

- zur Förderung des Vertrauens und der Zusammenarbeit zwischen
Patient und Arzt bzw. Therapeut

- zur rechtzeitigen Inanspruchnahme von Unterstützung durch
Fachleute über ein frühzeitiges Erkennen erster Symptome

- zur Verringerung des Rückfallrisikos und der Chronifizierung

Ziele des Programms

- **Informationsvermittlung über die Erkrankung** (Entstehung, Verlauf, Behandlungsmöglichkeiten)

- **Förderung der Akzeptanz der Erkrankung**

- **Patient zum Experten der eigenen Erkrankung machen**

- **Rückfallvorbeugung**
  - Verständnis für medikamentöse Behandlung
  - Analyse eigener Auslöser und Risikofaktoren der Erkrankung
  - Erlernen von Selbstbeobachtungsverfahren zur Erfassung von Frühwarnsymptomen und Krankheitsverlauf
  - Vermittlung von Strategien zum Umgang mit krankheitsbegünstigenden Faktoren

- **Bewältigung von Krisen**

- **Erfahrungsaustausch der Betroffenen**

Ablauf des Programms

1. Sitzung:	Einführung in das Programm
2. Sitzung:	Vermittlung von Basisinformationen über die Erkrankung: Was ist eine manisch-depressive Erkrankung?
3. Sitzung:	Das Vulnerabilitäts-Stress-Modell: Wie erklärt man sich das Auftreten und die Entstehung der Erkrankung?
4. Sitzung:	Biologische Grundlagen und medikamentöse Therapie
5. Sitzung:	Erfassung von Frühwarnsymptomen
6. Sitzung:	Biologische Rhythmen und Tagesstruktur
7. Sitzung:	Beeinflussung und Planung von Aktivitäten
8. Sitzung:	Umgang mit Stress bzw. Belastungssituationen
9. und 10. Sitzung:	Analyse und Veränderung von krankheitsbegünstigenden Gedanken und Einstellungen
11. Sitzung:	Zwischenmenschliche Probleme
12. Sitzung:	Erarbeitung eines Krisenplans und Abschluss des Programms

Gruppenregeln

▦ Schweigepflicht über persönliche Beiträge der Gruppenteilnehmer

▦ Gegenseitiges Ausredenlassen und Zuhören

▦ Die aktive Beteiligung an der Gruppengestaltung ist freiwillig, auch passives Zuhören ist erlaubt

▦ Bei Überforderung kann der Betroffene den Raum verlassen bzw. Störungen des Wohlbefindens anzeigen

▦ Akzeptanz und Zulassen individuellen Erlebens

▦ Lachen ist erlaubt ☺

Wagner/Bräunig. Psychoedukation bei bipolaren Störungen
© Schattauer GmbH Verlag für Medizin und Naturwissenschaften, Stuttgart 2004

Stichworte zur Vorstellungsrunde

▨ Name, Alter

▨ familiäre und berufliche Situation

▨ Hobbys und Interessen

▨ Wünsche und Erwartungen an die Gruppe

▨ aktuelle Probleme und Symptome

▨ Anlass und Dauer des derzeitigen bzw. letzten Klinikaufenthalts

▨ Auslöser bzw. Beginn der letzten Episode

▨ Beeinträchtigungen durch die Erkrankung

Was ist ein psychoedukatives Gruppenprogramm für Patienten mit bipolaren Störungen?

Das psychoedukative Gruppenprogramm für Patienten mit bipolaren Störungen ist ein spezielles psychotherapeutisches Verfahren, das in Gruppen durchgeführt wird. Es ist ein Therapieprogramm für Menschen, die an einer manisch-depressiven Erkrankung (= bipolaren Störung) leiden. Nachfolgend wird näher erläutert, was Psychotherapie und insbesondere Psychoedukation beinhaltet und welche Ziele mit psychoedukativen Therapieverfahren erreicht werden können.

Was versteht man unter einer Psychotherapie?

Psychotherapie ist ein Oberbegriff für alle Verfahren, die eine Behandlung psychisch beeinträchtigter Menschen mit psychologischen Mitteln beinhalten. Sie zielt darauf ab, psychische Beeinträchtigungen abzubauen und die Widerstandskraft des Einzelnen dagegen zu erhöhen. Sie kann mit einzelnen Patienten, mit Angehörigen oder in Gruppen durchgeführt werden. Die verschiedenen psychotherapeutischen Verfahren unterscheiden sich lediglich in ihrer konkreten Ziel- und Schwerpunktsetzung.

Was ist Psychoedukation?

Psychoedukation ist ein psychotherapeutisches Verfahren. Die Psychoeduktion beinhaltet in erster Linie eine gezielte Vermittlung von Informationen über Merkmale psychischer Erkrankungen, ihre Entstehung und ihren Verlauf sowie von Behandlungsmöglichkeiten. Erste psychoedukative Programme beschränkten sich zunächst auf die Aufklärung des Patienten über seine Erkrankung. Ziel war es, eine Einstellungsänderung bezüglich der Behandlung zu bewirken und dadurch die Bereitschaft zur Medikamenteneinnahme zu verbessern.

Neuere Ansätze bieten neben einem Überblick über Merkmale, Verlauf und mögliche Ursachen psychischer Erkrankungen die Vermittlung von Bewältigungsstrategien zur Vorbeugung von Rückfällen an. Letztere beschränken sich meist auf eine Auseinandersetzung mit bestimmten Krankheitsauslösern und auf die Ableitung von Bewältigungsmöglichkeiten beim Auftreten von Frühwarnsymptomen.

Unser Programm ist darauf ausgerichtet, einen Überblick über alle bisher erkannten Einflussfaktoren auf die Erkrankung zu geben, den Teilnehmern zu helfen, eigene Auslöser zu erkennen und diese zu vermeiden. Aufgrund des begrenzten Zeitrahmens des Programms können nicht alle Themen gleich ausführlich behandelt werden. Es sollen jedoch diejenigen Themen besonders heraus gegriffen werden, die für die meisten Betroffenen von Bedeutung sind.

Psychoedukation wird angeboten für Patienten oder Angehörige sowie für beide gemeinsam. Wir beschränken uns auf ein Angebot für Patienten. Ein Austausch mit Angehörigen nach jeder Sitzung wird jedoch empfohlen und dient auch der Verfestigung des Gelernten.

Psychoedukation ist ein wichtiger Bestandteil einer Vielzahl psychotherapeutischer Verfahren und Methoden. Sie steht jedoch in der Tradition kognitiv-verhaltenstherapeutischer Ansätze. Daher finden oft Methoden aus der kognitiven Verhaltenstherapie in diesen Programmen Anwendung und die Grenzen zwischen beiden Ansätzen verlaufen fließend.

Was ist die kognitive Verhaltenstherapie?

Die kognitive Verhaltenstherapie konzentriert sich auf die Bearbeitung von Problemen im Hier und Jetzt. Erstes Behandlungsziel ist es, dem Patienten zu helfen, seine subjektiven Krankheitserfahrungen gefühlsmäßig und gedanklich zu verarbeiten, die Erkrankung zu akzeptieren und in sein Leben zu integrieren. Im Weiteren werden aktuelle auf die Erkrankung Einfluss nehmende problematische Aspekte der Person oder ihres Umfeldes aufgegriffen und positiv zu verändern versucht. Die Vergangenheit des Einzelnen wird nur dann berücksichtigt, wenn das Wissen darüber notwendig ist, um die aktuellen Schwierigkeiten des Patienten besser verstehen und bearbeiten zu können.

Eine Grundannahme ist, dass das individuelle Verhalten und Denken eines Menschen einen Einfluss auf seine Stimmung und sein Befinden haben. Daher steht die Veränderung von Verhaltensweisen und Denkstilen im Vordergrund dieser Therapie. Dies spiegelt sich auch in ihrem Namen wider. Kognitiv-verhaltenstherapeutisch orientierte Verfahren setzen sich aus einer Kombination verhaltenstherapeutischer und kognitiver Therapieansätze zusammen. Die Methoden der Verhaltenstherapie zielen dabei auf eine Veränderung des gegenwärtigen Verhaltens in Form von Umlernen, Neulernen oder Verlernen konkreter Verhaltensweisen ab, während die kognitive Therapie Kognitionen oder auch Denkstile, die die Erkrankung begünstigen, erfasst, überprüft und verändert. Der Begriff Kognitionen umfasst dabei die Gesamtheit aller persönlichen Erfahrungen, Einstellungen, Bewertungen sowie angeeignetes Wissen und deren Strukturierungen im Denksystem.

Wagner/Bräunig. Psychoedukation bei bipolaren Störungen
© Schattauer GmbH Verlag für Medizin und Naturwissenschaften, Stuttgart 2004

Warum ist Psychoedukation wichtig?

Psychoedukation kann helfen, die eigene Erkrankung zu akzeptieren, besser zu verstehen und einzuschätzen – also Experte der eigenen Erkrankung zu werden. Daraus folgt, dass diesbezügliche Unsicherheiten, Ängste und damit Stress abgebaut sowie eine realistischere Sicht der Erkrankung aufgebaut werden. Dies betrifft insbesondere die Einordnung normaler Stimmungsschwankungen und der eigenen Belastungsgrenzen.

Das Wissen über Bedingungsfaktoren der Erkrankung und über Therapiemöglichkeiten macht die Durchführung von Behandlungsstrategien nachvollziehbarer und verbessert das Vertrauen sowie die Zusammenarbeit zwischen Patient und Arzt bzw. Therapeut. Sie erlaubt zudem ein besseres Abwägen zwischen Wirkung und Nebenwirkung verschiedener Behandlungsansätze von Seiten des Patienten.

Das Erkennen eigener Bedingungsfaktoren macht Krankheitsepisoden erklärbarer und wirkt damit dem Gefühl entgegen, hilflos der Erkrankung ausgeliefert zu sein. Des weiteren stellt sie die Voraussetzung dafür dar, Bewältigungsansätze zu entwickeln. Die eigenen Möglichkeiten, der Erkrankung gegenzusteuern, werden gestärkt. Dadurch werden Fähigkeiten und Ressourcen des Einzelnen angesprochen und gefördert, was sich positiv auf dessen Selbstvertrauen auswirkt und ihn aus der passiven Krankenrolle holt. Zudem wird eine Sensibilisierung für erste Krankheitsanzeichen erreicht. Dies macht ein frühzeitiges Eingreifen möglich, auch von ärztlicher Seite, so dass die Wahrscheinlichkeit einer Symptomverschlechterung reduziert werden kann. Dies wirkt im Idealfall einer Chronifizierung und den damit möglicherweise einhergehenden negativen Folgen im sozialen, beruflichen und finanziellen Bereich entgegen.

Was ist eine bipolare Störung?

Bipolare Störungen oder Erkrankungen sind mit dem Begriff der manisch-depressiven Erkrankung gleichzusetzen. Sie zählen zu den affektiven (= auf das Gefühlsleben oder Gemüt bezogenen) Erkrankungen. Man nennt sie daher auch bipolare affektive Störungen. Entsprechend ist das entscheidende Merkmal in Krankheitsphasen eine krankhafte Veränderung des Gefühlslebens und der Stimmung. Bipolar heißt die Erkrankung, weil die Symptome zwischen zwei Polen schwanken. Den Pol extremer Hochstimmung stellt die Manie dar, während der Pol schwermütiger Herabgestimmtheit der Depression entspricht. Im Gegensatz dazu bestehen unipolare affektive Störungen nur aus depressiven Krankheitsphasen. Die bipolare Störung ist eine phasisch auftretende psychische Erkrankung, da zwischen den akuten Krankheitszuständen, die Episoden oder Phasen genannt werden, symptomfreie Intervalle liegen.

Typische Symptome der Manie sind Hochstimmung, Euphorie, beschleunigtes Denken und Sprechen, motorische Überaktivität und Erregung sowie eine Enthemmung des Verhaltens. Dagegen zeigt sich die Depression in einer traurigen Stimmung sowie einer Hemmung der Gefühle, der Motivation, des Denkens, des Sprechens, des Antriebs und des Verhaltens.

Die Auslenkung der Stimmung kann dabei mäßig oder extrem ausgeprägt sein. Bei extremen Stimmungsschwankungen kann es vorkommen, dass die Realität verzerrt wahrgenommen wird und vorübergehend Wahnideen oder Sinnestäuschungen auftreten. Man spricht dann von einem psychotischen Erleben oder einem Auftreten psychotischer Merkmale. Dies ist auch der Grund, warum die Erkrankung, wie auch wiederkehrende Depressionen und die Schizophrenie, in früheren Klassifikationen psychischer Erkrankungen zu den endogenen Psychosen gezählt wurde. Diese Bezeichnung wurde für schwere psychische Erkrankungen benutzt, deren Ursache unabhängig von den Erlebnissen des Betroffenen angesehen wurde, sondern denen eine eher biologische Natur unterstellt wurde. Von diesen früheren Klassifikationssystemen ist man jedoch weitgehend abgekommen, weil sie eine zu einseitige Verursachung in den Vordergrund rückten, die heute so nicht mehr haltbar ist. Neuere Klassifizierungen verzichten auf Erklärungsansätze und beschreiben lediglich die Merkmale der Erkrankung. Heute wird, wie schon erwähnt, der Begriff Psychose in dem Zusammenhang gebraucht, in dem psychotische Merkmale auftreten, verstanden als Merkmale einer besonders schwer ausgeprägten bipolaren Krankheitsepisode. Bei bipolaren Erkrankungen können diese „psychotischen Merkmale" vorübergehend auftreten. Sie sollen im Folgenden noch etwas näher erläutert werden.

Der Begriff „Psychose" wurde im 19. Jahrhundert in dem psychiatrischen Sprachgebrauch eingeführt und ist seitdem verschieden verwendet worden. Heute spricht

Wagner/Bräunig. Psychoedukation bei bipolaren Störungen
© Schattauer GmbH Verlag für Medizin und Naturwissenschaften, Stuttgart 2004

man dann von einer Psychose oder vom Auftreten psychotischer Symptome oder Merkmale, wenn im Rahmen psychischer Erkrankungen vorübergehend oder länger andauernd elementare psychische Funktionen so schwer gestört sind, dass es zu Fehlbeurteilungen der Realität oder der eigenen Person (Wahn oder wahnähnliche Symptomatik), zum Auftreten von Entfremdungserlebnissen, Wahrnehmungsstörungen und Störungen der Handlungsplanung kommt.

Wenn ein Patient psychotische Symptome in dem genannten Sinne hat, sind sowohl seine Einsichts- und Urteilsfähigkeit als auch seine Fähigkeit zu überlegtem, besonnenem Handeln gestört. Insgesamt ist das Fühlen, Denken und das willentliche Handeln in der Psychose beeinträchtigt. Die Folge davon ist, dass die betroffenen Patienten dann, wenn sie unter psychotischen Symptomen leiden, oft mit den alltäglichen Lebensanforderungen nicht mehr zurecht kommen. So kann auch die Selbstgewissheit, ganz selbstverständlich auf seine Umgebung reagieren zu können, auf sich selbst Acht zu geben, Rücksicht auf die eigenen Bedürfnisse zu nehmen und dem eigenen Willen zu folgen, verloren gehen und bei den betroffenen Patienten zu einer starken Verunsicherung und Verängstigung führen.

Die bipolare Krankheitsphasen

Bipolare Krankheitsepisoden können als „bipolar, derzeit manisch" oder „bipolar, derzeit depressiv" oder „bipolar, derzeit gemischt" diagnostiziert werden. Es herrschen dann entweder manische, depressive oder gemischte Symptome vor. Von einer gemischten Episode spricht man dann, wenn depressive und manische Zustände in rascher Aufeinanderfolge oder zeitgleich auftreten. So kann es beispielsweise sein, dass der Betroffene in solch einer gemischten Episode sehr schnell denkt und spricht, wie es für die Manie typisch ist, gleichzeitig jedoch eine für die Depression typische gedrückte ängstliche Stimmung mit Suizidgedanken aufweist.

Statt manischer Phasen können auch hypomane Phasen auftreten. Eine Hypomanie äußert sich in einer ähnlichen Symptomatik wie die Manie, allerdings sind die Symptome deutlich geringer ausgeprägt. Im Vergleich zum normalen Temperament des betroffenen Patienten ist die Stimmung oft euphorischer, manchmal auch gereizter, die körperliche Leistungsfähigkeit angehoben, das Schlafbedürfnis vermindert und die Denkprozesse sind beschleunigt. Letzteres geht oft mit einer erhöhten Ablenkbarkeit durch äußere Reize einher. Die Patienten sind zudem oft phantasievoller, reden mehr und schneller und sind häufig aktiver und unternehmungslustiger, zum Teil aber auch reizbarer als sonst.

Treten nur hypomane statt manische Phasen im Krankheitsverlauf auf, so spricht man von einer Bipolar-II-Störung, sonst von einer Bipolar-I-Störung. Anfänglich hypomane Phasen können aber auch im Verlauf der Erkrankung zu voll ausgeprägten Manien werden. Erlebt man lediglich ständig andauernde leichtgradige Schwankungen des Gefühlslebens, die die seelische Gesundheit beeinträchtigen ohne dass eine Manie, Depression oder Hypomanie vorliegt, spricht man von einer zyklothymen Störung oder Zyklothymie.

Häufig folgt auf eine manische Episode eine Depression. In seltenen Fällen fehlen depressive Episoden ganz und es treten nur Manien auf. Dies ist allerdings nur bei etwa 5% der Betroffenen der Fall.

Auftreten und Vorkommen bipolarer Erkrankungen

Bipolare Erkrankungen treten in der Regel zwischen dem 20. und 30. Lebensjahr erstmalig auf. Allerdings erkranken 20% bereits vor dem 20. Lebensjahr. Oft vergeht eine lange Zeit (im Durchschnitt 8 Jahre), ehe die richtige Diagnose gestellt wird. Die Ursache dafür ist, dass die Erkrankung häufig nicht sofort erkannt oder falsch diagnostiziert wird. Dies ist insbesondere dann der Fall, wenn lediglich Hypomanien auftreten, die von dem Betroffenen oft gar nicht als Krankheit erkannt und entsprechend nicht beim Arzt erwähnt werden. Die Dunkelziffer der nicht diagnostizierten Erkrankungsfälle wird demzufolge als hoch eingeschätzt. Die Angaben zur Häufigkeit bipolarer Erkrankungen in der Bevölkerung schwanken, für die Bipolar-I-Störung liegen sie bei etwa 1,6%, für die Bipolar-II-Störung zwischen 0,5 und 11%. Männer und Frauen sind dabei gleich häufig betroffen. Allerdings entwickeln Frauen häufiger ein Rapid cycling und Männern häufiger Manien.

Verlauf der Erkrankung

Im Krankheitsverlauf treten manische bzw. hypomane, depressive bzw. gemischte Episoden in unregelmäßiger Aufeinanderfolge auf. Bipolare Erkrankungen verlaufen demnach phasisch. Das bedeutet, dass sich akute Krankheitsepisoden bzw. -phasen unterschiedlicher Dauer mit in der Regel symptomfreien Zeiträumen (= Intervallen) abwechseln. Man spricht in diesem Zusammenhang auch von Zyklen, wobei ein Zyklus die Zeitspanne von dem Beginn einer Krankheitsepisode bis zum Beginn der nächsten umfasst. Ein entscheidendes Merkmal der Erkrankung ist daher die Wiederkehr der akuten Krankheitsepisoden oder -phasen, auch wenn einige Menschen, die an einer manisch-depressiven Erkrankung leiden, nur eine einzige Episode haben können und für den Rest ihres Lebens gesund bleiben. Insgesamt treten jedoch bei 85–95% der Betroffenen mehr als eine Krankheitsphase auf.

Die Anzahl der Krankheitsepisoden ist nicht vorhersehbar, aber auch hierzu gibt es wissenschaftlich ermittelte Zahlen. Nur ungefähr 30% der Patienten erleben 1–4

Wagner/Bräunig. Psychoedukation bei bipolaren Störungen
© Schattauer GmbH Verlag für Medizin und Naturwissenschaften, Stuttgart 2004

Krankheitsepisoden, während alle anderen 8–10 Krankheitsphasen erleiden. Die Dauer der einzelnen Krankheitsepisoden kann sehr unterschiedlich sein, ist aber bei dem einzelnen Patienten oft ähnlich. Insgesamt variiert die Episodenlänge im Durchschnitt zwischen 4 und 13 Monaten, wobei manische Episoden in der Regel am kürzesten und gemischte Episoden am längsten sind. Die Dauer der Episoden sind individuell ähnlich. Das Auftreten gemischter Episoden wird im Verlauf der Erkrankung wahrscheinlicher. Treten vier oder mehr Episoden der Erkrankung innerhalb von 12 Monaten auf, spricht man von einem Rapid cycling. Diese Verlaufsform findet man bei etwa 20% der Patienten.

Prognose der Erkrankung

Wissenschaftliche Studien zur Untersuchung von Rückfallraten geben an, dass 40% der Patienten im ersten Jahr und 73% in einem Zeitraum von fünf Jahren nach einer Krankheitsepisode erneut erkranken. Das Rückfallrisiko steigt mit jeder erneuten Krankheitsphase an und beträgt nach der dritten Krankheitsepisode bereits 90%. Diese Zahlen machen deutlich, warum eine Rückfallvorbeugung so wichtig ist. Dafür sprechen aber noch weitere Gründe. So haben 80% der bipolar erkrankten Menschen zu irgendeinem Zeitpunkt der Erkrankung Suizidgedanken, 50% davon versuchen, sich das Leben zu nehmen, und 15–20% sterben an solch einem Versuch. Darüber hinaus kann die Erkrankung zu überdauernden Beeinträchtigungen führen. So gehen nur etwa ein Drittel der Betroffenen einer geregelten Arbeit nach und zwei Drittel weisen eine verringerte berufliche Leistungsfähigkeit auf.

Abgrenzung zu anderen psychischen Erkrankungen

Einzelne Symptome einer bipolaren Erkrankung können auch bei anderen psychischen Störungen auftreten. So sind zum Beispiel die zuvor beschriebenen psychotischen Symptome auch ein häufiges Merkmal der Schizophrenie, was eine richtige Diagnosestellung erschweren kann. In manchen Fällen ist es daher oft erst anhand des Krankheitsverlaufs möglich, eine eindeutige Diagnose zu stellen.

Neben der bipolaren Erkrankung können weitere psychische Erkrankungen vorhanden sein. Man spricht dann von einer Komorbidität. Am häufigsten treten zusätzlich Angststörungen und Suchterkrankungen auf. Drogen und insbesondere Alkohol werden häufig als Mittel verwendet, um eine manische Episode zu verlängern oder eine depressive zu unterdrücken. Die Gefahr, dass eine Abhängigkeit von diesen Substanzen entsteht, ist dann groß.

Pfeildiagramm affektive Störungen

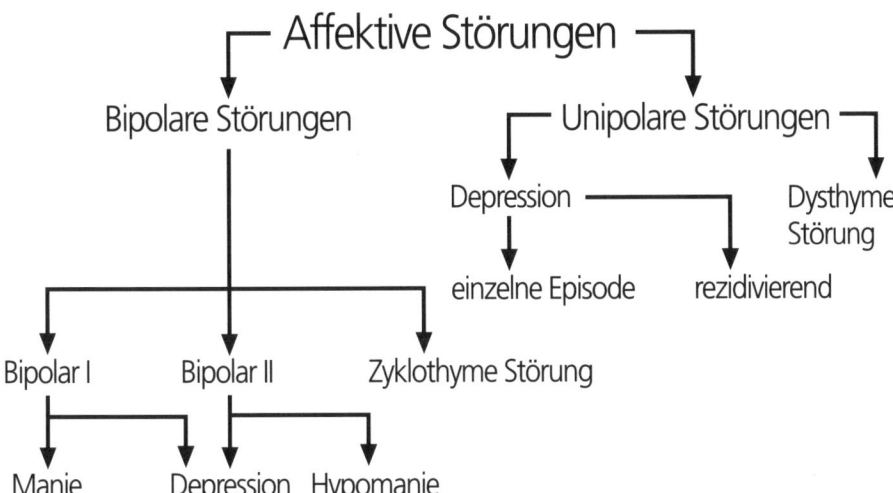

Pfeildiagramm Psychosen

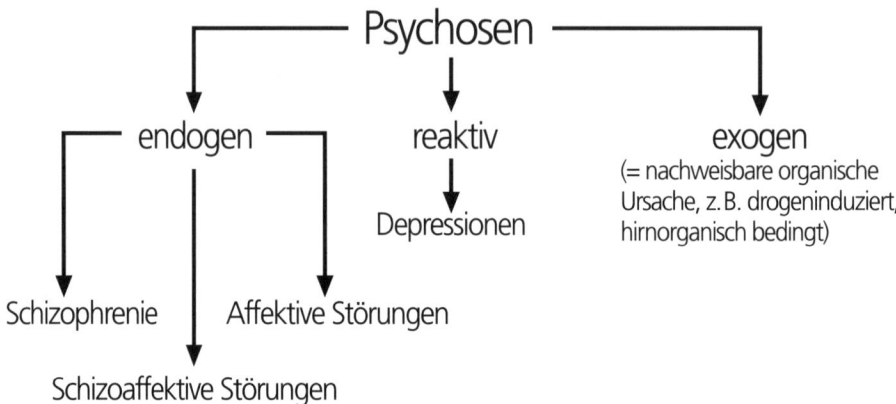

Psychosen

endogen — reaktiv — exogen
(= nachweisbare organische
Ursache, z. B. drogeninduziert,
hirnorganisch bedingt)

Depressionen

Schizophrenie — Affektive Störungen

Schizoaffektive Störungen

Was versteht man unter einer Psychose?

■ Auftreten schwerer Beeinträchtigungen im Fühlen, Denken und Handeln aufgrund einer psychischen Erkrankung

■ gestörte Fähigkeit, die Umwelt und das eigene Handeln richtig einzuschätzen und entsprechend zu reagieren

■ dies kann sich zeigen in:
- Fehlbeurteilungen der Realität (z. B. Wahn)
- Wahrnehmungsveränderungen (z. B. Halluzinationen)
- Beziehungserleben
- Beeinträchtigung in der Steuerung von Denken und Handeln

Wagner/Bräunig. Psychoedukation bei bipolaren Störungen
© Schattauer GmbH Verlag für Medizin und Naturwissenschaften, Stuttgart 2004

Gegenüberstellung manischer und depressiver Episoden

	Depressive Episode	Manische Episode
Stimmung	depressive, niedergedrückte, traurige Stimmung, Gefühl der inneren Leere und Empfindungslosigkeit (die meiste Zeit des Tages über mind. 2 Wochen) Ängste, Schreckhaftigkeit, Reizbarkeit möglich, Morgentief	anhaltende abnorm gehobene euphorische (Hochstimmung, Glücksgefühl, Übermut) oder gereizte, angespannte Stimmung (mind. 1 Woche) Reizbarkeit, Aggression, Wut
Denken	Konzentrationsprobleme, Denkhemmung, verringerte Merkfähigkeit, Fantasielosigkeit verlangsamtes Denken, Gefühl der Gedankenleere, Entscheidungsunfähigkeit, grübeln über gleiche Themen, sich sorgen Pessimismus, Schuldgefühle, Gefühl der Wertlosigkeit, Selbstvorwürfe, Suizidgedanken, Hoffnungslosigkeit Wahn möglich: Schuld-, Versündigungs-, Verarmungs-, Verfolgungswahn, Beziehungsideen, Entfremdungserleben, hypochondrischer Wahn	Konzentrationsprobleme, erhöhte Ablenkbarkeit, Sprunghaftigkeit, abschweifendes Denken beschleunigte Denkprozesse, Gedankenrasen, Ideenreichtum, Gedankenblitze, gesteigerte Kreativität und Phantasie, verminderte Kritikfähigkeit übertriebener Optimismus, übersteigertes Selbstwertgefühl, Selbstüberschätzung, Größenideen, Abwertung anderer, Urteils- und Kritikvermögen sinkt Wahn möglich: Größenwahn, Verfolgungswahn, Beeinträchtigungswahn, Beziehungsideen
Verhalten	Rückzug, Alltag wird nicht mehr bewältigt, keine Anteilnahme am Leben, Lustlosigkeit, Verlust an Freude und Interesse an fast allen Aktivitäten, verlangsamte Bewegungen, Antriebsverlust, gegebenenfalls starke Unruhe, keine Lust zu reden	ungewöhnliche größere Kontaktfreudigkeit und Geselligkeit, geringere Hemmschwelle, erhöhte Risikobereitschaft, gesteigerte Leistungsfähigkeit, erhöhte Aktivität (vieles gleichzeitig anfangen, z. T. ohne es zu beenden), Unternehmungsdrang, Genusssucht (z. B. ausschweifendes Einkaufen, Ausgehen), unüberlegte Geschäfte, vermehrte Streitigkeiten und Konflikte, Bewegungsdrang, Unruhe, Rastlosigkeit, erhöhte Gesprächigkeit, Rededrang (mehr, schneller, lauter)
Schlaf	Durch- oder Einschlafstörungen, in der Regel erhöhtes Schlafbedürfnis, Erschöpfungsgefühl, Müdigkeit	vermindertes Schlaf- und Ruhebedürfnis, kein oder wenige Stunden Schlaf, geringe Ermüdbarkeit
Sonstige Symptome	körperliches Unwohlsein oder Beschwerden (z. B. Kopf-, Magenschmerzen) möglich, veränderter Appetit, verringertes sexuelles Interesse	erhöhtes Energieniveau und Kraftgefühl, gesteigertes sexuelles Interesse

Wagner/Bräunig. Psychoedukation bei bipolaren Störungen
© Schattauer GmbH Verlag für Medizin und Naturwissenschaften, Stuttgart 2004

Depressive Episode (DSM-IV)

Symptome

Die Depressive Episode (DSM-IV) ist gekennzeichnet durch insgesamt mindestens fünf der folgenden Symptome:

- **depressive Stimmung** die meiste Zeit des Tages über mindestens zwei Wochen

  oder

- **Verlust an Freude und Interesse** an fast allen Aktivitäten die meiste Zeit des Tages

Weitere Symptome

- deutlicher Gewichtsverlust oder deutliche Gewichtszunahme bzw. verminderter oder gesteigerter Appetit
- Schlafstörungen oder vermehrter Schlaf
- psychomotorische Verlangsamung oder starke Unruhe (Rastlosigkeit, Antriebsverlust)
- Müdigkeit oder Energieverlust bzw. Erschöpfungsgefühl
- Gefühl von Wertlosigkeit oder übertriebene Schuldgefühle
- Konzentrationsschwierigkeiten, verringerte Entscheidungsfähigkeit, eingeschränktes Denkvermögen
- wiederkehrende Gedanken an den Tod bis hin zur genauen Planung eines Suizids

Zusätzlich mögliche Symptome

- häufig Verarmungs- und Versündigungsgedanken und hypochondrischer Wahn

Wagner/Bräunig. Psychoedukation bei bipolaren Störungen
© Schattauer GmbH Verlag für Medizin und Naturwissenschaften, Stuttgart 2004

Depressive Episode (ICD-10)

Symptome

- anhaltend gedrückte Stimmung über mindestens zwei Wochen
- Freudlosigkeit
- Interessenverlust
- Verminderung des Antriebs einschließlich erhöhter Ermüdbarkeit und Aktivitätseinschränkung

Andere häufige Symptome

- verminderter Appetit
- Schlafstörungen
- verminderte Konzentration und Aufmerksamkeit
- vermindertes Selbstwertgefühl und Selbstvertrauen
- Gefühle von Wertlosigkeit und Schuldgefühle
- negative und pessimistische Zukunftsperspektiven
- Gedanken oder erfolgte Selbstverletzung oder Suizidhandlungen

Unterscheidung nach Schweregrad

- leichte oder mittelgradige Episode mit oder ohne somatische Symptome (Interessenverlust, eingeschränkte emotionale Reagibilität, frühmorgendliches Erwachen, Morgentief, psychomotorische Hemmung oder Agitiertheit, deutlicher Appetit-, Gewichts- oder Libidoverlust)
- schwere Episode mit oder ohne psychotische Symptome

Manische Episode (DSM-IV)

Symptome

Die Manische Episode (DSM-IV) ist gekennzeichnet durch **anhaltende abnorm gehobene expansive oder gereizte Stimmung** mindestens eine Woche und drei (bzw. vier) der folgenden Symptome:

- übersteigertes Selbstwertgefühl oder Größenideen
- vermindertes Schlafbedürfnis, geringere Ermüdbarkeit
- vermehrte Gesprächigkeit oder Rededrang
- Ideenflucht, vermehrte Assoziationen, Gedankenrasen
- erhöhte Ablenkbarkeit durch irrelevante Reize
- gesteigerte Aktivität (sozial, beruflich, sexuell) oder psychomotorische Unruhe
- übermäßige Beschäftigung mit angenehmen Aktivitäten, die mit hoher Wahrscheinlichkeit negative Konsequenzen nach sich ziehen

Weitere mögliche Symptome

- Wahn, meist in Form von Größenwahn
- oft fehlende Krankheitseinsicht
- gesteigerte Leistungsfähigkeit und Kreativität zum Krankheitsbeginn

Hypomanie

Die Hypomanie unterscheidet sich von der Manie durch eine kürzere zeitliche Dauer (mindestens vier Tage) und eine abgeschwächte Symptomatik.

Manische Episode (ICD-10)

Die Manische Episode (ICD-10) ist gekennzeichnet durch mindestens eine Woche gehobene situationsinadäquate oder gereizte erregte Stimmung sowie ein erhöhtes Ausmaß und eine erhöhte Geschwindigkeit körperlicher und psychischer Aktivität.

Häufige Symptome

- vermehrter Antrieb und Überaktivität
- Rededrang
- vermindertes Schlafbedürfnis
- überhöhte Selbsteinschätzung, Größenideen
- übertriebener Optimismus
- starke Ablenkbarkeit, Aufmerksamkeitsstörungen
- Wegfall sozialer Hemmungen
- Wahrnehmungsstörungen
- Beginn undurchführbarer Projekte
- leichtsinniges Geldausgeben

Unterscheidung nach Schweregrad

- **Manie** mit oder ohne psychotischen Symptomen
- **Hypomanie**
  - über einige Tage anhaltend leicht gehobene Stimmung,
  - gesteigerter Antrieb und Aktivität sowie ein auffallendes Gefühl von
  - Wohlbefinden und körperlicher und seelischer Leistungsfähigkeit
  - gesteigerte Gesprächigkeit, Geselligkeit, Vertraulichkeit, Libido
  - vermindertes Schlafbedürfnis
  - Reizbarkeit, Selbstüberschätzung, flegelhaftes Verhalten möglich

Wagner/Bräunig. Psychoedukation bei bipolaren Störungen
© Schattauer GmbH Verlag für Medizin und Naturwissenschaften, Stuttgart 2004

Auftreten und Häufigkeit bipolarer Erkrankungen

- etwa 1,6 % der Bevölkerung haben eine Bipolar-I-, 0,5 – 11 % eine Bipolar-II-Störung

- 35 % der Betroffenen haben eine zweite schwere psychische Störung

- kein Geschlechterunterschied

- erstmaliges Auftreten zwischen dem 20. und 30. Lebensjahr (bei etwa 20 % früher, nach dem 40. Lebensjahr selten)

- Diagnose erfolgt im Durchschnitt erst nach acht Jahren

- viele Faktoren als Ursachen

- Vererbung spielt eine Rolle (20 % Erkrankungsrisiko, wenn ein Elternteil eine bipolare Störung hat, sind beide betroffen 50 – 75 %)

- Stress ist ein häufiger Auslöser, die Stressempfindlichkeit steigt meist mit der Episodenzahl

Verlauf bipolarer Erkrankungen

- chronische Erkrankung (12 Jahre Krankheit bei ungünstigen Verlauf), im Durchschnitt 8–10 Episoden im Laufe des Lebens

- 85–95% erleiden einen Rückfall (40% innerhalb des ersten Jahres, 73% innerhalb von fünf Jahren), je kürzer Intervalle, desto höher das Risiko

- durchschnittlich 8–10 Episoden im Leben, 30% haben weniger, häufiger depressive Episoden

- mit jeder Episode wird ein Rückfall wahrscheinlicher (ab der dritten Episode 90%)

- Dauer der Episoden etwa 4–13 Monate (Manie < Depression)

- 5% haben nur manische Episoden

- in 60–80% der Fälle beginnt die Erkrankung mit einer Depression

- Rapid cycling (mehr als vier Episoden pro Jahr) bei 20%

- Suizidversuche bei etwa 50%, geglückte Suizide bei 15–20%

- Restsymptomatik bei 2/3 der Betroffenen, 1/3 nimmt uneingeschränkt am Arbeitsleben teil

Checkliste zur Unterscheidung krankheitsbedingter und normaler Stimmungsveränderungen

- Gibt es keinen nachvollziehbaren Grund für Ihre gehobene oder gedrückte Stimmung?

- Ist die Stimmungsänderung besonders stark ausgeprägt oder hält sie bereits lange an?

- Fühlen Sie sich durch Ihre Stimmungslage negativ beeinträchtigt?

- Steht das Ausmaß der Stimmungsänderung und Ihre Bewertung der Situation in keinem angemessenen Verhältnis zu dem Auslöser?

- Reagieren Sie normalerweise auf ähnliche Auslöser anders?

- Beurteilen Ihre Angehörige und Freunde die Stimmung bereits als ungewöhnlich?

- Ist diese Stimmung ein aus früheren Episoden bekanntes Frühwarnzeichen?

- Entspricht Ihre Reaktion den für Sie typischen Veränderungen in manischen oder depressiven Phasen?

- Bezieht sich die Stimmungsänderung auf ein für die manische oder depressive Episode typisches Thema?

Kreuzen Sie die Fragen an, die Sie mit „ja" beantworten können.
Je mehr Kreuze Sie haben, desto wahrscheinlicher ist es, dass Ihre Stimmung krankhaft verändert ist und es sich **nicht** um eine normale Stimmungsschwankung handelt.

Vulnerabilitäts-Stress-Modell

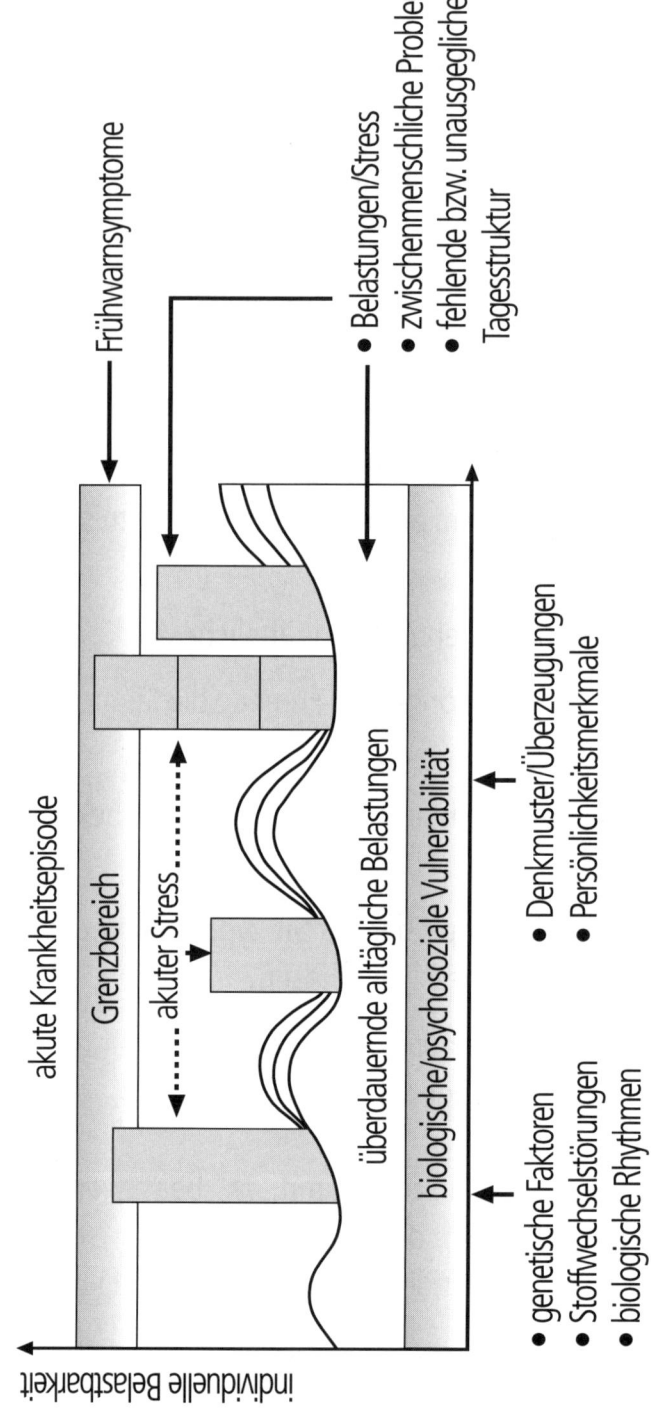

Vulnerabilität

Vulnerabilität = Veranlagung/Prädisposition
= Anfälligkeit für eine Erkrankung

biologisch

– Vererbung
– instabile biologische Rhythmen
– Ungleichgewicht chemischer
  Prozesse im Gehirn
– erworbene Schädigungen des
  Gehirns (z. B. Virusinfektionen)

psychosozial

– Einflüsse und Erfahrungen in der
  Lebensgeschichte, die eine seelische Instabilität begünstigen
  → erkennbar in Denk- und Verhaltensmustern

Definition

Vulnerabilität ist gekennzeichnet durch vorexistierende genetische, somatische,
psychische und soziale Merkmale, die das Auftreten einer Erkrankung erst ermöglichen bzw. wahrscheinlicher machen.

Merkmale einer erhöhten Vulnerabilität

▪ allgemeine Dünnhäutigkeit, größere Sensibilität

▪ verminderte Belastbarkeit

▪ emotional leicht aus dem Gleichgewicht zu bringen

▪ leichter zu verunsichern

Vulnerabilitäts-Stress-Modell – Therapieansätze

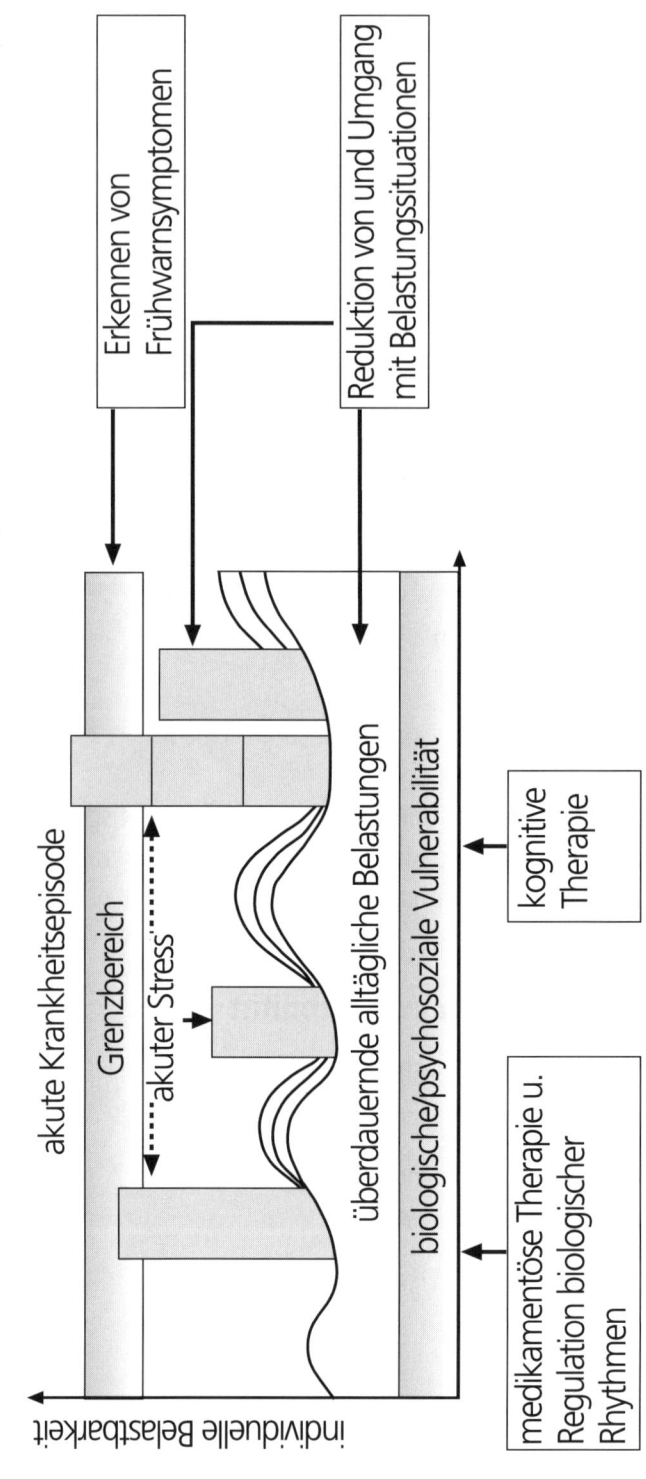

Wagner/Bräunig. Psychoedukation bei bipolaren Störungen
© Schattauer GmbH Verlag für Medizin und Naturwissenschaften, Stuttgart 2004

Checkliste – Überdauernde Belastungen

- umfassende soziale bzw. familiäre Verpflichtungen (z. B. Pflege von Angehörigen, Vereinstätigkeit)
- das Gefühl, allgemein nicht ausgelastet zu sein; Unterforderung
- gesundheitliche Probleme (z. B. Krankheiten, Folgen von Krankheiten)
- Schwierigkeiten, Berufs- und Privatleben miteinander zu verbinden
- häufig wiederkehrende Auseinandersetzungen mit anderen Personen (Partner, Verwandte, Freunde etc.)
- Probleme mit den Kindern (z. B. Erziehung oder Schule)
- finanzielle Einschränkungen (z. B. Arbeitslosigkeit, Ratenzahlungen)
- Unzufriedenheit mit dem Arbeitsplatz bzw. den Arbeitsbedingungen
- Arbeitszeiten (z. B. Schichtarbeit)
- Störungen bei der täglichen Arbeit (z. B. Unterbrechungen, schlechte Planung)
- hohe Verantwortung oder schwer erfüllbare Anforderungen am Arbeitsplatz
- starke Anstrengung (z. B. hohe Konzentration, schwere körperliche Arbeit) bzw. ständige Überforderung
- Persönliche Spannungen am Arbeitsplatz (z. B. mit Kollegen oder Verwandten)
- Unzufriedenheit mit der Wohnsituation (z. B. Lärm, Enge, schlechte Lage)
- Zeiteinteilung des Tagesablaufs (z. B. zu wenig oder zu viel Freizeit)
- drohende Verschlechterung der bestehenden Lebenssituation
- sonstige, bisher noch nicht genannte Belastungen:

_____

_____

Wagner/Bräunig. Psychoedukation bei bipolaren Störungen
© Schattauer GmbH Verlag für Medizin und Naturwissenschaften, Stuttgart 2004

Checkliste – Akute Stressoren

- Tod des Partners
- Trennung vom Partner bzw. Scheidung
- Gefängnisstrafe
- Tod eines nahen Familienmitgliedes bzw. Freundes
- Streitigkeiten in der Partnerschaft, Familie bzw. im Bekanntenkreis
- Verletzung oder Krankheit
- Hochzeit
- Entlassung
- Versöhnung mit Partner
- Pensionierung
- Erkrankung eines Familienmitgliedes
- Schwangerschaft bzw. Familienzuwachs
- sexuelle Schwierigkeiten
- berufliche Veränderungen oder Schwierigkeiten
- finanzielle Veränderungen bzw. Belastungen
- Opfer einer Straftat werden
- Veränderung der Lebensumstände oder -gewohnheiten
- sich verlieben
- große Enttäuschungen

Wie erklärt man sich das Auftreten bipolarer Störungen?

Biologische Ursachen und Mechanismen scheinen einen maßgeblichen Einfluss auf die Entstehung bipolarer Erkrankungen zu haben. Dies sind im Wesentlichen genetische, neurochemische, hormonelle und mit dem Schlaf zusammenhängende biologische Faktoren. Andere nicht biologische (hier psychosozial genannte) Faktoren können jedoch den Ausbruch bipolarer Erkrankungen, insbesondere erster Episoden, begünstigen und ihren Verlauf beeinflussen. Daher sollen im Folgenden auch beide Seiten näher erläutert werden.

Dazu hat sich das „Vulnerabilitäts-Stress-Modell" als Erklärungsmodell als sehr anschaulich erwiesen. Es versucht, die unterschiedlichsten Bedingungsfaktoren der Erkrankung zu berücksichtigen. Die Hauptaussage des Modells ist, dass das Auftreten bipolarer Störungen wie auch anderer psychischer Erkrankungen nicht auf eine einzige eindeutige Ursache zurückzuführen ist, sondern dass verschiedene individuelle Bedingungsfaktoren oder Ursachen beachtet werden müssen. Grundsätzlich unterscheidet das Vulnerabilitäts-Stress-Modell, wie das Wort schon sagt, zwei maßgebliche Bedingungsfaktoren für das Auftreten der Erkrankung, nämlich Vulnerabilitäten (= Verletzlichkeiten, Veranlagungen) und Stress- bzw. Belastungsfaktoren.

Was versteht man unter Vulnerabilität?

Unter Vulnerabilitäten kann man alle angeborenen oder erworbenen Anlagen zusammenfassen, die das Auftreten einer bipolaren Störung begünstigen oder auch, anders gesagt, dafür anfällig machen. Sie bewirken, dass die Psyche von manisch-depressiven Menschen, leichter als bei anderen Menschen aus der Balance gerät. Dies spiegelt sich häufig auch in einer verminderten Belastbarkeit, erhöhter Stressanfälligkeit oder auch „Dünnhäutigkeit" und Sensibilität des Einzelnen wider. Die Ursache der Vulnerabilität oder Anfälligkeit kann sowohl biologischer als auch psychosozialer Natur sein.

Biologisch bedingte Vulnerabilität

Zu den biologischen Ursachen zählen erbliche Veranlagungen, aber auch erworbene Fehlfunktionen des Gehirns. Letztere äußern sich, vereinfacht ausgedrückt, in einer Veränderung chemischer Prozesse im zentralen Nervensystem. Man geht davon aus, dass das Zusammenspiel und Gleichgewicht verschiedener Botenstoffe (= Neurotransmitter) im Gehirn gestört ist. Botenstoffe sind notwendig, damit das Gehirn funktionieren und Informationen aus der Umwelt verarbeiten kann. In die-

Wagner/Bräunig. Psychoedukation bei bipolaren Störungen
© Schattauer GmbH Verlag für Medizin und Naturwissenschaften, Stuttgart 2004

sem Zusammenhang werden unterschiedliche Botenstoffe erforscht, die bei bipolaren Störungen eine Rolle spielen könnten. Dies sind insbesondere die Neurotransmitter Serotonin, Dopamin, Noradrenalin, GABA und Acetylcholin.

Erworbene Schädigungen des Gehirns können bereits während der Embryonalentwicklung oder auch nach der Geburt auftreten. So werden zum Beispiel bestimmte Virusinfektionen im Kindesalter als mögliche Ursachen beeinträchtigter Gehirnfunktionen diskutiert.

Auch die Vererbung spielt eine Rolle. Ihr Einfluss zeigt sich in einem erhöhten Erkrankungsrisiko der Kinder von Patienten mit einer affektiven Störung. Leidet ein Elternteil bereits an einer bipolaren Störung, so erkranken etwa 20% der Kinder ebenfalls an einer bipolaren Störung. Das Erkrankungsrisiko ist sogar 2- bis 3-mal höher, wenn beide Elternteil eine bipolare Erkrankung haben. Es gibt derzeit erste vielversprechende Versuche, die dafür verantwortlichen Gene zu entdecken. Wissenschaftler glauben in diesem Zusammenhang, dass durch die genetische Veränderung fehlerhafte Eiweißstoffe in den Gehirnzellen produziert werden. Eiweiße sind die Bausteine der Zellen und bestimmen deren Funktion. Die Folge eines fehlerhaften Aufbaus der Zelle kann eine zeitweise verminderte oder erhöhte Aktivität der genannten Botenstoffe im Gehirn sein. Das wiederum kann zu den bekannten Störungen in den psychischen Funktionen führen, wie sie für die manisch-depressiven Krankheitsphasen typisch sind.

Biologischer Rhythmus und bipolare Störungen

In den letzten Jahren wird zudem der Zusammenhang zwischen zirkadianen (= tageszeitabhängigen) biologischen Rhythmen und bipolaren Erkrankungen diskutiert. Beispiele für biologische Rhythmen sind tageszeitabhängige Schwankungen der Körpertemperatur, der Hormonspiegel und des Schlaf-wach-Rhythmus. Wissenschaftliche Experimente und Beobachtungen haben gezeigt, dass eine Veränderung biologischer Rhythmen auch eine Veränderung der Stimmung nach sich zieht. Dies scheint bei Menschen mit bipolaren Störungen besonders stark ausgeprägt zu sein. Das bedeutet, dass Abweichungen von einem gewohnten Tagesrhythmus das Auftreten von Krankheitsepisoden begünstigen können.

Psychosozial bedingte Vulnerabilität

Ungünstige psychische und soziale Einflüsse (= psychosoziale Faktoren), denen man im Verlaufe seines Lebens ausgesetzt ist, können nun als psychosozial bedingte Vulnerabilität oder Anfälligkeit aufgefasst werden. Dies sind insbesondere persönliche Erlebnisse und Erfahrungen während der Kindheit und Jugend, die eine Entwicklung dauerhafter innerer Selbstunsicherheit, emotionaler Sensibilität oder Instabilität begünstigt haben. In der psychologischen Forschung werden in diesem Zusammenhang Aspekte wie zum Beispiel ein ausschließlich kritisierendes Verhalten der Eltern, ein ablehnendes bedrohliches familiäres Klima oder frühe Verlusterlebnisse untersucht.

Diese Erlebnisse machen aber nicht an sich krank, zumal jeder Mensch im Laufe seiner Entwicklung zwangsläufig mit negativen Erfahrungen konfrontiert wird, sondern sie begünstigen lediglich, dass ungünstige krankheitsfördernde Denk- und Verhaltensmuster erlernt werden können. Diese Muster sind zum einen in grundlegenden Überzeugungen, die der Betroffene von sich und der Welt hat (wie z. B. „ich bin nicht gut genug", „ich bin nichts wert", „ich habe immer Pech", „niemand schätzt mich", „ständig zweifle ich an meinen Fähigkeiten", „nur wenn ich viel leiste, werde ich anerkannt"), und zum anderen an individuellen Verhaltensweisen wie zum Beispiel an einer Aufopferungsbereitschaft für andere, an einem Perfektionismus oder einem geringen Durchsetzungsvermögen erkennbar.

Solche Überzeugungen und Verhaltensmuster beeinflussen sich gegenseitig und stehen zudem mit unserer Stimmung im Zusammenhang. So wird beispielsweise jemand mit der Überzeugung, „nur wenn ich mich sehr anstrenge, bekomme ich Anerkennung von anderen" eher zu einem perfektionistischem Verhalten neigen, was dazu führen kann, dass derjenige ständig seine Kraftreserven erschöpft und sich keine Erholungszeiten gönnt. Geschieht dies dauerhaft, wird er irgendwann sein Leben als belastend und freudlos einschätzen und damit auch gefühlsmäßig in eine negative Stimmung abgleiten.

Der Einfluss von Stress und Belastungen auf die Erkrankung

Stress bzw. Belastungen stellen die zweite wichtige Komponente des Vulnerabilität-Stress-Modells dar. Es können alltägliche überdauernde und akute, zeitlich begrenzte Belastungen unterschieden werden. Beiden ist gemeinsam, dass sie psychische und physische Kraft und Energie verbrauchen.

Überdauernde alltägliche Belastungen werden häufig als „normale Anforderungen", denen jeder ausgesetzt ist und die für die Bewältigung des Alltags erforderlich sind, übersehen. Dabei wird vergessen, dass auch sie Energie kosten, die irgendwann wieder „aufgetankt" werden muss.

Akute Belastungen, auch Stressoren genannt, werden dagegen oft als Stress erkannt wie zum Beispiel der Streit mit dem Partner oder Kollegen, der Zeitdruck oder eine Prüfung. Diese Belastungen unterscheiden sich in ihrer Ausprägung. In der Regel werden solche Ereignisse als belastender empfunden, die für uns gefühlsmäßig bedeutsam sind. Ein typisches Beispiel hierfür ist die Trennung von einem geliebten Menschen.

Probleme im zwischenmenschlichen Bereich stellen daher einen besonderen Stressfaktor dar. Sie umfassen alle Schwierigkeiten und Konflikte, die im Zusam-

Wagner/Bräunig. Psychoedukation bei bipolaren Störungen
© Schattauer GmbH Verlag für Medizin und Naturwissenschaften, Stuttgart 2004

mensein mit anderen Menschen auftreten. Gerade Streitigkeiten, unterschiedliche Erwartungen an andere, Enttäuschungen, Verluste etc. stellen Faktoren dar, die mit starken Gefühlsregungen verbunden sind. Sind die Gefühle negativ, so wird dies als Belastung bzw. Stress erlebt.

Das Vulnerabilitäts-Stress-Modell

Nachdem nun alle wichtigen Faktoren, die auf die Krankheit Einfluss nehmen können, näher beschrieben worden sind, soll nun ihr Zusammenspiel verdeutlicht werden. In der Regel reicht das Vorhandensein eines einzelnen Faktors nicht aus, um das Auftreten der Erkrankung zu erklären. Das Vulnerabilitäts-Stress-Modell versucht daher, eine Verbindung zwischen den unterschiedlichen Einflußfaktoren herzustellen.

Dieses Erklärungsmodell geht nun davon aus, dass jeder Mensch einen gewissen Umfang an Belastbarkeit zur Verfügung hat. Die Größe dieses Umfangs wird durch die vorhandenen Vulnerabilitäten vorgegeben oder auch begrenzt. Ist ein Mensch beispielsweise erblich durch eine affektiven Erkrankung vorbelastet, wird er schneller aus der psychischen Balance geraten und damit von Anfang an weniger belastbarer sein als jemand ohne diese biologische Vulnerabilität. Das gleiche gilt auch für die psychosoziale Vulnerabilität.

Der Belastbarkeitsbereich, der übrig bleibt, steht nun zur Bewältigung alltäglicher Belastungen und akutem Stress zur Verfügung. Überschreiten nun diese Belastungen die persönliche Grenze des Betroffenen, so gerät er aus seiner psychischen, insbesondere gefühlsmäßigen Balance und wird krank, das heißt eine akute Krankheitsepisode tritt auf. Dies passiert meist jedoch nicht plötzlich, sondern kündigt sich, wie auch bei anderen Erkrankungen (z. B. Halsschmerzen bei Erkältungen), durch so genannte Frühwarnsymptome an. Je eher man nun diese Frühwarnzeichen erkennt, desto größer ist die Chance, durch geeignete Gegenmaßnahmen den akuten Krankheitsausbruch abzuwenden. Daher kommt dem Erkennen solcher ersten Symptome eine große Bedeutung zu.

Möchte man seine Erkrankung beeinflussen, so muss man das Zusammenspiel von Belastungen bzw. Stress und seiner eigenen Belastbarkeit erkennen und lernen, dieses so zu steuern, dass keine Grenzüberschreitungen auftreten. Dazu sollten zum einen die eigenen Frühwarnzeichen als Signale einer drohenden Grenzüberschreitung, und zum anderen die eigenen Vulnerabilitäten und Faktoren, die Belastungen darstellen oder den Betroffenen anfälliger dafür machen, erkannt und abgebaut werden. Dieses Ziel verfolgt daher auch unser Gruppenprogramm. Dazu werden in den folgenden Sitzungen psychotherapeutische Maßnahmen und Methoden vorgestellt, die den Einzelnen bei der Analyse der eigenen Krankheitszusammenhänge und dem Umgang damit unterstützen sollen.

Wagner/Bräunig. Psychoedukation bei bipolaren Störungen
© Schattauer GmbH Verlag für Medizin und Naturwissenschaften, Stuttgart 2004

Mood Stabilizer
(Stimmungsstabilisierende Medikamente)

Präparate

Lithium
Hypnorex®
Leukominerase®
Lithium-Aspartat
Quilonum®
LI 450 „Ziehten"
Lithium-Duriles®
Lithium Apogepha®

Valproat
Orfiril®
Ergenyl®
Convulex®
Leptilan®
Convulsofin®

Carbamazepin
Finlepsin®
Tegretal®
Timonil®
Carbium®
Carba
espa-lepsin
Fokalepsin®
Sirtal®

Lamotrigin
Lamictal®

Mood Stabilizer – Wirkweise

Allgemeine Wirkung

- verhindern extreme Gefühlsschwankungen
- reduzieren die Erregbarkeit
- verringern das Rückfallrisiko
- reduzieren die Häufigkeit und Schwere von neuen Episoden
- wirken innerhalb der Nervenzelle auf die Informationsweiterleitung

a)   Lithium

Besonderheit

- Mood Stabilizer erster Wahl
- Rückfallvorbeugung nach Einnahme über mindestens sechs Monate
- antimanische Wirkung (nach 2–3 Wochen)
- antisuizidale Wirkung bei längerer Einnahme

Mögliche Nebenwirkungen

- verstärkter Durst und Wasserlassen
- Magen- und Darmstörungen, Durchfall, Übelkeit
- Gewichtszunahme durch gesteigerten Appetit
- Schilddrüsenunterfunktion
- Tremor (Händezittern bei hoher Dosierung)
- Einschränkung der Merk- und Lernfähigkeit, leichte Denkträgheit
- Einfluss auf Embryonalentwicklung und Muttermilch
- selten: Nierenschäden, Erektionsprobleme bei Männern, Hautprobleme, Verschlechterung von Hauterkrankungen

Beachte!

▦ Nebenwirkungen treten meist unter höherer Dosierung auf

▦ geringe therapeutische Bandbreite, wirkt bei höherer Dosierung giftig

▦ große Flüssigkeitsaufnahme wichtig

▦ regelmäßige Blutuntersuchung (möglichst zu gleichen Zeiten) im wöchentlichen Abstand zu Beginn der Einnahme

Anzeichen einer Vergiftung

▦ Müdigkeit

▦ Gleichgewichtsstörungen, unsicherer Gang

▦ zunehmendes Händezittern und innere Unruhe

▦ Übelkeit, Magenschmerzen, Erbrechen, Durchfall

▦ Bewusstseinstrübung

▦ Krampfanfälle

Beispiele für Handelsnamen

Hypnorex®, Leukominerase®, Lithium-Aspartat, Lithium-Duriles®,
Lithium Apogepha®, Quilonum®, LI 450 „Ziehten"

Wagner/Bräunig. Psychoedukation bei bipolaren Störungen
© Schattauer GmbH Verlag für Medizin und Naturwissenschaften, Stuttgart 2004

b)   Carbamazepin

Besonderheit

- antimanisch (nach 1 – 2 Wochen) und antidepressiv wirksam
- Rezidivprophylaxe (etwas schlechter als Lithium)
- besser wirksam bei gemischten Episoden, psychotischen Symptomen und Rapid cycling als Lithium
- problematische Wechselwirkungen mit anderen Medikamenten möglich

Mögliche Nebenwirkungen

- meist vorübergehend: Müdigkeit, Benommenheit, Schwindel, Übelkeit
- allergische Hautreaktionen, selten gefährliche Hauterkrankungen (Stevens-Johnson-Syndrom)
- selten: Verminderung weißer Blutkörperchen
- vermehrte Bildung von Leberenzymen (bewirkt eine schnellere Ausscheidung von Substanzen)

Beachte!

- regelmäßige Leberwert- und Blutbildkontrollen notwendig

Beispiele für Handelsnamen

Finlepsin®, Tegretal®, Timonil®, Carbium®, Carba, espa-lepsin, Fokalepsin®, Sirtal®

Oxcarbazepin (Handelsname: Trileptal®):

- ist mit dem Carbamazepin eng verwandt und hat ein ähnliches Wirkungsprofil
- keine Wechselwirkungen mit anderen Medikamenten

Wagner/Bräunig. Psychoedukation bei bipolaren Störungen
© Schattauer GmbH Verlag für Medizin und Naturwissenschaften, Stuttgart 2004

c)   Valproat bzw. Valproinsäure

Besonderheit

- ähnliche Wirkung wie Carbamazepin
- antimanische Wirkung (nach 2–5 Tagen), weniger antidepressiv wirksam
- schnelle Wirksamkeit und größere therapeutische Bandbreite als Lithium
- oral oder intravenös ohne Aufdosierung verabreichbar
- besonders zur Behandlung gemischter Episoden, psychotischer Symptome und des Rapid cycling geeignet

Mögliche Nebenwirkungen

- meist vorübergehend: Müdigkeit, Magenbeschwerden, Übelkeit, Haarausfall
- leichter Tremor (Händezittern)
- Veränderung des Blutbilds und der Leberwerte
- Leberschäden in Kombination mit anderen Medikamenten möglich
- Gewichtszunahme und gesteigerter Appetit
- Missbildungen des Embryos in der Schwangerschaft möglich

Beachte!

- in Deutschland **noch nicht zugelassen** trotz gut geprüfter Wirksamkeit
- regelmäßige Kontrollen der Leberwerte und des Blutbilds notwendig

Beispiele für Handelsnamen

Orfiril®, Ergenyl®, Convulex®, Leptilan®, Convulsofin®

d)   Lamotrigin (Handelsname: Lamictal®)

Besonderheit

- antidepressive Wirkung
- geeignet zur Behandlung von Mischzuständen und Rapid cycling
- gute Kombinierbarkeit mit anderen Mood Stabilizern
- Rückfallvorbeugung

Mögliche Nebenwirkungen

- Übelkeit, gastrointestinale Beschwerden
- Benommenheit, Müdigkeit, Schwindel
- Kopfschmerz
- selten: Hautreaktionen

Antidepressiva

Präparate

Handelsname	Wirkstoff
Trizyklische Antidepressiva	
Tofranil®	Imipramin
Saroten®, Laroxyl®, Novoprotect®, Amineurin®, Syneudon®	Amitriptylin
Anafranil®, Hydiphen®	Clomipramin
Equilibrin®	Amitriptylinoxid
Aponal®, Desidox®, Sinquan®, Doneurin®	Doxepin
Stangyl®	Trimipramin
Pertofran®, Petylyl®	Desipramin
Gamonil®	Lofepramin
Nortrilen	Nortriptylin
Tetrazyklische Antidepressiva	
Mianeurin®, Prisma®, Tolvin®,	Mianserin
Ludiomil®, Aneural®, Deprilept®	Maprotilin

Handelsname	Wirkstoff
Selektive Serotonin-Wiederaufnahmehemmer (SSRI)	
Fluctin®	Fluoxetin
Tagonis®, Seroxat®	Paroxetin
Fevarin®, Fluvoxadura®	Fluvoxamin
Cipramil®	Citalopram
Gladem®, Zoloft®	Sertralin
Dual-serotonerge Antidepressiva	
Nefadar® *(nicht mehr im Handel!)*	Nefazodon
Thombran®	Trazodon
Serotonin-Noradrenalin-Wiederaufnahmehemmer (SNRI)	
Trevilor®	Venlafaxin
Noradrenalin-Serotonin-selektive Antidepressiva (NaSSA)	
Remergil®	Mirtazapin
Selektive Noradrenalin-Wiederaufnahmehemmer (NARI)	
Edronax®	Reboxetin
Ludiomil®	Maprotilin
Vivalan®	Viloxazin
Monoaminooxidasehemmer (MAO-Hemmer)	
Aurorix® *(reversibel)*	Moclobemid
Jatrosom® *(irreversibel)*	Tranylcypromin

Antidepressiva – Wirkweise

Allgemeine Wirkung

- stimmungsaufhellend, gegen Depression wirksam
- Vorbeugung einer Chronifizierung
- Erhöhung der Botenstoffmenge (insbesondere von Dopamin, Serotonin oder Noradrenalin) im Gehirn

a)   Trizyklische Antidepressiva

Besonderheit

- erste Generation von Antidepressiva, daher unspezifischere Wirkweise und mehr Nebenwirkungen als neuere Substanzen

Mögliche Nebenwirkungen

- Schläfrigkeit, neben sich stehen
- Verstopfung
- Mundtrockenheit
- Blutdrucksenkung
- Beschleunigung des Herzschlags
- Probleme bei Nahsehen (Akkommodationsstörungen des Auges)
- Veränderung von Blut- und Leberwerten
- Gewichtszunahme
- Beeinträchtigung der Reaktionsfähigkeit
- erhöhte Lichtempfindlichkeit der Haut
- Senkung des Augeninnendrucks

Beachte!

▦ mögliche Wechselwirkungen mit anderen Medikamenten

▦ Kontrolle von Blut- und Leberwerten notwendig

▦ Fahrtauglichkeit kann eingeschränkt sein

▦ Umschwung in eine Manie oder Hypomanie möglich

Beispiele für Handelsnamen

Tofranil®, Saroten®, Laroxyl®, Novoprotect®, Amineurin®, Syneudon®, Anafranil®, Hydiphen®, Equilibrin®, Aponal®, Desidox®, Sinquan®, Doneurin®, Stangyl®, Gamonil®, Nortrilen®, Pertofran®, Petylyl®

b)   Tetrazyklische Antidepressiva

Besonderheit

▦ erhöhen die Konzentration der Botenstoffe Serotonin und Noradrenalin, daher ist ihre spezifische Wirkung von der verwendeten Substanz abhängig

Mögliche Nebenwirkungen

▦ weniger Nebenwirkungen als trizyklische Antidepressiva

▦ häufig Müdigkeit

Beispiele für Handelsnamen

Ludiomil®, Aneural®, Deprilept®, Mianeurin®, Prisma®, Tolvin®, Hopacem®

c) Selektive Serotonin-Wiederaufnahmehemmer (SSRI)

Besonderheit

- verhindern die Wiederaufnahme von Serotonin in die Zelle
- wirken aktivierend
- reduzieren Ängste und Zwänge

Mögliche Nebenwirkungen

- Magen-Darm-Beschwerden, Übelkeit (vorübergehend)
- Kopfschmerzen
- vermehrtes Schwitzen
- sexuelle Funktionsstörungen
- Unruhezustände
- selten Serotoninsyndrom (Schüttelfrost, Fieber, Händezittern, Durchfall, Muskelzuckungen, Übelkeit, Blutdrucksteigerung, Unruhe, Gangstörungen, EKG-Veränderungen und Verwirrtheit)

Beispiele für Handelsnamen

Fluctin®, Tagonis®, Seroxat®, Fevarin®, Fluvoxadura®, Cipramil®, Gladem®, Zoloft®

d)   Dual-serotonerge Antidepressiva

Besonderheit

- verhindern die Wiederaufnahme von Serotonin in die Zelle und imitieren gleichzeitig die Wirkung von Serotonin an den Rezeptoren der Nachbarzelle
- wirken angstreduzierend
- verbessern den Tiefschlaf
- im Gegensatz zu SSRI keine Beeinträchtigung im sexuellen Bereich

Mögliche Nebenwirkungen

- vorübergehend: Übelkeit, Erbrechen
- Veränderung des Blutdrucks
- Erhöhung der Leberenzyme

Beachte!

- Kontrolle von Leber- und Blutwerten erforderlich
- Nefadar ist aufgrund seiner leberschädigenden Nebenwirkung seit Anfang 2003 in Deutschland aus dem Handel genommen!

Beispiele für Handelsnamen

Nefadar®, Thombran®

e) Serotonin-Noradrenalin-Wiederaufnahme-hemmer (SNRI)

Besonderheit

- verhindern die Wiederaufnahme der Botenstoffe Serotonin
- und Noradrenalin in die Zelle
- wirken angstlösend
- schneller Wirkungseintritt
- keine ernsten Nebenwirkungen bei Überdosierung

Mögliche Nebenwirkungen (meist vorübergehend)

- Übelkeit, Erbrechen
- Schwindel
- Appetitlosigkeit
- Unruhezustände, Schlafstörungen

Beispiel für Handelsnamen

Trevilor®

Wagner/Bräunig. Psychoedukation bei bipolaren Störungen
© Schattauer GmbH Verlag für Medizin und Naturwissenschaften, Stuttgart 2004

f)   Noradrenalin-Serotonin-selektive Antidepressiva (NaSSA)

Besonderheit

- regen die Produktion der Botenstoffe Serotonin und
- Noradrenalin an und verhindern die Wiederaufnahme von Serotonin in die Nachbarzelle
- weniger Nebenwirkungen und schneller Wirkungseintritt
- Verbesserung der Schlafqualität
- angstreduzierend

Mögliche Nebenwirkungen

- Müdigkeit
- Appetitsteigerung
- selten: sexuelle Funktionsstörungen

Beispiel für Handelsnamen

Remergil®

g)   Selektive Noradrenalin-Wiederaufnahme-hemmer (NARI)

Besonderheit

- verhindern die Wiederaufnahme von Noradrenalin
- wirken antriebs- und energiesteigernd
- verbessern die Konzentration und Denkprozesse

Mögliche Nebenwirkungen

- Darmträgheit, Verstopfung
- Mundtrockenheit
- selten: Übelkeit, Kopfschmerzen und sexuelle Funktionsstörungen

Beispiel für Handelsnamen

Edronax®, Vivalan® und Ludiomil®

h) Monoaminooxidasehemmer (MAO-Hemmer)

Besonderheit

- verhindern den Abbau von Botenstoffen und erhöhen so deren Menge
- reversible MAO-Hemmer (Jatrosom) wirken noch 7–10 Tage nach ihrem Absetzen
- Jatrosom wirkt auch in er Leber und verhindert dort den Abbau tyraminhaltiger Lebensmittel, was zur Überaktivierung des Herz-Kreislauf-Systems führen kann

Mögliche Nebenwirkungen

- Schwindel (beim Aufstehen)
- Gewichtszunahme
- Nervosität
- Schlaflosigkeit
- Schwitzen
- sexuelle Funktionsstörungen
- Herz-Kreislauf-Probleme

Beachte!

- tyraminarme Diät muss bei Einnahme von Jatrosom eingehalten werden
- keine Kombination von Jatrosom mit SSRI oder trizyklischen Antidepressiva möglich!
- der reversible MAO-Hemmer Aurorix darf nicht direkt im Anschluss an eine SSRI-Behandlung eingenommen werden

Beispiele für Handelsnamen

Jatrosom®, Aurorix®

Wagner/Bräunig. Psychoedukation bei bipolaren Störungen
© Schattauer GmbH Verlag für Medizin und Naturwissenschaften, Stuttgart 2004

Benzodiazepine

Präparate

Handelsname	Wirkstoff
Kurz (< 6 Std.) und mittellang (6–24 Std.) wirkende Benzodiazepine	
Dormicum®	Midazolam
Halcion®	Triazolam
Tafil®, Xanax®	Alprazolam
Lexotanil®	Bromazepam
Lendormin®	Brotizolam
Trecalmo®	Clotiazepam
Rohypnol®	Flunitrazepam
Sonin®	Loprazolam
Tavor	Lorazepam
Ergocalm®, Loretam, Lormetazepam®, Noctamid®	Lormetazepam
Adumbran®, Praxiten®	Oxazepam
Norkotral® Tema, Planum®, Pronervon T, Remestan, temazep	Temazepam
Lang wirkende Benzodiazepine (> 24 Std.)	
Librium®, Multum®, Radepur®	Chlordiazepoxid
Frisium®	Clobazam
Rivotril®	Clonazepam
Valium®, Faustan®	Diazepam
Tranxilium®	Dikaliumclorazepat
Dalmadorm®	Flurazepam
Medazepam AWD, Rudotel®	Medazepam
Mogadan®	Nitrazepam
Tranxilium® N	Nordazepam
Demetrin®	Prazepam

Benzodiazepine – Wirkweise

Benzodiazepine = Tranquilizer = Beruhigungsmittel

Einsatz bei bipolaren Störungen

- bei Aggressivität und Erregung in der Manie
- bei Angstzuständen und Schlafstörungen
- bei depressiven Hemmzuständen und als Überbrückung bis zum Wirkeintritt von Antidepressiva

Wirkung

- Verstärkung der Wirkung des Botenstoffs GABA und dadurch schwerere Aktivierbarkeit der Nervenzellen
- wirken beruhigend und entspannend
- sind schlaffördernd bzw. -anstoßend
- reduzieren Angst und Anspannung

Mögliche Nebenwirkungen

- Müdigkeit, Schläfrigkeit, Apathie
- Konzentrationsstörungen
- selten Kopfschmerzen

Beachte!

- Gefahr der Abhängigkeit und Wirkminderung bei Langzeitgebrauch
- beim Absetzen Entzugssymptome möglich
- eine Einnahme länger als 8–12 Wochen sollte vermieden werden

Wagner/Bräunig. Psychoedukation bei bipolaren Störungen
© Schattauer GmbH Verlag für Medizin und Naturwissenschaften, Stuttgart 2004

Neuroleptika

Präparate

Handelsname	Wirkstoff
Klassische Neuroleptika	
Dogmatil®	Sulpirid
Truxal®	Chlorprothixen
Taxilan®	Perazin
Neurocil®	Levomepromazin
Atosil®	Promethazin
Melleril®	Thioridazin
Lyogen®, Dapotum®	Fluphenazin
Ciatyl®	Clopenthixol
Fluanxol®	Flupentixol
Glianimon®	Benperidol
Haldol®	Haloperidol
Dipiperon®	Pipamperon
Imap®	Fluspirilen
Atypische Neuroleptika	
Leponex®, Elcrit®	Clozapin
Zyprexa®	Olanzapin
Risperdal®	Risperidon
Seroquel®	Quetiapin
Zeldox®	Ziprasidon
Solian®	Amisulprid
Nipolept®	Zotepin

Neuroleptika – Wirkweise

▨ Unterscheidung zwischen klassischen und atypischen Neuroleptika

▨ Entwicklung moderner Neuroleptika (atypische) mit geringeren insbesondere motorischen Nebenwirkungen in den 70er-Jahren

Einsatz bei bipolaren Störungen

▨ bei psychotischen und manischen Zuständen

▨ bei manisch-depressiven Mischzuständen

▨ zur Rezidivprophylaxe (Atypika)

Wirkung

▨ insbesondere Hemmung der Übertragung des Botenstoffs Dopamin, atypische Neuroleptika wirken spezifischer und zusätzlich auf serotonerge Botenstoffe

▨ Reduktion psychotischer Symptome (Wahn, Halluzinationen, Störungen des Denkens und der Handlungssteuerung)

▨ beruhigend, wirksam gegen aggressive, Unruhe- und Erregungszustände

Mögliche Nebenwirkungen

▨ meist vorübergehend: Mundtrockenheit, Verstopfung, verschwommenes Sehen

▨ Müdigkeit, Benommenheit

▨ Beeinträchtigungen der Bewegungsabläufe (insbesondere bei klassischen Neuroleptika)

Besonderheiten atypischer Neuroleptika

- über die Beeinflussung des Botenstoffs Serotonin können sie stimmungs-stabilisierend wirken
- antimanische Wirkung von Risperidon, Olanzapin und Quetiapin
- in der Regel keine extrapyramidalen Nebenwirkungen
- insgesamt weniger Nebenwirkungen

Zusätzlich mögliche Nebenwirkungen

Leponex®:	– lebensbedrohliche Blutbildstörungen möglich → regel-mäßige Kontrollen nötig!
Zyprexa®:	– Müdigkeit
	– gesteigerter Appetit und Gewichtszunahme
Risperdal®:	– Schlafstörungen
	– Kopfschmerzen
	– Unruhe- und Angstzustände

Beispiele für Handelsnamen *atypischer* Neuroleptika

Leponex®, Elcrit, Zyprexa®, Risperdal®, Seroquel®, Solian®, Zeldox®, Nipolept®

Beispiele für Handelsnamen *klassischer* Neuroleptika

Dogmatil, Truxal®, Taxilan®, Neurocil®, Atosil®, Melleril®, Lyogen®, Dapotum®, Ciatyl®, Fluanxol®, Glianimon®, Haldol®, Dipiperon®, Imap®

Extrapyramidale Störungen

Extrapyramidale Störungen sind mögliche Beeinträchtigungen von Bewegungsabläufen unter Einnahme klassischer Neuroleptika.

- **Parkinson-Syndrom**: kleinschrittiger Gang, maskenhafter Gesichtsausdruck, Verlangsamung aller Bewegungsabläufe, Händezittern, erhöhte Muskelspannung

- **akute Dystonie**: Muskelverkrampfungen im Mund-, Kiefer- und Schlundbereich, des Halses, der Hände, der Augen und körpernaher Muskelgruppen

- **Akathisie** (Sitzunruhe) und **Tasikinesie** (trippeln mit den Beinen)

- **tardive Dyskinesie**: kurze zuckende Bewegungen der Gesichts- und rumpfnahen Muskulatur, steife Handhaltungen, häufiger nach länger andauernder Einnahme klassischer Neuroleptika

Biologische Grundlagen bipolarer Störungen und medikamentöse Therapie

Bipolaren Störungen liegt, wie schon erwähnt, eine biologische Veranlagung (Vulnerabilität) zu Grunde. Wie sich diese Veranlagung auf einer organischen Ebene zeigt soll nachfolgend erläutert werden.

Obwohl die genaue Funktionsweise des menschlichen Gehirns derzeit noch in vielen Bereichen unklar ist, konnten dennoch bereits wichtige Grundprinzipien und Teilfunktionen gefunden werden. Dies betrifft auch die Ortung psychischer Funktionsstörungen im Gehirn. In der Forschung werden genetische Anlagen, Fehlfunktionen des Botenstoffsystems und der Nervenzelle, Veränderungen des Hirngewebes sowie bestimmte physiologische Vorgänge im Gehirn im Zusammenhang mit bipolaren Störungen untersucht.

Genetische Anlagen

Genetische Veränderungen als Ursache für die Entwicklung der Erkrankung werden durch Familienuntersuchungen, Zwillingsstudien und Untersuchungen zum Erbgang gestützt. So zeigen beispielsweise Familienuntersuchungen, dass die Kinder von einem an einer bipolaren Störung Erkrankten ein 7fach erhöhtes Risiko aufweisen, ebenfalls eine bipolare Störung zu entwickeln, als die Kinder eines Nichtbetroffenen. Ist bereits ein Elternteil an einer bipolaren Störung erkrankt, so liegt die Erkrankungswahrscheinlichkeit der Kinder für eine affektive Störung bei etwa 20 %. Diese Zahl erhöht sich auf 50 – 75 %, wenn beide Elternteile bereits an einer bipolaren Störung leiden.

Zwillingsstudien vergleichen das Erkrankungsrisiko von eineiigen und zweieiigen Zwillingen miteinander. Dort ermittelte man, dass die Erkrankungswahrscheinlichkeit für eineiige Zwillinge um ein Vierfaches erhöht ist im Vergleich zu zweieiigen Zwillingen, was auf die höhere genetische Übereinstimmung eineiiger Zwillinge zurückgeführt wird. Bei eineiigen Zwillingen liegt dabei die Wahrscheinlichkeit zu erkranken, wenn bereits ein Zwilling an einer bipolaren Störung leidet, bei 60 – 80 %.

Bisherige Versuche, die für bipolare Erkrankungen verantwortlichen Gene zu identifizieren, sprechen dafür, dass nicht ein einzelnes Gen, sondern mehrere Gene auf verschiedenen Chromosomen an der Vererbung beteiligt sind. Diese Gene sollen nun Informationen enthalten, welche die Regulation von Botenstoffen im Gehirn und der Nervenzellaktivität steuern.

Veränderungen des Hirngewebes und der Hirnaktivität

Veränderungen des Hirngewebes und die Funktion einzelner Hirnbereiche lassen sich anhand bildgebender Verfahren feststellen. Dazu zählen die Magnetresonanztomographie (MRT), die Computertomographie (CT), die Single Positron Emissions Computertomographie (SPECT) und die funktionelle Magnetresonanztomographie (fMRT). Ein weiteres Verfahren stellt die Untersuchung des Hirngewebes von verstorbenen Menschen dar. Veränderte Strukturen oder Funktionsweisen bestimmter Gehirnregionen und Zellstrukturen sollen darüber Auskunft geben, inwieweit diese im Zusammenhang mit der psychischen Erkrankung stehen.

Bisherige Befunde weisen auf Veränderungen der Aktivität in den Hirnregionen des so genannten limbischen Systems und des orbitofrontalen Kortex bei Menschen mit bipolaren Störungen hin, insbesondere in akuten Episoden. Der orbitofrontale Kortex soll für die Steuerung und Regulation kontrollierter und unwillkürlicher Gefühle zuständig sein, während das limbische System das Erlebte auf der Basis von Vorerfahrungen bewertet. Fehlfunktionen dieser Bereiche könnten dazu führen, dass die emotionale Steuerung und die auf Bewertungen beruhende Handlungskontrolle versagt, was eine Entgleisung des Gefühlslebens und der damit verbundenen Handlungssteuerung zur Folge haben kann.

Physiologische Vorgänge im Gehirn – Kindling und Sensibilisierung

Kindling und Sensibilisierung versuchen die Beobachtung zu erklären, dass beim Auftreten erster affektiver Episoden meist Stresserlebnisse vorweg gehen, dagegen im Krankheitsverlauf und mit steigender Episodenzahl ihr Einfluss immer weiter abnimmt und die Episoden immer spontaner und öfter auftreten.

Sensibilisierung bedeutet nun, dass eine physiologische Gewöhnung an Umweltreize auftritt. Danach bewirkt ein wiederholtes Stressereignis, dass das Individuum immer intensiver auf ähnliche Reizgegebenheiten reagiert. Es erfolgt somit eine Sensibilisierung für Stressereignisse und damit auch für das Auftreten einer affektive Episode. Sensibilisierungsprozesse im Gehirn konnten in Tierversuchen bereits nachgewiesen werden.

Weitere Forschungsergebnisse ergaben, dass eine ursprünglich unzureichende wechselnde elektrophysiologische Reizung bestimmter Bereiche des Gehirns (der Amygdala) bei wiederholter Anwendung epileptische Anfälle auslösen und sogar ihr spontanes Auftreten bewirken kann. Dieses Phänomen, das als Kindling bezeichnet wird, wurde ebenfalls auf bipolare Störungen übertragen. Man geht in diesem Zusammenhang davon aus, dass durch Kindlingprozesse die Reizschwelle zur Auslösung akuter Episoden nach wiederholten Krankheitsphasen erniedrigt wird. Das bedeutet, dass es immer geringerer Auslöser bedarf, um eine erneute Krankheitsepisode physiologisch in Gang zu setzen. Allerdings handelt es sich bei den genannten Prozessen lediglich um Modellvorstellungen, deren Zutreffen auf bipolare Erkrankungen bislang noch nicht eindeutig belegt ist.

Fehlfunktionen des Botenstoffsystems

Das Gehirn stellt die Verarbeitungs- und Steuerungszentrale für alle Sinnesempfindungen, Gefühle, Handlungen und des Denkens dar. Es besteht aus über 100 Milliarden Nervenzellen, die untereinander vielfach verschaltet sind. So kann jede Nervenzelle über ihre Zellausläufer Signale an bis zu 50.000 andere Zellen weitergeben beziehungsweise Signale von ihnen empfangen. Die Gesamtheit aller Signalfunktionen stellt damit die Gehirnfunktion dar. Die Aktivierung der Nervenzellen erfolgt dabei ähnlich wie bei einem Computer nach dem An-aus-Prinzip, wobei dies über elektrische Impulse und chemische Prozesse erfolgt.

Reize aus der Umwelt, die wir beispielsweise über unsere Sinnesorgane aufnehmen, werden elektrisch über die Nervenbahnen ins Gehirn weitergeleitet. Alle Sinneserfahrungen, also das, was wir hören, sehen, riechen, schmecken und tasten, gelangen zu darauf spezialisierten Hirngebieten. Dieser Informationsfluss verläuft zum einen, wie erwähnt, über die Nervenbahnen und zum anderen über chemische Prozesse, die eine Übertragung von einer Nervenzelle zur anderen gewährleisten. Dazu muss ein Spalt, der synaptische Spalt, zwischen den Zellen überwunden werden. Diese Überbrückung übernehmen chemische Botenstoffe, so genannte Neurotransmitter. Sie werden von der Nervenzelle in den synaptischen Spalt ausgeschüttet und wandern als Überträger der Nachricht zum Nervenzellende (Synapse) der Nachbarzelle. Dort lagern sie sich an bestimmten Andockstellen (Rezeptoren) der Zelle an, und regen auf diese Weise auch diese Zelle zur Ausschüttung von Botenstoffen an, so dass der Informationsfluss im Gehirn gesichert ist. Nachdem die Übertragung auf eine Zelle abgeschlossen ist, werden die Botenstoffe wieder von den Rezeptoren entfernt, so dass die Zelle wieder für neue Nachrichten aufnahmebereit ist. Dazu wird der Botenstoff in seine Bestandteile zerlegt oder wieder in die Ursprungszelle eingelagert, ein Vorgang, der als Wiederaufnahme (englisch: reuptake) bezeichnet wird.

Ist der Austausch der Botenstoffe aus dem Gleichgewicht geraten, zeigt sich dies in einem verminderten oder erhöhten Fluss an Botenstoffen. Dadurch wird das normale Signalverhalten der Zelle gestört, was Fehlfunktionen im Gehirn und damit sichtbare Krankheitssymptome nach sich zieht. Bei bipolaren Störungen sind in diesem Zusammenhang insbesondere die Botenstoffe Serotonin, Noradrenalin und Dopamin betroffen. Signalstörungen können darüber hinaus aber auch bereits innerhalb der einzelnen Nervenzellen auftreten. So kann beispielsweise die Signalübermittlung zwischen Rezeptor und Zellkern gestört sein, welche zur Aktivierung der Zelle und damit ebenfalls für die Ausschüttung von Botenstoffen erforderlich ist. Eine weitere Störquelle stellen die Stoffwechselvorgänge an der Nervenzellwand dar. So kann die Zellwand eine zu hohe Durchlässigkeit für bestimmte Stoffe (z. B. Kalzium) besitzen, die für die Signalübertragung wichtig sind, was dazu führt, dass diese aus der Zelle wandern und daraufhin eine optimale Signalübertragung nicht mehr gewährleistet ist.

Wirkweise der Medikamente

In der Vergangenheit wurde angenommen, dass bei Depressionen eine zu niedrige und bei Manien eine zu hohe Konzentration des Botenstoffs Noradrenalin vorliegt. Leider ist dieses Modell zu einfach. Statt dessen gehen heutige Vorstellungen zur biologischen Grundlage bipolarer Störungen davon aus, dass das Zusammenspiel und damit das natürliche Gleichgewicht der Botenstoffe Serotonin, Noradrenalin und Dopamin im Gehirn gestört ist.

Medikamente zielen nun darauf ab, die Menge dieser Botenstoffe und ihr Gleichgewicht zu regulieren. Dies kann zum einen über eine Einflussnahme auf ihre Ausschüttung erfolgen und zum anderen über eine Regulation der Wirkmechanismen innerhalb der Zelle. In Abhängigkeit von der zu behandelnden Symptomatik werden unterschiedliche Medikamentenklassen verwendet, die entsprechend auf verschiedene Botenstoffe und Vorgänge innerhalb der Zelle einwirken.

Antidepressiva versuchen die fehlenden Botenstoffe in bestimmten Hirnregionen zu vermehren, um auf diese Weise der depressiven Symptomatik entgegen zu wirken. Dies kann auf unterschiedlichen Wegen erfolgen. So wird versucht, die Wiederaufnahme des Botenstoffs in die Nervenzelle oder seinen Abbau zu verhindern, so dass dessen Konzentration im synaptischen Spalt wieder gesteigert wird. Eine weitere Möglichkeit beinhaltet den Einsatz von Medikamenten, welche die Wirkung der fehlenden Botenstoffe an den Rezeptoren imitieren.

Stimmungsstabilisierende Medikamente wie Lithium wirken dagegen in der Nervenzelle und versuchen dort eine defekte Signalübertragung auszugleichen, was die stimmungsstabilisierende Wirkung ausmachen und Rückfälle vermeiden soll.

Benzodiazepine wirken beruhigend und werden bei Angst- und Spannungszuständen sowie Schlafstörungen eingesetzt. Sie bewirken, dass die Nervenzelle schwerer aktiviert werden kann, und hemmen damit die Signalübertragung.

Neuroleptika werden häufig in der Akuttherapie bipolarer Störungen zur Behandlung psychotischer Symptome (Wahn, Halluzinationen, Störungen im Denken und Handeln) und wegen ihrer beruhigenden Wirkung eingesetzt. Sie hemmen überwiegend die Übertragung des Botenstoffs Dopamin, da dieser für das Auftreten psychotischer Symptome verantwortlich gemacht wird.

Bei einigen Neuroleptika ist auch eine antimanische Wirkung nachgewiesen worden. Dies betrifft vor allem die neuere Generation der so genannten atypischen Neuroleptika. Sie zeichnen sich durch andere Wirkmechanismen und dadurch bedingt weniger Nebenwirkungen als ihre Vorgänger aus.

Die Wirkweise der einzelnen Medikamente in den genannten Medikamentenklassen ist jedoch nicht immer die gleiche, da sie an unterschiedlichen Botenstoffen und Prozessen in der Zelle ansetzen. Daher werden innerhalb der großen Medikamentengruppen noch Untergruppierungen vorgenommen. Diese sind für die Behandlung hilfreich, da es sich gezeigt hat, dass nicht jeder Patient auf das gleiche Medikament anspricht, was darauf hindeutet, dass die Erkrankung in unterschiedlicher Weise im Hirnstoffwechsel in Erscheinung treten kann.

Liste möglicher Frühwarnzeichen – Manie

- Hochstimmung, Euphorie
- neue Ideen, Gedankenrasen
- stärkeres Redebedürfnis
- vermehrte Aktivität, energiegeladener sein
- veränderte Wahrnehmung (Geräuschempfindlichkeit; schärfere Wahrnehmung der Umwelt; Gefühl, in einer anderen Welt zu sein)
- erhöhte Kreativität
- vermindertes Schlafbedürfnis, weniger Schlaf bzw. späteres Zubettgehen
- stärkere Kontaktbereitschaft
- Gefühl, wichtig zu sein und im Mittelpunkt des Interesses zu stehen
- gesteigertes Selbstvertrauen bzw. Gefühl, alles schaffen zu können, was man sich vornimmt
- Reizbarkeit, Angespanntheit, Ungeduld
- gesteigertes sexuelles Interesse
- vermehrtes Geldausgeben
- Konzentrationsschwierigkeiten, Ablenkbarkeit
- „anders als sonst" sein
- Ruhelosigkeit bzw. Unruhe
- mehr Streitigkeiten als sonst
- alltäglicher Tagesablauf wird nicht eingehalten bzw. Veränderungen im Tagesablauf
- vermehrter Alkoholkonsum
- unregelmäßige Einnahme oder Vergessen der Medikamente

Liste möglicher Frühwarnzeichen – Depression

- Müdigkeit/Erschöpfungsgefühl/Energielosigkeit
- bedrückte Stimmung/Niedergeschlagenheit
- Rückzug/gesteigertes Ruhebedürfnis
- vermindertes Selbstvertrauen/Selbstzweifel
- vermehrtes Grübeln und sich Sorgen machen
- Interessenverlust/Lustlosigkeit
- Ein- oder Durchschlafstörunge /frühmorgendliches Erwachen/Schwierigkeiten, morgens aufzustehen
- alltägliche Verpflichtungen werden vernachlässigt
- Konzentrationsschwierigkeiten (Denken fällt schwer)
- vermindertes sexuelles Interesse
- Ängstlichkeit/Nervosität
- verringerte Belastbarkeit/Abnahme des Leistungsvermögens
- alles auf sich beziehen/Gefühl andere reden schlecht über mich
- Veränderungen im alltäglichen Tagesablauf
- körperliches Unwohlsein
- „anders als sonst" sein
- vermehrter Alkoholkonsum
- unregelmäßige Einnahme/Vergessen der Medikamente
- Anspannung/Unruhe/Reizbarkeit

Checkliste eigener Frühwarnsymptome

Meine Frühwarnsymptome in der **Manie**

1. _____

2. _____

3. _____

4. _____

5. _____

Meine Frühwarnsymptome in der **Depression**

1. _____

2. _____

3. _____

4. _____

5. _____

Stimmungsgraph

		Mo	Di	Mi	Do	Fr	Sa	So
maximale Manie	+5							
deutliche Manie	+4							
Frühwarnsymptome Manie	+3							
anhaltend gut gestimmt	+2							
zeitweise gut gestimmt	+1							
neutrale Stimmung	0							
zeitweise bedrückt	−1							
anhaltend bedrückt	−2							
Frühwarnzeichen Depression	−3							
anhaltende Depression	−4							
maximale Depression	−5							

Wagner/Bräunig. Psychoedukation bei bipolaren Störungen
© Schattauer GmbH Verlag für Medizin und Naturwissenschaften, Stuttgart 2004

Anleitung zur Anwendung des Stimmungsgraphen

Der Stimmungsgraph soll ergänzend zur Checkliste der Frühwarnsymptome eine Hilfe darstellen, erste Krankheitsanzeichen in Form von Stimmungsschwankungen zu erkennen.

Bitte schätzen Sie dazu täglich am Ende des Tages ihre Stimmung ein. Versuchen Sie einen durchschnittlichen Wert ihrer Stimmung des jeweiligen Tages zu bilden.

Es können jeweils fünf Abstufungen der Stimmung sowohl in positiver als auch in negativer Richtung durchgeführt werden. Der Skalierungsbereich von +2 bis −2 soll für die Kennzeichnung „normaler" Stimmungsschwankungen verwendet werden. So kann eine der Situation angemessene bedrückte oder gehobene Stimmungslage (z. B. nach einer bestandenen oder nicht bestandenen Prüfung) bereits mit +2 bzw. −2 bewertet werden. Diese Werte bedeuten nicht, dass es sich bereits um „krankhafte" Stimmungen handelt. Erfolgt jedoch über mehrere Tage eine Einschätzung von +2 oder −2, so sollte noch einmal kritisch das Vorhandensein von Frühwarnsymptomen geprüft und gegebenenfalls die Einschätzung einer nahen Bezugsperson hinzugezogen werden. Sind Frühwarnsymptome vorhanden und ist die Stimmung übermäßig erhöht oder gedrückt, sollen Werte ab +3 bzw. −3 angekreuzt werden.

Suchen Sie in diesem Fall immer Ihren behandelnden Arzt auf!

Die verbleibenden Einstufungen sollen bei eindeutigem Vorliegen einer Depression oder Manie verwendet werden und unterscheiden sich nur hinsichtlich des Schweregrads der Symptome.

Wagner/Bräunig. Psychoedukation bei bipolaren Störungen
© Schattauer GmbH Verlag für Medizin und Naturwissenschaften, Stuttgart 2004

Einfluss biologischer und sozialer Rhythmen

- Der Mensch unterliegt biologischen Rhythmen.

- Eine Beeinflussung biologischer Rhythmen („innere Uhr") hat eine Auswirkung auf die Stimmung.

- Die innere Uhr wird über Zeitgeber gesteuert.

- Zeitgeber können soziale Ereignisse (z. B. gemeinsame Mahlzeiten mit der Familie, Freizeitaktivitäten) sein.

- Bei bipolaren Störungen liegt eine erhöhte Empfindlichkeit der chemischen Botenstoffe im Gehirn vor. Sie macht sich besonders dann bemerkbar, wenn der gewohnte biologische Rhythmus unterbrochen wird.

- Stress kann unsere biologischen und sozialen Rhythmen stören.

- Eine Vermeidung von Stress und eine Strukturierung des Tages kann verhindern, dass biologische und soziale Rhythmen und damit verbunden die Stimmung aus der Balance geraten.

Wagner/Bräunig. Psychoedukation bei bipolaren Störungen
© Schattauer GmbH Verlag für Medizin und Naturwissenschaften, Stuttgart 2004

Lifechart – Beispiel

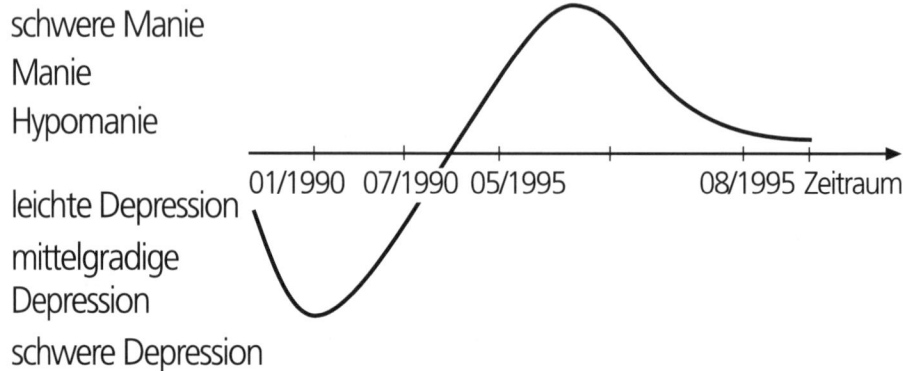

schwere Manie

Manie

Hypomanie

01/1990   07/1990 05/1995   08/1995 Zeitraum

leichte Depression

mittelgradige
Depression

schwere Depression

Auslöser/kritische Lebensereigisse:	Trennung (12/89)	neue Arbeitsstelle/ Überstunden (3/95)
Behandlung (Arztbesuch, Krankenhaus, Psychotherapie):	Klinikaufenthalt (1–7/90)	Klinikaufenthalt (5–8/95)
Medikamente:	Aurorix®	Lithium

Idealplan zur Tagesstruktur

	Dauer	Tätigkeit/Kontakte
Aufstehen		
Frühstück		
Aktivitäten/Arbeit/Verpflichtungen		
Mittagspause		
Aktivitäten/Arbeit/Verpflichtungen		
Abendessen		
Freizeitaktivitäten (z. B. Fernsehen, Sport etc.)		
Nachtruhe		

Anleitung zur Erstellung eines Idealplans zur Tagesstruktur

Die folgenden Fragen sollen Ihnen dabei helfen, eine grobe Strukturierung Ihres Tages vorzunehmen. Über diese Struktur soll gewährleistet werden, dass Ihr biologischer Rhythmus nicht aus dem Gleichgewicht gerät. Dazu ist es notwendig, die zeitlichen Eckpunkte des Tages genau festzuhalten. Sie sollten möglichst zeitgenau eingehalten werden und nicht mehr als zwei Stunden variieren. Nachdem Sie die Fragen bearbeitet haben, füllen Sie bitte den Idealplan zur Tagesstruktur (Arbeitsblatt 6.1a) entsprechend aus!

▨ Wie viele Stunden Schlaf benötigen Sie in der Regel, um sich morgens erholt zu fühlen?

▨ Wann bemerken Sie einen Abfall ihrer Leistungsfähigkeit, sodass es Sinn macht, eine Pause einzulegen?

▨ Zu welchen Zeiten planen Sie Ihre Mahlzeiten ein?

▨ Durch welche Freizeitaktivitäten können Sie wieder auftanken?

▨ Wann haben Sie Kontakt zu anderen Menschen?

▨ Wann haben Sie Zeit für sich allein?

Wagner/Bräunig. Psychoedukation bei bipolaren Störungen
© Schattauer GmbH Verlag für Medizin und Naturwissenschaften, Stuttgart 2004

Protokoll zur Tagesstruktur

	Mo	Di	Mi	Do	Fr	Sa	So
Aufstehen							
Frühstück							
Arbeit/ Verpflichtungen – Pause							
Mittagspause							
Arbeit/ Verpflichtungen – Pause							
Abendessen							
Freizeitaktivitäten wie z. B. Fernsehen, Sport etc.							
Nachtruhe							

Bitte tragen Sie Ihren tatsächlichen Tagesablauf unter Angabe von Zeiten eine Woche lang in das Protokoll ein!

Wagner/Bräunig. Psychoedukation bei bipolaren Störungen
© Schattauer GmbH Verlag für Medizin und Naturwissenschaften, Stuttgart 2004

Mein Lifechart

Zeitraum

Schwere Manie

Manie

Hypomanie

Leichte Depression

Mittelgradige Depression

Schwere Depression

Auslöser/
kritische Lebensereignisse

Behandlung
(Arztbesuch, Krankenhaus,
Psychotherapie)

Medikamente

Wagner/Bräunig. Psychoedukation bei bipolaren Störungen
© Schattauer GmbH Verlag für Medizin und Naturwissenschaften, Stuttgart 2004

Tagesprotokoll

Name: Datum:

Uhrzeit	Was habe ich gemacht? Welche Gedanken gingen mir durch den Kopf?	Wie ist meine Stimmung? ++,+,0,–,––	Wie belastend ist es? 0 (gar nicht) bis 10 (maximal)
7–8 Uhr			
8–9 Uhr			
9–10 Uhr			
10–11 Uhr			
11–12 Uhr			
12–13 Uhr			
13–14 Uhr			
14–15 Uhr			
15–16 Uhr			
16–17 Uhr			
17–18 Uhr			
18–19 Uhr			
19–20 Uhr			
20–21 Uhr			
21–22 Uhr			

Anleitung zur Anwendung des Tagesprotokolls

Das Tagesprotokoll (Arbeitsblatt 6.4a) soll Ihnen dabei helfen, Zusammenhänge zwischen Ihren Erlebnissen, Gedanken und Ihrer Stimmung zu erkennen. Dies ist eine Voraussetzung dafür, mögliche belastende und damit krankheits-begünstigende Situationen und Verhaltensweisen zu identifizieren und nach Veränderungsmöglichkeiten zu suchen.

Bitte tragen Sie dazu in Stichpunkten in das Protokoll ein, was Sie tagsüber zu den angegebenen Zeiten gemacht haben. Erfassen Sie sowohl Tätigkeiten (wie z. B. einkaufen, Rad fahren) als auch Ihre in der jeweiligen Situation im Vordergrund stehende Gedanken. Dies können Gedanken sein wie zum Beispiel „ich schaffe das alles nicht" oder auch ein Grübeln über bestimmte Themen.

Schätzen Sie anschließend ein, wie Ihre Stimmung zu diesem Zeitpunkt war und als wie belastend Sie die Situation erlebt haben. Den Grad der Belastung können Sie von 0–10 einstufen, wobei „0" keine und „10" maximale Belastung bedeuten. Die Bewertung der Stimmung mit „0" steht für eine neutrale Stimmung. „+" und „++" stellen eine zweistufige Einschätzung einer positiven bzw. ge-hobenen Stimmung, dagegen „–" und „– –" einer negativen bzw. gedrückten Stimmung dar.

Führen Sie mindestens eine Woche lang täglich Protokoll, um möglichst viele Situationen und Ihre Reaktionen darauf erfassen zu können. Es ist zudem sinnvoll, möglichst zeitnah zu protokollieren, um eine genaue Erinnerung zu gewährleisten.

Der Einfluss biologischer und sozialer Rhythmen auf bipolare Störungen

Der Mensch unterliegt biologischen Rhythmen. Unter einem biologischem Rhythmus versteht man tageszeitabhängige Schwankungen in der Art und dem Ausmaß körperlicher Funktionen. Dazu zählen zum Beispiel die Körpertemperatur, der Hormonspiegel und der Schlaf-wach-Rhythmus.

Die Beeinflussung biologischer Rhythmen hat eine Auswirkung auf die Stimmung. Psychologische Experimente haben gezeigt, dass eine gravierende Veränderung unseres Tagesrhythmus eine bedeutsame Stimmungsveränderung bewirken. Bei Menschen mit bipolaren Störungen ist dieser Einfluss noch deutlicher ausgeprägt und kann eine neue Krankheitsepisode auslösen. Risikofaktoren stellen in diesem Zusammenhang insbesondere die Schichtarbeit und häufige Fernreisen durch unterschiedliche Zeitzonen dar.

Erklären lässt sich diese Tatsache durch eine erhöhte Empfindlichkeit des Gleichgewichts der chemischen Botenstoffe im Gehirn. Dieses Gleichgewicht wird gestört, wenn der gewohnte biologische Rhythmus unterbrochen wird. Die Folge ist das Auftreten von Krankheitssymptomen der Depression oder Manie.

Der biologische Rhythmus kann auch als innere Uhr aufgefasst werden. Sie wird über so genannte Zeitgeber gesteuert. Maßgebliche Zeitgeber waren zu früheren Zeiten in der nichttechnisierten Welt der Sonnenauf- und -untergang, die den Tagesablauf der Menschen bestimmt haben. Heute ist unser Tagesrhythmus unabhängiger von natürlichen Gegebenheiten, statt dessen sind es oft soziale Ereignisse, Gewohnheiten und Konventionen (z. B. gemeinsame Mahlzeiten mit der Familie, Freizeitaktivitäten oder Arbeitszeiten), die als Zeitgeber wirken. Man spricht daher auch von sozialen Zeitgebern. Indem nun diese Zeitgeber über eine Tagesstrukturierung (z. B. über eine genaue Festlegung von Schlafzeiten, Erholungsphasen oder Arbeitszeiten) stabil gehalten werden, kann neuen Krankheitsepisoden vorgebeugt werden.

Auch Stress kann unsere biologischen und sozialen Rhythmen stören. Stress hat zum einen eine direkte Auswirkung auf biologische Prozesse (z. B. über vermehrte Ausschüttung von Stresshormonen), zum anderen führt Stress häufig auch zu einer Veränderung des Tagesrhythmus. So werden oft Pausen nicht mehr eingehalten, Arbeitszeiten verlängert und Erholungszeiten eingeschränkt.

Zusammenfassend kann man sagen, dass sowohl die Vermeidung von Stress als auch eine Strukturierung des Tages verhindern können, dass biologische und soziale Rhythmen und damit verbunden die Stimmung aus der Balance geraten.

Wagner/Bräunig. Psychoedukation bei bipolaren Störungen
© Schattauer GmbH Verlag für Medizin und Naturwissenschaften, Stuttgart 2004

Bedeutung von Aktivitäten für die Stimmung

▦ Die Art meiner durchgeführten oder geplanten Aktivitäten hat einen Einfluss auf meine Stimmung.

▦ Dieser Einfluss ist unabhängig davon, ob ich krank oder gesund bin.

▦ In Krankheitsphasen kann ich aber durch die Art meiner Handlungen die Depression oder Manie noch verstärken.

▦ Um eine einseitige Stimmungsveränderung zu verhindern, sollte eine Balance zwischen Belastungen und ausgleichenden Freizeitaktivitäten geschaffen werden.

Wagner/Bräunig. Psychoedukation bei bipolaren Störungen
© Schattauer GmbH Verlag für Medizin und Naturwissenschaften, Stuttgart 2004

Teufelskreis von Aktivität und Stimmung

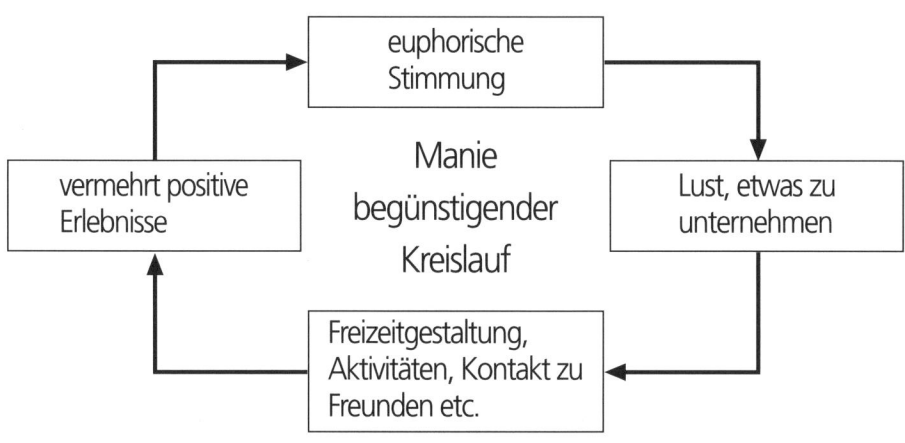

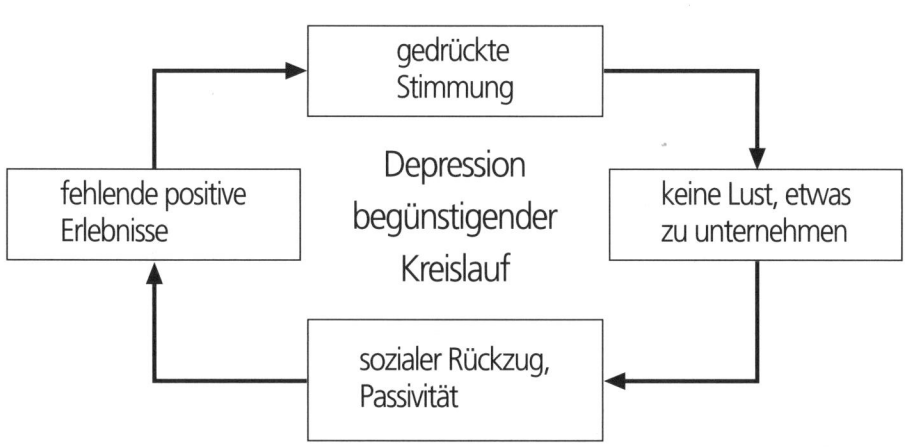

Aktivitätsplanung in Krankheitsphasen

1. zu Beginn einer depressiven Phase

▨ Ausweitung angenehmer und die Verringerung negativ erlebter Aktivitäten

▨ Stressabbau und Begrenzung der zu erledigenden Aufgaben nach Wichtigkeit

▨ Abstufung von Aufgaben nach Schwierigkeit und Machbarkeit (Erfolgserlebnisse fördern, Misserfolge vermeiden)

▨ Inanspruchnahme von Unterstützung durch andere, Aufgaben delegieren

▨ Einbau zusätzlicher Pausen und Erholungsphasen

▨ Abschwächung eigener Ansprüche

▨ Arzt aufsuchen bzw. Hilfe in Anspruch nehmen

▨ Vermeidung von Alkohol als Selbsthilfemaßnahme

2. zu Beginn einer Manie

▨ Begrenzung genussvoller und exzessiver Aktivitäten zur Vermeidung einer Aufschaukelung der Symptome

▨ Überforderungssituationen vermeiden

▨ Aktivitäten überdenken und gegebenenfalls aufschieben oder einschränken

▨ Einbau von Ruhezeiten und Pausen in reizarmer Umgebung, Schlafrhythmus beibehalten (ggf. Schlaftabletten einsetzen), Entspannungsübungen

▨ Durchführung von Übungen zur Aktivitäts- und Aufmerksamkeitsverlagerung (z. B. zur Regulierung einer beginnenden Überaktivität und Unruhe)

▨ Arzt aufsuchen bzw. Hilfe in Anspruch nehmen

▨ Vermeidung von Alkohol- bzw. übermäßigem Kaffeekonsum

Wagner/Bräunig. Psychoedukation bei bipolaren Störungen
© Schattauer GmbH Verlag für Medizin und Naturwissenschaften, Stuttgart 2004

Planung von Aktivitäten

1. Gibt es Situationen, die meine Stimmung negativ beeinflussen oder immer mit Belastungen verbunden sind? → Wenn ja: Welche?

_____

_____

_____

2. Wie kann ich belastende Situationen und damit unnötige Krisen bzw. Überforderung (wie z. B. zu langes Arbeiten) vermeiden? Kann ich in diesem Zusammenhang meine Arbeitsaufgaben zeitlich begrenzen, reduzieren oder besser planen?

_____

_____

_____

3. Habe ich ausreichend Zeit für genussvolle nicht pflichtbesetzte Aktivitäten und Erholung?
   → Wenn ja: festgelegte Zeiten einplanen!
   → Wenn nein: Freiräume schaffen!

_____

_____

_____

4. Steht mir eine ausreichend große Sammlung ausgleichender positiver Aktivitäten zur Verfügung? Wenn ja, welche? (s. auch Arbeitsblatt 7.3: Checkliste – Zufriedenheitserlebnisse)

_____

_____

_____

5. Wie viel Zeit verwende ich für meine einzelnen Lebensbereiche (Verpflichtungen, Familie, Freizeit etc.) und bin ich damit zufrieden? Ist diese Aufteilung ausgeglichen und entspricht sie der Wichtigkeit der einzelnen Bereiche?
   → Wenn nein: Zeit umverteilen!

_____

_____

_____

Wagner/Bräunig. Psychoedukation bei bipolaren Störungen
© Schattauer GmbH Verlag für Medizin und Naturwissenschaften, Stuttgart 2004

Verzögerung von Aktivitäten in der Manie und Hypomanie

1. Warum muss ich das gleich machen?

   _____

   _____

   _____

2. Was passiert, wenn ich mein Handeln verschiebe?

   _____

   _____

   _____

3. Was ist, wenn ich der Idee später müde werde?

   _____

   _____

   _____

4. Verliere ich etwas, wenn ich die Idee verschiebe?

   _____

   _____

   _____

5. Könnte es von Vorteil sein, zu warten?

   _____

   _____

   _____

6. Was würde mein bester Freund zu der Idee sagen?

   _____

   _____

   _____

Wagner/Bräunig. Psychoedukation bei bipolaren Störungen
© Schattauer GmbH Verlag für Medizin und Naturwissenschaften, Stuttgart 2004

7. Was würde ich ihm unter den selben Umständen raten?

_____

_____

_____

8. Was könnte ich in der Zwischenzeit tun, um sicherzustellen, dass es die richtige Entscheidung ist?

_____

_____

_____

9. Hat mir in der Vergangenheit bereits ähnliches impulsives Handeln geschadet?

_____

_____

_____

Checkliste – Zufriedenheitserlebnisse

Bitte wählen Sie aus der folgenden (unvollständigen) Auflistung für Sie angenehme oder befriedigende Aktivitäten aus und ergänzen Sie die Liste gegebenenfalls durch eigene Beispiele:

- Kinobesuche
- Theater- und Konzertbesuche
- Ausstellungen und Museen besuchen
- Bücher oder Zeitungen lesen
- gemütlich faulenzen
- persönlichen Hobbys nachgehen
- Körperpflege betreiben
- Sportveranstaltungen besuchen
- Gäste haben
- etwas mit Freunden unternehmen
- Zärtlichkeiten austauschen bzw. Sex
- sich mit Tieren beschäftigen

- spazieren gehen
- Einkaufsbummel
- Urlaub und Ausflüge
- Essen gehen
- musizieren
- Sport treiben
- Partys besuchen
- werken
- Besuche machen
- Gartenarbeit
- Denksportaufgaben und Rätsel lösen
- Musik hören

eigene Beispiele:

- _____
- _____
- _____
- _____
- _____
- _____

- _____
- _____
- _____
- _____
- _____

Wagner/Bräunig. Psychoedukation bei bipolaren Störungen
© Schattauer GmbH Verlag für Medizin und Naturwissenschaften, Stuttgart 2004

Die Bedeutung von Aktivitäten für die Stimmung

Verhaltenstherapeutisch orientierte Therapiekonzepte gehen davon aus, dass das individuelle Verhalten und Denken eines Menschen einen Einfluss auf seine Stimmung und sein Befinden hat. Dieser Zusammenhang wird in der Therapie genutzt, um Verhaltensweisen und Denkmuster so zu verändern, dass sie nicht mehr krankheitsbegünstigend wirken sondern zur psychischen Stabilisierung beitragen. Nachfolgend soll nun ausführlicher auf die Bedeutung von Aktivitäten für die Beeinflussung der Stimmung eingegangen werden.

Jeder Mensch kann Beispiele dafür finden, wie das, was er gerade tut und erlebt, seine Stimmung beeinflusst. So wird zum Beispiel der lang ersehnte Urlaubsbeginn in der Regel Freude auslösen, während die Erledigung unliebsamer Pflichten oder ein Streit eher mit unangenehmen Gefühlen verbunden sind. Dieser Einfluss von Erlebnissen und Handlungen auf die Stimmung ist erst einmal unabhängig davon, ob jemand gesund oder manisch bzw. depressiv ist. In Krankheitsphasen kann jedoch durch die Art des Verhaltens eine Depression oder Manie noch verstärkt werden.

Die Bedeutung von Aktivitäten in Krankheitsphasen

Gerade in depressiven Phasen wird durch den oft auftretenden Rückzug und die beginnende Interesselosigkeit eine Abnahme angenehmer positiver Aktivitäten und Erlebnisse begünstigt, was zu einer kontinuierlichen Stimmungsverschlechterung beiträgt. Umgekehrt kann in einer manischen Phase die pausenlose Beschäftigung mit lustvollen und angenehmen Aktivitäten die Stimmung weiter aufschaukeln und eine weitere Aktivierungssteigerung begünstigen.

Dagegen kann eine gezielte Steuerungen des eigenen Verhaltens zu Beginn einer Krankheitsphase der depressiven bzw. manischen Stimmung entgegenwirken. Entscheidend ist es dabei, möglichst früh zu Beginn der Episode Einfluss auf das eigene Handeln zu nehmen, bevor die Depression oder die Manie so weit fortgeschritten sind, dass das Verhalten kaum noch steuerbar ist.

Methoden zur Verhaltenssteuerung

Es gibt drei Methoden, um das eigene Verhalten zu beeinflussen: die Aktivitätenplanung, die Verzögerung von Aktivitäten und die Vermeidung von Situationen, die einen Rückfall begünstigen können.

a) Aktivitätenplanung

Die Planung von Aktivitäten setzt ein Wissen über die Auswirkung bestimmter Verhaltensweisen und Erlebnisse auf die eigene Stimmung voraus. Vielen Menschen ist dies nicht bewusst. Daher haben sich zur Analyse dieser Zusammenhänge so genannte Tagesprotokolle bewährt, in denen stündlich festgehalten wird, was die Person in dieser Zeit gemacht hat und welche Auswirkungen dies auf ihre Stimmung und Befindlichkeit hatte. Auf diesem Weg kann herausgefunden werden, was die eigene Stimmung positiv oder negativ beeinflusst.

Da unangenehme Pflichten oder Belastungen nicht aus dem Leben zu verbannen sind, besteht das Ziel der Aktivitätenplanung darin, eine Balance zwischen belastenden bzw. unangenehmen und entspannenden, angenehmen Aktivitäten herzustellen. So fällt beispielsweise eine einzelne unangenehme Aktivität in der Regel weniger ins Gewicht, wenn ihr mehrere angenehme gegenüber stehen. Es ist daher wichtig, eigene positive Aktivitäten, die eine Erholung oder ein Zufriedenheitserlebnis bewirken, zu kennen und diese bewusst als Ausgleich in den Tagesablauf einzuplanen.

Die Aktivitätenplanung ist in gesunden Zeiten eine Methode, die einer erneuten Erkrankung vorbeugen soll. Sie kann aber auch der Verhaltenssteuerung in Krankheitsphasen dienen. Zu Beginn einer depressiven Phase sollten beispielsweise angenehme Aktivitäten ausgeweitet und unangenehme reduziert werden. Ziel ist es dabei, weitere Überforderungen zu vermeiden und statt dessen Zufriedenheits- und Erfolgsergebnisse zu fördern. Die Inanspruchnahme von Unterstützung durch andere, der Einbau zusätzlicher Pausen und eine Reduktion eigener Ansprüche können zudem nützlich sein.

Zu Beginn einer Manie sollten dagegen Aktivitäten generell, auch genussvolle, begrenzt werden, um eine Aufschaukelung von Aktivitäten und der Stimmung zu vermeiden. Zusätzlich ist es sinnvoll, Ruhezeiten und Pausen in reizarmer Umgebung gezielt einzubauen, auch wenn kein subjektives Bedürfnis danach besteht.

b) Verzögerung von Aktivitäten

Die Verzögerung von Aktivitäten kann vor allem in manischen oder hypomanen Phasen zweckmäßig sein. In der Manie kommt es nicht selten vor, dass neue Pläne oder Ideen sofort in die Tat umgesetzt werden. Durch die einseitig optimistische Sicht in der manischen Phase werden oft mögliche negative Folgen oder Gegenargumente nicht gesehen, so dass eine Umsetzung in der Krankheitsphase später bereut werden kann. Um dem vorzubeugen, soll die Möglichkeit geschaffen werden, einen Abstand zu der Idee zu gewinnen und sie einer genaueren Analyse zu unterziehen. Ziel ist es, die Umsetzung riskanter Idee möglichst aufzuschieben bis die Krankheitsphase überwunden ist.

Wagner/Bräunig. Psychoedukation bei bipolaren Störungen
© Schattauer GmbH Verlag für Medizin und Naturwissenschaften, Stuttgart 2004

c) Vermeidung von Rückfällen

Diese Maßnahme zielt darauf ab, Verhaltensweisen, die bereits in der Vergangenheit einen Rückfall begünstigt haben, zu vermeiden oder zu verändern. Typische Risikosituationen sind zum Beispiel übermäßiger Alkohol- oder Kaffeekonsum, das Nachgeben eines Kauf- oder Spieldrangs und das Aufsuchen von Situationen, die mit einem Nervenkitzel und Spannung verbunden sind.

Wagner/Bräunig. Psychoedukation bei bipolaren Störungen
© Schattauer GmbH Verlag für Medizin und Naturwissenschaften, Stuttgart 2004

Stress

Definition

Stress wird dann erlebt, wenn innere und äußere Anforderungen auftreten, welche die Anpassungsfähigkeit des Betroffenen erfordern
oder übersteigen.

Die Häufigkeit, Vielfalt, Dauer und Intensität des Stressereignisses
sowie die individuelle Bewertung der Situation bestimmt dabei die
Stressdosis und die Art der Wirkung.

Merkmale von Stress

- körperliche, emotionale, kognitive Auswirkung
- Individualität
- Stress kann positiv und leistungssteigernd sein
- engt die Wahrnehmung ein
- betrifft auch alltägliche Ereignisse
- gesundheitliche Beeinträchtigungen möglich

Merkmale von Stress

Kognitive Reaktionen

- Gedanken, wie: „Auch das noch" „Das geht schief" „Ich muss hier weg"
- Tagträume, Realitätsflucht
- Gedankenkreisen
- Leistungsabfall
- Verlust von Flexibilität und Kreativität
- Konzentrationsmangel
- Leere im Kopf (blackout)

Emotionale Reaktionen

- Angst, Panik
- Schreckhaftigkeit
- Nervosität, Unsicherheit
- Ärger, Wut, Gereiztheit
- Unausgeglichenheit
- Versagensgefühle
- depressive Stimmung
- Gleichgültigkeit

Körperliche Reaktionen

- trockener Mund
- Kloß im Hals, sich räuspern
- Herzrasen, -stiche
- flaues Gefühl im Magen
- Übelkeit, Erbrechen
- Schwitzen
- erröten, zittern, stottern
- Beklemmungen, Atembeschwerden
- weinen

- Schlafstörungen
- chronische Müdigkeit
- Muskelverspannungen zum Beispiel im Nacken- und Schulterbereich
- Fingertrommeln oder Beinwippen
- Zähne knirschen
- Zuckungen, Tics
- Spannungskopfschmerz, Migräne
- Hand zur Faust ballen
- Muskelverkrampfungen, -zittern

Wagner/Bräunig. Psychoedukation bei bipolaren Störungen
© Schattauer GmbH Verlag für Medizin und Naturwissenschaften, Stuttgart 2004

Methoden zur Stressbewältigung

1.   kurzfristige Erleichterung

- Wahrnehmungslenkung (äußere und innere)
- positive Selbstgespräche (inneren Dialog zur Veränderung von Bewertungen der Situation oder der eigenen Person)
- emotionale Abreaktion
- körperliche Betätigung bzw. Reaktionen
- sich emotional äußern
- Einsatz systematischer Entspannungsverfahren (AT, PMR, Atemübungen)

2.   langfristige Bewältigung

- Veränderung der Stresssituation (Einsatz von Problemlösestrategien)
- Veränderung der eigenen Person (Einstellungen etc.)

3.   Prävention

- Belastungsausgleich (Zufriedenheitserlebnisse)
- soziale Unterstützung

Wagner/Bräunig. Psychoedukation bei bipolaren Störungen
© Schattauer GmbH Verlag für Medizin und Naturwissenschaften, Stuttgart 2004

Meine Stressreaktionen

Notieren Sie hier die ersten Anzeichen von Überforderung und Stress, die Sie
typischerweise bei sich wahrnehmen! Meist treten diese Überforderungsreak-
tionen auch unabhängig von akuten Auslösern auf, zum Teil sogar erst in an-
schließenden Ruhe- und Erholungsphasen.

kognitiv: Was sage ich zu mir selbst, wenn ich in Stress gerate?
Welche Gedanken habe ich?

_____

_____

_____

_____

emotional: Was fühle ich in der Situation? Benennen Sie Ihre Gefühle!

_____

_____

_____

_____

körperlich: Welche körperlichen Anzeichen bemerke ich?
Wo bemerke ich zum Beispiel eine Muskelanspannung im Körper?

_____

_____

_____

_____

_____

Wagner/Bräunig. Psychoedukation bei bipolaren Störungen
© Schattauer GmbH Verlag für Medizin und Naturwissenschaften, Stuttgart 2004

Checkliste zum Umgang mit Belastungssituationen

1. Analyse der Belastungssituation und Formulierung des Problems

- Was war bzw. was geschieht gerade?
- Wann? Wo? Mit wem?
- Was habe ich getan bzw. wie habe ich mich verhalten?
- Was habe ich gedacht?
- Wie habe ich mich gefühlt?
- Traten körperliche Symptome auf?

_____

_____

_____

_____

_____

_____

_____

2. Eigene Ziele formulieren

- Was will ich in der Situation erreichen?
- Was möchte ich?

_____

_____

_____

_____

_____

Wagner/Bräunig. Psychoedukation bei bipolaren Störungen
© Schattauer GmbH Verlag für Medizin und Naturwissenschaften, Stuttgart 2004

3.   Alternativen suchen

Wie kann ich mein Ziel erreichen und die Situation anders als bisher meistern?

_____

_____

_____

_____

_____

4.   Überprüfung: Was ich konkret verändern kann

a) Kann ich äußere Umstände oder andere Personen ausmachen, die zu der momentanen Belastung in dieser Situation beitragen? Sind diese veränderbar?
→ Wenn ja: Welche Veränderungsmöglichkeiten gibt es?

_____

_____

_____

_____

→ Wenn nein: siehe b)

b) Habe ich mich in dieser Situation körperlich oder psychisch überfordert?
→ Wenn ja:

  ▨ Kann ich mich in der Situation anders als bisher verhalten, um dies zu verhindern?

_____

_____

_____

_____

▦ Gibt es Möglichkeiten, mich zu entlasten (kurzfristig oder langfristig)?

Beispiele

▦ gezielt Pausen einführen (Entspannung, andere Arbeiten bzw. Aktivitäten)

▦ Bewegungsausgleich oder Gymnastik

▦ Leistungsanspruch verändern

▦ Unterstützung und Hilfe anderer in Anspruch nehmen

▦ weitere:

_____

_____

_____

_____

→ Wenn nein: siehe c)

c) Tragen meine Einstellungen, Ansprüche und Bewertungen in der Situation dazu bei, dass ich mich belastet fühle?

→ Wenn ja: siehe Arbeitsblatt 9.1

→ Wenn nein: siehe d)

d) Kann die Belastungssituation zukünftig vermieden werden oder vorübergehend verlassen bzw. kurzfristig beendet werden?

→ Wenn ja: Situation vermeiden, verlassen oder beenden!

_____

_____

_____

→ Wenn nein: Belohnung einplanen, wenn die Belastungssituation vorüber ist, und Art der Belohnung festlegen:

_____

_____

_____

_____

Wagner/Bräunig. Psychoedukation bei bipolaren Störungen
© Schattauer GmbH Verlag für Medizin und Naturwissenschaften, Stuttgart 2004

Informationen zum Thema Stress

Stress wird dann erlebt, wenn innere und äußere Anforderungen auftreten, die die Anpassungsfähigkeit des Betroffenen beanspruchen oder übersteigen. Dies kann zum Beispiel ein Wechsel des Arbeitsplatzes oder aber auch die Geburt eines Kindes sein. Entscheidend ist, dass sich der Betroffene auf eine neue Situation einstellen muss. Schätzt er dies als unmöglich ein oder fällt es ihm schwer, so erlebt er Stress im negativen Sinne. Alle Umweltsituationen, die als unangenehm, bedrohlich oder überfordernd wahrgenommen werden, werden als so genannte negative Stressoren bezeichnet. Wird dagegen eine neue Situation als angenehm oder als Herausforderung bewertet, spricht man von positivem Stress. Stress ist daher nicht an sich negativ, sondern er kann auch eine Weiterentwicklung fördern und zu Höchstleistungen anspornen. Erst ein Übermaß oder die Dauerbelastung macht krank und kann die Leistungsfähigkeit bis hin zur Leistungsunfähigkeit herabsenken.

Reaktion auf Stress

Stress entsteht nicht allein durch äußere Begebenheiten, sondern erfordert auch eine entsprechende Reaktion des jeweilig Betroffenen. Stressreaktionen können auf körperlicher, emotionaler und gedanklicher Ebene auftreten. So reagiert der ganze Mensch auf Stress.

Die Wahrnehmung wird eingeengt, so dass nur noch der Stressauslöser beachtet wird. Es entstehen dabei unterschiedliche Gefühle von Ärger und Aggression bis hin zu Angst. Diese bestimmen maßgeblich unsere Reaktion auf Stress. Aggression führt in der Regel zu Angriff, Angst dagegen zu Flucht- und Vermeidungsreaktionen, das Gefühl von Hilflosigkeit und Resignation bewirkt eine depressive Stimmung.

Stress wirkt sich auch auf der körperlichen Ebene aus. Es kommt zum einen zu vegetativ-hormonellen Reaktionen (z. B. Schweißausbrüche, Händezittern) und zum anderen zu Muskelanspannungen. Andauernder Stress kann daher zu gesundheitlichen Beeinträchtigungen führen. Dazu können die Anfälligkeit für Infektionen, Verschiebungen des Hormonhaushaltes, die Erhöhung des Cholesterinspiegels, sexuelle Funktionsstörungen, das Auftreten von Hautkrankheiten und Herz-Kreislauf-Problemen sowie Magen- und Darmbeschwerden zählen.

Stressreaktionen und Stressoren sind jedoch sehr individuell, das heißt, jeder erlebt etwas anderes als Stress und reagiert auch anders darauf. Dies hängt damit zusammen, dass neue Anforderungen von jedem unterschiedlich bewertet werden, zumal jeder über andere Fähigkeiten und Erfahrungen verfügt. Die Stressdosis wird in der Regel durch die Häufigkeit, Vielfalt, Dauer, Intensität und die individuelle Bewertung der Situation bestimmt. Aber auch die kleinen täglichen Ärgernisse können stressen, beispielsweise, wenn sie gehäuft auftreten oder sich der Betroffene überfordert fühlt.

Stress und bipolare Störungen

Darüber hinaus stellt Stress einen wesentlichen Auslöser von Krankheitsepisoden bipolarer Störungen dar. So konnten in einigen wissenschaftlichen Untersuchungen bei bis zu 75 % der Patienten Stressfaktoren als Auslöser für die erste Krankheitsepisode gefunden werden. Im Verlauf der Erkrankung erhöht sich zudem die Stressanfälligkeit, so dass eine immer geringere Stressdosis ausreicht, um eine neue Krankheitsepisode einzuleiten. Dies beinhaltet aber zugleich die Gefahr, dass die auslösenden Stressfaktoren von dem Betroffenen nicht mehr wahrgenommen und demnach übersehen werden. Daher ist das Erkennen von Belastungen sowie der Umgang mit Stress und seine Vermeidung ein wichtiges Thema bei der Vorbeugung von Rückfällen. Im Folgenden werden aus diesem Grund Methoden zur Stressbewältigung vorgestellt.

Methoden zur Stressbewältigung

Man unterscheidet grundsätzlich zwischen kurzfristig und langfristig wirksamen Methoden der Stressbewältigung. Erstere zielen auf eine kurzfristige Erleichterung ab und sollen verhindern, dass die bereits aufgetretenen Streßreaktionen weiter eskalieren.

a) kurzfristig wirksame Methoden

Zu den kurzfristig wirksamen Methoden zählen die Wahrnehmungslenkung, positive Selbstgespräche und das Abreagieren.

Anhand der Wahrnehmungslenkung sollen belastenden Gedanken in der Stresssituation durch angenehme und entspannende ersetzt werden. Dies kann man durch unterschiedliche Methoden versuchen:
- Durchführung gezielter angenehmer Aktivitäten
- Konzentration auf komplizierte Bewegungsabläufe
- Lenkung der Aufmerksamkeit auf äußere Reize (z. B. andere Menschen beobachten)
- Ausrichtung der Aufmerksamkeit auf positive Gedanken oder angenehme, entspannende Vorstellungen

Wagner/Bräunig. Psychoedukation bei bipolaren Störungen
© Schattauer GmbH Verlag für Medizin und Naturwissenschaften, Stuttgart 2004

Unter positiven Selbstgesprächen versteht man das innere Zwiegespräch mit sich selbst mit dem Ziel, sich selbst und die Stresssituation positiver zu bewerten. Dies kann man durch Selbstermunterung machen oder indem man nach positiven Aspekten der Situation sucht.

Das Abreagieren schließlich dient der emotionalen Erleichterung und einer Verringerung der inneren Anspannung. Ermöglicht wird dies entweder durch körperliche Betätigung wie zum Beispiel Sport treiben oder durch emotionale Äußerungen (z. B. laut schimpfen oder weinen).

Eine weitere Methode der Stressbewältigung ist der Einsatz systematischer Entspannungsverfahren wie zum Beispiel das Autogene Training oder die Progressive Muskelentspannung. Entspannungsverfahren wirken kurzfristig und bei regelmäßiger Anwendung zudem langfristig, indem sie insgesamt gelassener und belastbarer machen.

b) langfristig wirksame Methoden

Methoden der langfristigen Bewältigung zielen entweder auf die Veränderung der Stresssituation oder aber auf die Veränderung der eigenen Person ab. Dazu werden insbesondere Verfahren zur systematischen Problemlösung eingesetzt. Anhand dieser Verfahren soll die Stresssituation analysiert und nach geeigneteren Lösungsmöglichkeiten gesucht werden. Dies ist dann sinnvoll, wenn immer wieder ähnliche Situationen zu Stress führen.

Eine andere Methode liegt darin, eigene stressfördernde oder -erzeugende Einstellungen und Gedanken zu verändern. Oft ist es, wie schon erwähnt, die eigene Bewertung einer Situation, die den Betroffenen unter Stress setzt. Typische stressfördernde Gedanken sind beispielsweise „ich darf keine Fehler machen", „das schaffe ich eh nicht" oder „ich bin nicht gut genug". Diese Gedanken sind oft einseitig und durch Versagensängste geprägt. Sie engen dadurch die Sichtweise ein und verhindern eine realistische Einschätzung der Situation. Als Folge daraus werden Lösungen übersehen und der Stress schaukelt sich immer weiter auf. Durch eine systematische Überprüfung der eigenen Gedanken kann dies verhindert werden.

Stressvorbeugung

Daneben gibt es einige Faktoren, die helfen können, Stressreaktionen vorzubeugen oder sie zu minimieren. Dazu gehören Zufriedenheitserlebnisse und die Unterstützung durch andere Menschen. Zufriedenheitserlebnisse bieten einen Belastungsausgleich und helfen auf diesem Weg, Anspannung abzubauen und Energien für neue Anforderungen zu sammeln. Soziale Unterstützung kann einen emotionaler Rückhalt, Trost und Geborgenheit bieten, was ebenfalls spannungsreduzierend und entlastend wirkt.

Wagner/Bräunig. Psychoedukation bei bipolaren Störungen
© Schattauer GmbH Verlag für Medizin und Naturwissenschaften, Stuttgart 2004

Typische Merkmale ungünstiger Bewertungsmuster in Stresssituationen

▨ Überzeugung, eine Situation nicht bewältigen zu können und ihr hilflos ausgeliefert zu sein

▨ Ziehen falscher Schlussfolgerungen

▨ unrealistische Erwartungen

▨ Verallgemeinerung einer einzigen negativen Erfahrung

▨ unrealistische, übersteigerte Einschätzung von Anforderungen (Katastrophisierungen)

▨ sich selbst erfüllende Prophezeiungen

▨ Übersehen bereits bewältigter Aspekte (Alles-oder-nichts-Prinzip)

▨ überhöhte Ansprüche an die eigene Leistung (Perfektionismus)

Oft werden diese Einstellungen deutlich in Formulierungen wie zum Beispiel „man muss", ich soll", „es wird schrecklich", „ich schaffe das nie" oder „wenn ich nicht alles schaffe, bin ich nichts wert".

Veränderung ungünstiger Einstellungen in Stresssituationen

**1.   Erkennen ungünstiger Einstellungen und Über-
        zeugungen in einer Stress- oder Belastungssituation**

→ **hilfreiche Fragen**

▨ Was sagen Sie sich in dieser Situation?

_____

▨ Kennen Sie diese Gedanken aus früheren ähnlichen Situationen?

_____

▨ Was erwarten Sie von sich und anderen in der Situation?

_____

▨ Was könnte im schlimmsten Fall in dieser Situation geschehen?

_____

Formulieren Sie Ihre Antworten als Extremaussagen und verwenden Sie Aus-
drücke wie „ich sollte, „ich muss" oder „ich erwarte"!
Beispiel: „Ich muss immer fehlerfrei arbeiten, sonst verliere ich meinen Arbeitsplatz."

Wagner/Bräunig. Psychoedukation bei bipolaren Störungen
© Schattauer GmbH Verlag für Medizin und Naturwissenschaften, Stuttgart 2004

2. Überprüfung der eigenen Einstellungen und Annahmen

→ hilfreiche Fragen

▨ Sind meine Erwartungen und Ansprüche falsch oder übertrieben?

_____

▨ Sind meine Gedanken hilfreich oder könnte ich mich ohne sie besser fühlen?

_____

▨ Gibt es Beweise, dass meine schlimmsten Befürchtungen eintreten?

_____

▨ Sind meine damit verbundenen Sorgen gerechtfertigt?

_____

▨ Welche anderen Perspektiven, die ich bisher noch nicht berücksichtigt habe, sind noch wichtig?

_____

▨ Sind auch positive Seiten in dieser Situation erkennbar?

_____

▨ Wie werde ich mit zeitlichem Abstand über die Situation denken (z. B. in fünf Jahren)? Als wie wichtig schätze ich sie dann ein?

_____

▨ Was würde ich einem Freund mit einer solchen Einstellung raten?

_____

▨ Wie sehen bzw. verhalten sich andere in einer solchen Situation?

_____

3.   Veränderung der Einstellung

Stellen sich nach dieser Analyse einige Ihrer Einstellungen als ungünstig heraus, versuchen Sie neue, angemessenere Einstellungen zu formulieren und diese bewusst bei der nächsten Gelegenheit einzusetzen!

> Beispiel: „Niemand arbeitet fehlerfrei. Ich versuche, so fehlerfrei wie möglich zu arbeiten. Mache ich trotzdem einmal einen Fehler, so verliere ich noch lange nicht meinen Arbeitsplatz."

Typische Denkfehler in der Depression

▨ Alles-oder-nichts-Denken bzw. Schwarz-weiß-Denken
(z. B. „ich bin ein totaler Versager")

▨ übertriebene Verallgemeinerung einzelner Vorfälle

▨ willkürliches Schlussfolgern ohne Überprüfung an der Realität

▨ Über- bzw. Untertreibung (z. B. Katastrophisierung)

▨ Gefühle als Beweis, dass die eigene Wahrnehmung richtig ist

▨ Personalisierung: Eigenbezug von negativen Ereignissen
(z. B. „alle achten auf mich", „ich bin schuldig")

▨ Abwehr positiver Erfahrungen (negativer Filter)

▨ selektive Verallgemeinerung: Konzentration auf einzelne Details
ohne Beachtung des Zusammenhangs

Wagner/Bräunig. Psychoedukation bei bipolaren Störungen
© Schattauer GmbH Verlag für Medizin und Naturwissenschaften, Stuttgart 2004

Häufige Denkfehler in der Manie

- Andere verstehen keinen Spaß.

- Andere sind zu langsam und dumm.

- Ich bin unwiderstehlich.

- Andere bewundern mich und beneiden mich um meine Einfälle.

- Ich fühle mich gut und brauche daher keine Medikamente.

- Ich weiß alles besser.

- Mir kann nichts passieren.

- Es wird alles noch besser werden.

- Ich kann alles besser als andere.

- Meine Ideen sind genial.

- Ich schaffe alles was ich mir vornehme.

- Ohne mich gelingt nichts.

Wagner/Bräunig. Psychoedukation bei bipolaren Störungen
© Schattauer GmbH Verlag für Medizin und Naturwissenschaften, Stuttgart 2004

Überprüfung von typischen Gedanken in der Manie

1. Wählen Sie einen konkreten Gedanken aus, der typischerweise in der Manie auftritt!

   _____

   _____

   _____

2. Wie sehr sind Sie von der Richtigkeit dieses Gedankens überzeugt? Schätzen Sie dies auf einer Skala von 0–100 % ein!

   _____

3. Wie sehr sind andere Ihnen nahe stehende Menschen von der Richtigkeit dieses Gedankens überzeugt? Schätzen Sie dies auf einer Skala von 0–100 % ein!

   _____

4. Notieren Sie die Gründe, die für das Zutreffen dieses Gedankens sprechen, und bewerten Sie anschließend Ihre Argumente! Nehmen Sie dabei folgende Fragen zur Hilfe:
   - Welche Beweise gibt es für das Zutreffen dieses Gedankens?

   _____

   - Wie würden andere diese Beweise einschätzen?

   _____

   - Welche Vorteile hätte es für Sie, diesem Gedanken zu glauben?

   _____

   _____

5. Notieren Sie die Gründe, die für das Nichtzutreffen dieses Gedankens sprechen, und bewerten Sie anschließend Ihre Argumente! Nehmen Sie dabei folgende Fragen zur Hilfe:
   - Welche Beweise sprechen gegen das Zutreffen dieses Gedankens?

   _____

   _____

– Könnte jemand etwas anderes in dieser Situation denken?

_____

_____

– Was würden Sie einem guten Freund sagen, der diesen Gedanken hätte?

_____

_____

– Welche Nachteile hätte es für Sie, diesem Gedanken nachzugeben?

_____

_____

– Sind in der Vergangenheit ähnliche Gedanken aufgetreten und welche Folgen haben sie nach sich gezogen?

_____

_____

6. Könnte nach Ihrer Analyse der Gedanke im Zusammenhang mit gedanklichen Veränderungen im Rahmen der Stimmungsveränderung durch die Erkrankung stehen? Wie hoch schätzen Sie die Wahrscheinlichkeit auf einer Skala von 0–100 % ein?

_____

7. Wie sehr sind Sie jetzt von der Richtigkeit des Gedankens überzeugt? Schätzen Sie dies auf einer Skala von 0–100 % ein!

_____

Der Einfluss von Gedanken auf die Stimmung

Kognitiv-verhaltenstherapeutisch orientierte Therapiekonzepte stützen sich, wie bereits erwähnt, auf die Annahme, dass das individuelle Verhalten und Denken eines Menschen einen Einfluss auf seine Stimmung und sein Befinden hat.

Ziel ist es daher, neben der Veränderung des eigenen Verhaltens, persönliche Denkstile, die die Krankheit begünstigen, zu erfassen, zu überprüfen und gegebenenfalls zu verändern. Die Art des Denkens eines Menschen zeigt sich in seinen Einstellungen, Ansichten, Ansprüchen, Überzeugungen sowie Bewertungen und basiert auf seinen persönlichen Erfahrungen und seinem im Laufe seines Lebens angeeigneten Wissen.

Unser Denken kann nun zum einen dazu beitragen, Stress aufzubauen bzw. zu erhöhen und zum anderen direkt die Stimmung beeinflussen. In beiden Fällen kann dies das Auftreten einer neuen Krankheitsepisode begünstigen.

Gedanken und Stress

Ungünstige Bewertungsmuster in Stresssituationen wie zum Beispiel die Überzeugung, eine Situation nicht bewältigen zu können und ihr hilflos ausgeliefert zu sein, oder zu hohe Ansprüche an das eigene Leistungsvermögen können zu einem Stresserleben führen oder es erhöhen. Solche ungünstigen Überzeugungen zeigen sich oft in Formulierungen wie zum Beispiel „man muss bzw. soll", „es wird schrecklich", „ich schaffe das nie" oder „wenn ich nicht alles schaffe, bin ich nichts wert". Einstellungen zu ändern ist dann sinnvoll, wenn die Stresssituation aktuell nicht verändert, aber durch eine Umbewertung leichter ertragen werden kann, die Einstellung selbst Stress produziert oder die Kosten bzw. Nachteile einer bestimmten Einstellung höher ist als ihr Nutzen bzw. ihr Vorteil.

Gedanken und die Stimmung

Den zweiten Aspekt, dass unser Denken unsere Stimmung beeinflusst und umgekehrt soll das folgende Beispiel verdeutlichen. Ist jemand davon überzeugt, eine ihm gestellte Aufgabe mit Leichtigkeit zu bewältigen (z. B. eine Prüfung), geht er diese mit einem positiven Gefühl an, erwartet er dagegen ein Versagen, wird dies ein negatives Gefühl und meist auch Stress zur Folge haben. Die Voreinstellung hat demnach einen Einfluss darauf, wie man sich fühlt.

Wagner/Bräunig. Psychoedukation bei bipolaren Störungen
© Schattauer GmbH Verlag für Medizin und Naturwissenschaften, Stuttgart 2004

Umgekehrt begünstigt aber auch eine bestimmte Stimmung die Art des Denkens einer Person. So filtert die Stimmung die Wahrnehmung der Welt sowie der eigenen Person und damit ihr gesamtes Denken. Ist jemand beispielsweise verliebt, sieht er alles durch eine „rosarote Brille" oder anders ausgedrückt durch einen Filter, durch den er bevorzugt positive Aspekte wahrnimmt und negative weitgehend ausblendet. So erlebt der Verliebte seinen Tag als freundlich und strahlend. Selbst wenn es ein verregneter Tag ist, wird er gute Laune haben. Er übersieht seinen griesgrämigen Nachbarn und fühlt sich so, als könne er Bäume ausreißen.

Veränderung von Gedanken in Krankheitsphasen

Der genannte Effekt kann auch im Erleben einer Manie auftreten, nur dass der Auslöser der euphorischen Stimmung nicht eine Verliebtheit, sondern die durch die Krankheit erzeugte Hochstimmung ist. So sind die Überzeugung, alles schaffen zu können, sowie eine einseitig optimistische Sicht der Welt und der eigenen Person typisch für das Denken in der Manie, was im Verlauf der Episode meist zu einer Einschränkung der gesunden Urteilsfähigkeit führt. Andere Menschen werden zudem oft abgewertet und im Gegensatz zur eigenen Person als zu langsam und unfähig wahrgenommen.

In der Depression verhält es sich nun umgekehrt. Aufgrund der negativen, gedrückten Stimmung ist das Denken entsprechend negativ gefiltert und verzerrt, das heißt, der Betroffenen schaut durch die „schwarz getönte Brille". Es fällt ihm schwer, sich an etwas zu erfreuen und er sieht die Welt als grau und freudlos an, selbst wenn es ein schöner sonniger Tag ist. Damit einher geht eine pessimistische Sicht der Dinge, ein erleichtertes Erinnerungsvermögen an negative Erlebnisse aus der Vergangenheit und ein Übersehen positiver Reaktionen anderer.

Krankhafte Veränderungen der Stimmung führen damit automatisch auch zu Veränderungen in der Wahrnehmung und dem Denken. Diese Veränderungen treten auch in gesunden Zeiten auf, wenn jemand glücklich oder traurig ist, sie sind in Krankheitsphasen jedoch extremer ausgeprägt und tragen oft zu einer Aufschaukelung der Krankheitssymptome bei.

Zusammenfassend kann man sagen, dass das Denken sowohl in der Depression als auch in der Manie verzerrt ist, nur einmal in positiver und ein anderes Mal in negativer Richtung. Dies zeigt sich in so genannten Denkfehlern. Diese treten oft unbewusst und automatisch auf. Sie können in der Vorstellung oder in geäußerten Meinungen zum Ausdruck kommen. Diese Denkfehler können bereits erste Frühwarnsymptome von Krankheitsphasen darstellen. Daher werden nachfolgend typische Beispiele genannt.

Wagner/Bräunig. Psychoedukation bei bipolaren Störungen
© Schattauer GmbH Verlag für Medizin und Naturwissenschaften, Stuttgart 2004

Typische Denkfehler in der Depression

- Alles-oder-nichts-Denken (z. B. „Ich habe mein Arbeitspensum nicht 100%ig geschafft." („Ich bin ein totaler Versager.")
- übertriebene Verallgemeinerung einzelner Vorfälle (z. B. „Ich bin einmal enttäuscht worden, das wird jetzt immer so sein.")
- negativer Filter: Abwehr positiver Erfahrungen, nur negative Aspekte werden gesehen (z. B. eigene Fehler)
- willkürliches Schlussfolgern ohne Überprüfung der Realität (z. B. Gedankenlesen)
- Gefühle als Beweis, wie andere über mich denken (z. B. „Ich fühle mich unsicher. Das ist so, weil der andere mich nicht mag.")
- Über- bzw. Untertreibung (z. B. Katastrophisierung von Fehlern oder Unterschätzung der eigenen Leistung)

Typische Denkfehler in der Manie

- Überschätzung eigener Fähigkeiten und Talente
- „Ich weiß alles."
- „Ich kann alles besser als andere."
- „Meine Ideen sind genial."
- „Ich schaffe alles, was ich mir vornehme."
- „Ohne mich gelingt nichts."
- positiver Filter bzw. übertriebener Optimismus (z. B. „Ich fühle mich gut und brauche daher meine Medikamente nicht", „Morgen wird alles noch besser sein")
- alles auf sich beziehen (z. B. „Das Lächeln gilt mir", „Der Kunde kommt nur meinetwegen")
- Abwertung anderer (z. B. „Andere sind zu langsam und dumm")
- Fehleinschätzungen von Situationen (z. B. „Andere bewundern und beneiden mich um meine Einfälle", „Mir kann nichts passieren")

Grundlegende erworbene Denkmuster

Unabhängig von der aktuellen Stimmung gibt es zudem grundlegende Denkmuster, die als eine Art „Voreinstellung" des Denkens wirken. Sie werden daher im Vulnerabilitäts-Stress-Modell auch zu den psychosozialen Vulnerabilitäten gezählt, also zu den Veranlagungen, die eine Person anfällig für eine Erkrankung machen. Ein Beispiel dafür ist der typische Optimist oder Pessimist. Solche Voreinstellungen entstehen durch Erfahrungen und Erlebnisse, die jeder im Laufe des Lebens sammelt. Gerade frühe Erfahrungen, also in der Kindheit, haben sich als besonders einflussreich auf die Entwicklung von grundsätzlichen Überzeugungen und Einstellungen gezeigt. Dies kann dadurch erklärt werden, dass sich das Denken im Verlauf der ersten Lebensjahre erst entwickelt und komplexer wird. Einem Kind fehlen beispielsweise die geistigen Voraussetzungen, Einstellungen der Eltern kritisch zu hinterfragen, sie werden daher automatisch übernommen und im Denksystem verankert. Erst durch weitere Erfahrungen und das kennen Lernen anderer Meinungen werden die Voraussetzungen geschaffen, andere Überzeugungen aufzubauen.

Ein Beispiel soll den Zusammenhang zwischen Erfahrungen und dem Aufbau von Überzeugungen und Einstellungen deutlicher machen. Jemand, der von Kindheit an ständig die Erfahrung macht, aus Sicht der Eltern unzureichende Leistungen zu erbringen, wird mit hoher Wahrscheinlichkeit sich selbst ebenfalls als Versager erleben, da ihm andere Quellen zur Selbsteinschätzung fehlen. Diese Überzeugung, ein Versager zu sein, filtert nun später jede erbrachte Leistung. Das hat zur Folge, dass die Aufmerksamkeit vorzugsweise auf mögliche Fehler gerichtet wird aufgrund der Angst, wieder erneut zu versagen. Erfolge werden dabei oft übersehen oder auf den Zufall zurückgeführt, weil sie nicht in das Selbstbild des Versagers passen. Diese Art zu denken begünstigt das Auftreten einer gedrückten Stimmung, die wiederum zu einer noch stärkeren negativen Filterung des Denkens führt. Es entsteht ein Teufelskreis, der letztlich das Auftreten einer Depression begünstigt. Daher werden solche Denkstile, wie bereits erwähnt, auch als Veranlagungen aufgefasst, die den Betroffenen anfällig für die Entwicklung einer affektiven Erkrankungen machen.

Eine Veränderung ungünstiger grundlegender aber auch stressfördernde Denkmuster kann dabei helfen, neuen Krankheitsphasen vorzubeugen und immuner gegen Belastungen zu werden.

Interpersonelle Probleme

Interpersonelle Probleme stellen akute Stressoren oder überdauernde Belastungen dar und können daher das Auftreten neuer Krankheitsepisoden begünstigen.

Es werden vier Problembereiche unterschieden:

- ungelöste Trauer
  - um wichtige Bezugspersonen
  - um das verlorene gesunde „Ich"

- Veränderungen bezüglich der sozialen Rolle (z. B. Job, Beziehungsstatus)

- Konflikte mit wichtigen Bezugspersonen

- interpersonelle Defizite (z. B. Unzufriedenheit mit oder Mangel an Beziehungen)

Wagner/Bräunig. Psychoedukation bei bipolaren Störungen
© Schattauer GmbH Verlag für Medizin und Naturwissenschaften, Stuttgart 2004

Soziale Unterstützung

- Schutz vor bzw. Reduktion von Stress und Überforderung
- Förderung des emotionalen Gleichgewichts
- Stabilisierung der Gesundheit und des Wohlbefindens

Schützende Aspekte

- emotionaler Rückhalt (Mitgefühl, Solidarität, Selbstwertstabilisierung)
- konkrete Hilfestellungen bei der Problembewältigung
- Unterstützung durch Lösungsvorschläge und Rat
- Entlastung (emotional und lebenspraktisch)

Merkmale

- beruht auf Gegenseitigkeit
- soziale Beziehungen müssen gepflegt werden
- der Aufbau neuer Beziehungen erfordert Energie und Initiative

Mögliche Quellen

Familienangehörige, Freunde, Bekannte, Arbeitskollegen sowie Mitglieder einer Gemeinschaft (z. B. Kirche, Verein)

Die vier Antennen der Kommunikation

Beispiel einer Mitteilung:
„Es wächst mir alles über den Kopf"

Appell
Wozu soll der andere veranlasst werden?
Bsp.: „Hilf mir!"

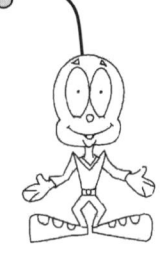

Sachinformation
Welche Information wird gegeben?
Bsp.: „Es sind zu viele Aufgaben!"

Empfänger

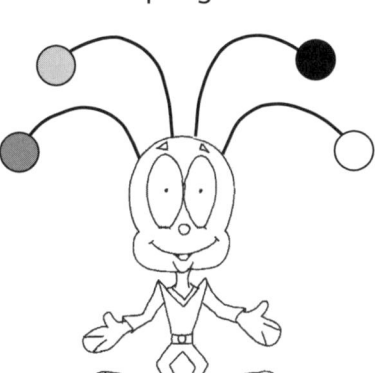

Beziehungaspekt
Was wird über die Beziehung gesagt?
Bsp.: „Immer muss ich alles allein machen.
Du hilfst mir nie!"

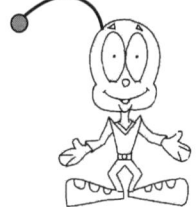

Selbstoffenbarung
Was sagt der Sprecher über
sich selbst?
Bsp.: „Ich bin überfordert"!

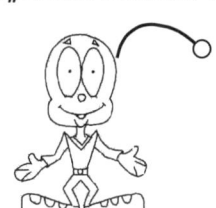

Wagner/Bräunig. Psychoedukation bei bipolaren Störungen
© Schattauer GmbH Verlag für Medizin und Naturwissenschaften, Stuttgart 2004

Kommunikationsregeln – Sprecherfertigkeiten

- Blickkontakt halten und dem Zuhörer zugewandt sein
- Übereinstimmung zwischen verbalem und nonverbalem Verhalten
- die eigenen Gefühle, Wünsche und Ansichten äußern, „Ich"-Gebrauch
- Anklagen des anderen zum Beispiel durch Gebrauch von „Du"-Sätzen vermeiden
- Verärgerung direkt ansprechen und Vorschläge machen, wie sie in Zukunft vermieden werden kann
- Verallgemeinerungen vermeiden, sich stattdessen auf konkrete Situation beziehen, Gebrauch von „immer" und „nie" unterlassen
- das problematische Verhalten des Partners konkret beschreiben, ohne seine Persönlichkeit zu kritisieren
- vom Hier und Jetzt sprechen, keine alten Vorwürfe ausgraben
- Wünsche auf Veränderungen konkret formulieren
- kein Vorwegnehmen der Reaktionen des anderen (Gedankenlesen)
- positive Gefühle dem anderen gegenüber ausdrücken (Was hat mir an seinem Verhalten gefallen und wie habe ich mich dabei gefühlt?)

Wagner/Bräunig. Psychoedukation bei bipolaren Störungen
© Schattauer GmbH Verlag für Medizin und Naturwissenschaften, Stuttgart 2004

Kommunikationsregeln – Zuhörerfertigkeiten

- Blickkontakt halten und dem Sprecher zugewandt sein

- dem Sprecher Interesse entgegenbringen und zeigen (nonverbal und verbal)

- die Äußerungen des Sprechers zusammenfassen, damit keine Missverständnisse entstehen („bisher habe ich Folgendes verstanden...")

- die Perspektive des anderen einnehmen

- nach den Gefühlen, Wünschen und Ansichten des Sprechers direkt fragen, wenn sie nicht klar werden

- offene Fragen zur Klärung stellen

- den Sprecher für offene, verständliche Äußerungen loben

- die eigenen Gefühle direkt zurückmelden, wenn das Gesagte emotional aufwühlt

- die Gefühle und Ansichten des anderen nicht verurteilen

- positive Gefühle dem anderen gegenüber ausdrücken (Was hat mir an seinem Verhalten gefallen und wie habe ich mich dabei gefühlt?)

Wagner/Bräunig. Psychoedukation bei bipolaren Störungen
© Schattauer GmbH Verlag für Medizin und Naturwissenschaften, Stuttgart 2004

Mein soziales Netz

Tragen Sie in dem aufgezeichneten Kreis die Namen der Personen ein, zu denen Sie familiär, beruflich oder in ihrer sonstigen Freizeit persönliche Kontakte haben. Der Abstand zur Kreismitte soll dabei die Nähe ihrer Beziehung zu der jeweiligen Person widerspiegeln!

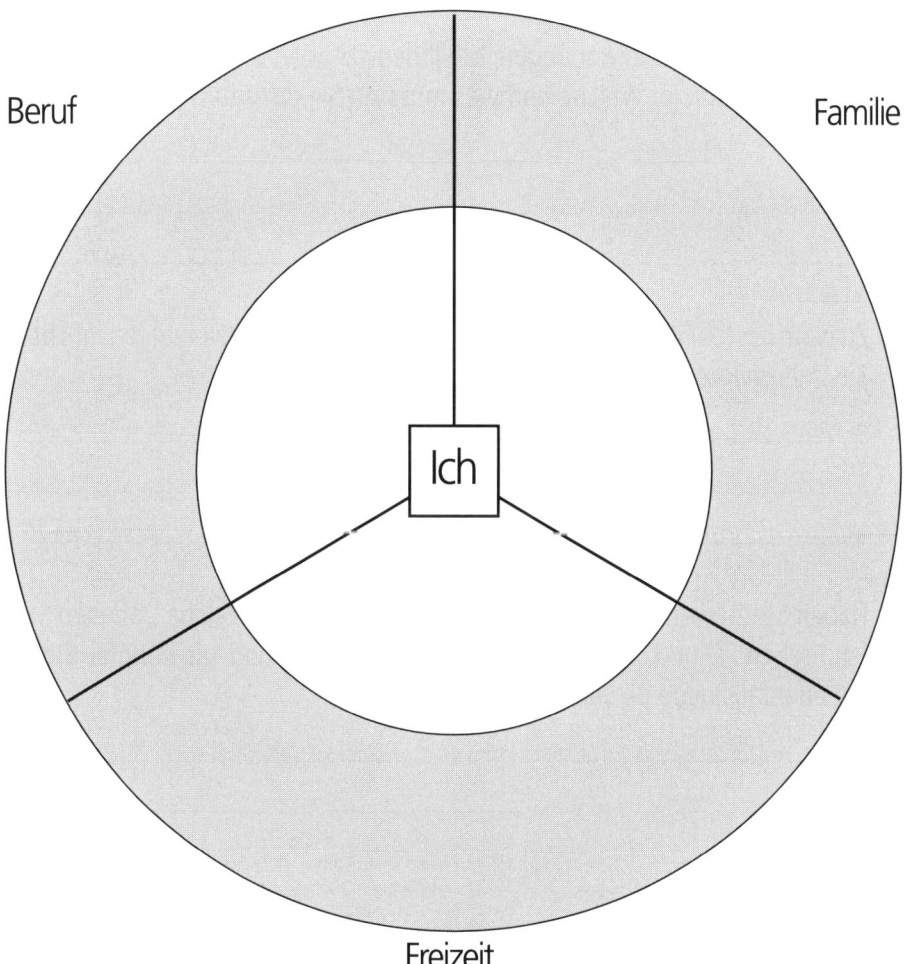

Analyse meines sozialen Netzes

Betrachten Sie eine gewisse Zeit Ihr aufgestelltes soziales Netz und beantworten Sie dann für sich die folgenden Fragen!

1. Welche Beziehungen belasten und welche stärken Sie? Kennzeichnen Sie die positiven stützenden mit einem „+" Zeichen, die negativen belastenden mit einem „–"!

2. Gibt es belastende Beziehungen, die Ihnen schaden und die sie abbauen könnten? Wenn ja: Welche und was müssten Sie dazu tun?

   _____

   _____

   _____

3. Zu wem besteht bereits ein enger Kontakt und welche Beziehungen möchten Sie intensivieren? Wie könnten Sie dies umsetzen?

   _____

   _____

   _____

4. Haben Sie zu wenig Kontakte zu anderen Menschen? Welche „offenen Stellen" sehen Sie und möchten Sie gern ausfüllen? Wo und wie könnten Sie gegebenenfalls neue Beziehungen knüpfen?

   _____

   _____

   _____

5. Hat sich Ihr Beziehungsnetz in den letzten Jahren zum Negativen verändert? Wenn ja: Was möchten Sie ändern und wie könnten Sie das umsetzen?

   _____

   _____

   _____

Zwischenmenschliche Probleme und bipolare Störungen

Zwischenmenschliche Probleme können sowohl überdauernde Belastungen als auch akute Stressoren darstellen. Sie umfassen alle Schwierigkeiten und Konflikte, die im Zusammensein mit anderen Menschen auftreten. Gerade Streitigkeiten, unterschiedliche Erwartungen an einander, Enttäuschungen, Verluste etc. gehen oft mit intensiven Gefühlen einher, zum Beispiel mit Wut oder Trauer. Diese negativen Gefühle werden meist als belastend erlebt und erhöhen damit das Rückfallrisiko in eine erneute Krankheitsepisode.

Zu den zwischenmenschlichen Problemen werden Verlusterlebnisse, Konflikte mit anderen Menschen, Veränderungen hinsichtlich der eigenen sozialen Rolle sowie ein Mangel an sozialen Fertigkeiten gerechnet. Im Folgenden wird nun näher auf die einzelnen Problembereiche eingegangen.

Verlusterlebnisse

Verlusterlebnisse, sei es durch einen Trauerfall oder durch die Trennung von einem wichtigen Menschen, lösen in der Regel Trauer aus. Ist der Trauerprozess noch nicht abgeschlossen, bleibt das Erlebte weiterhin belastend für den Betroffenen, unabhängig davon, wie viel Zeit nach dem Verlust bereits verstrichen ist. Es ist daher wichtig, diesen Prozess weiterzuführen. Je länger der Verlust zurück liegt, um so wahrscheinlicher ist es jedoch, dass der Betroffene Unterstützung bei dessen Verarbeitung benötigt.

Eine andere Art von Verlust ist der des „gesunden Ichs". Dazu zählt vor allem die Akzeptanz, an einer psychischen Erkrankung zu leiden und den damit einhergehenden Einschränkungen, zum Beispiel hinsichtlich der eigenen Belastbarkeit, ausgesetzt zu sein. Damit einher geht oft die Notwendigkeit, das Selbstbild (z. B. in Richtung auf eine verringerte Leistungsfähigkeit) oder auch persönliche Ziele und Maßstäbe dem anzupassen.

Dieser Problembereich kann mit einer Veränderung der eigenen sozialen Rolle einhergehen, wie es beispielsweise bei einer Berentung aufgrund der Erkrankung der Fall ist. Der Aspekt der Rollenveränderung wird im folgenden Absatz näher erläutert.

Veränderungen hinsichtlich der eigenen Rolle

Soziale Rollen legen fest, welche Position wir in der zwischenmenschlichen Gemeinschaft einnehmen. Im Privatleben kann das die Rolle der Tochter, des Sohns, der Mutter, des Vaters, des Partners, des Freundes etc. sein, im Berufsleben die des Kollegen, Vorgesetzten, Lehrlings etc. Jeder von uns nimmt daher viele unterschiedliche Rollen gleichzeitig ein. Mit diesen Rollen sind auch bestimmte Normen verbunden, das heißt, was man selbst und andere erwarten, wie man sich in der jeweiligen Rolle verhalten sollte.

Menschen, die nun beispielsweise in Rente gehen und damit ihre Rolle als Berufstätiger aufgeben, müssen sich mit einer neuen Rolle, nämlich der des Rentners, und damit auch mit neuen Erwartungen und Vorstellungen das eigene Verhalten betreffend auseinandersetzen. Es bedeutet aber auch, dass sich der Tagesablauf und die gewohnten sozialen Kontakte sowohl im Kollegenkreis als auch in der Familie verändern. Damit wird eine Anpassung an neue Lebensumstände erforderlich, was laut der behandelten Stressdefinition eine subjektive Belastung bzw. eine Stressreaktion nach sich zieht.

Gleichzeitig kann durch die Veränderung der Lebenssituation die bisherige Tagesstrukturierung verloren gehen, was wiederum den biologischen Rhythmus stören und den Betroffenen aus dem Stimmungsgleichgewicht bringen kann. Veränderungen der Lebenssituation sind daher immer Risikofaktoren für das Auftreten einer erneuten Krankheitsepisode. Das rechtzeitige Erkennen des Risikos und die Suche nach Entlastung können in diesem Zusammenhang vorbeugend wirken.

Mangel an sozialen Fertigkeiten und Konfliktfähigkeit

Soziale Fertigkeiten können wie jedes andere Verhalten gelernt werden. Fehlende Fertigkeiten, eine Unsicherheit sowie ungünstige Verhaltensmuster im Umgang mit anderen Menschen beruhen auf mangelnden Vor- und Lernerfahrungen im Leben des Betroffenen. Sie können dafür verantwortlich sein, dass Konflikte mit anderen Menschen häufiger auftreten oder der Umgang damit erschwert ist.

Ein wichtiger Aspekt stellt das Beherrschen eines günstigen Kommunikationsverhaltens dar. Es ist die Voraussetzung dafür, eindeutig eigene Wünsche und Bedürfnisse dem anderen kenntlich zu machen und umgekehrt die des anderen zu verstehen. Eindeutigkeit verringert die Gefahr von Missverständnissen und erleichtert es, Lösungen und Kompromisse bei Streitigkeiten zu finden. Daher wird das Thema Kommunikation im Folgenden noch ausführlicher behandelt.

Unzureichende soziale Fertigkeiten führen häufig dazu, dass die Betroffenen sich isolieren, wenig Freunde haben und Schwierigkeiten, auf andere zuzugehen. Psychische Erkrankungen, insbesondere die Depression, können diese Isolation noch begünstigen. Soziale Unterstützung durch andere kann umgekehrt jedoch einen Schutz vor Belastungen und damit einen Rückfall in die Erkrankung bieten. Darüber hinaus trägt sie zum subjektiven Wohlbefinden und dem emotionalen Gleichgewicht des Betroffenen bei. Daher kommen sozialen Kontakten zum Beispiel zu Familienangehörigen, dem Partner oder guten Freunden eine große Bedeutung zu. Die Gesamtheit aller sozialen Beziehungen, die eine Person zu anderen Menschen besitzt, wird hier als „soziales Netz" bezeichnet.

Das soziale Netz

Eine Analyse des eigenen sozialen Netzes kann Aufschluss über mögliche Problemfelder im zwischenmenschlichen Bereich geben. Je größer das Netz, desto mehr Möglichkeiten sozialer Unterstützung bietet es in der Regel. Seine Schutzfunktion ist damit stärker ausgeprägt. Andere Menschen können dem Betroffenen in diesem Zusammenhang einen emotionalen Rückhalt, konkrete Hilfestellungen bei Problemen und Entlastung bieten.

Besteht es dagegen nur aus einigen wenigen Personen, ist ein Verlust einer wichtigen Person für den Betroffenen meist gravierender und bedrohlicher, als wenn mehrere Bezugspersonen zur Verfügung stehen. Die Gefahr einer psychischen Krankheitsreaktion ist in diesem Fall weitaus größer. Möglicherweise ist aber auch die Anzahl der Beziehungen ein problematischer Aspekt. Je mehr zwischenmenschliche Beziehungen jemand besitzt, desto zahlreicher sind oft auch die Ansprüche an die eigene Person, zum Beispiel in Form von Verpflichtungen und Terminen. Werden diese zu viel, können sie ebenfalls zur Belastung und einem Stressfaktor werden.

Die Bewertung der Beziehungen innerhalb des jeweiligen sozialen Netzes erlaubt darüber hinaus eine Einschätzung der Qualität der bestehenden Beziehungen. Diese Beziehungen können nun entweder eher positiv erlebt werden und damit einen Schutz vor Belastungen bieten oder an sich Belastungsfaktoren darstellen und daher negativ als Risikofaktoren für einen Rückfall wirken. Ist Letzteres der Fall, kann geprüft werden, wie diese Belastungen verringert werden können. Dies könnte zum Beispiel über eine Aussprache mit der betroffenen Person oder den Abbruch des Kontakts erfolgen.

Kommunikation und bipolare Störungen

Wissenschaftliche Untersuchungen zum Verlauf bipolarer Erkrankungen haben gezeigt, dass die Art der familiären Kommunikation einen Einfluss auf die Rückfallhäufigkeit der Betroffenen haben. Ungünstig wirken sich insbesondere stark ausgeprägte kritische oder schuldzuweisende Äußerungen der Gesprächspartner sowie ein emotional stark aufgeladenes Familienklima aus. Darüber hinaus erschweren ungünstige Kommunikationsmuster die Klärung von auftretenden Konflikten und Streitigkeiten und verlängern somit den damit verbundenen Stress. In diesem Zusammenhang stellen sie Risikofaktoren für einen Rückfall in eine Krankheitsepisode dar. Daher soll im Folgenden näher auf das Thema Kommunikation eingegangen werden.

Was ist Kommunikation?

Kommunikation wird verstanden als ein wechselseitiger Austausch von Mitteilungen zwischen zwei oder mehr Personen. Unterschieden wird zwischen einem Sender und einem Empfänger von Nachrichten bzw. Mitteilungen. Die Weitergabe von Nachrichten erfolgt nicht nur in sprachlicher Form, sondern auch über die Betonung, Gestik, Mimik und das Verhalten aller Beteiligten.

Nachrichten sind nicht immer eindeutig. So kann beispielsweise das Gesagte im Widerspruch zur Körperhaltung und zum sonstigen Verhalten des Sprechers stehen. Darüber hinaus beinhaltet Kommunikation immer zwei Aspekte, den Inhalts- und den Beziehungsaspekt. Der Inhalt einer Mitteilung umfasst die sachliche Information, die mit der Mitteilung gegeben werden soll. Bereits an dieser Stelle können Missverständnisse entstehen, wenn zum Beispiel der Zuhörer nicht richtig versteht, was der Sprecher ihm sagen will. Die Gefahr von Missverständnissen erhöht sich, wenn der Beziehungsaspekt ins Spiel kommt. Dieser beinhaltet alle Informationen, welche die Beziehung der Gesprächspartner zueinander betreffen. So kann eine Mitteilung Informationen darüber enthalten, was der Sender für eine Meinung von sich hat, welche Meinung er von seinem Gesprächspartner hat oder ob er ihn zu einem bestimmten Verhalten anhalten möchte.

Die vier Ebenen einer Mitteilung

Die unterschiedlichen Aspekte einer Nachricht, die der Empfänger aufnehmen kann, kann anhand der „vier Antennen der Kommunikation" mit Hilfe eines Beispiels veranschaulicht werden.

Stellen Sie sich die Situation vor, eine Frau sagt abends zu ihrem Mann, als er von der Arbeit nach Hause kommt und sie bei der hektischen Zubereitung des Essens antrifft: „Es wächst mir alles über den Kopf!" Der Mann kann nun über unterschiedlichen „Antennen" diese Information wahrnehmen:
1. Sachebene: Er nimmt lediglich wahr, dass seine Frau ihn darüber informieren möchte, dass sie zu viele Aufgaben zu bewältigen hat.

2. Beziehungsebene: Er erlebt das Gesagte als Vorwurf seiner mangelnden Unterstützung (z. B. „Immer muss ich alles allein machen.").

3. Selbstoffenbarungsebene: Der Mann beachtet in diesem Fall nur das, was seine Frau über sich selbst aussagt (z. B. „Ich bin überfordert.").

4. Appelebene: Er nimmt wahr, wozu sie ihn veranlassen will, nämlich ihr zu helfen.

Welche Information der Mann nun wahrnimmt, hängt somit von seiner Deutung der Nachricht ab, anders ausgedrückt, über welche Antenne er sie bevorzugt empfängt. Seine Deutung der Nachricht muss demnach aber nicht unbedingt mit der beabsichtigten Information der Ehefrau übereinstimmen. Reagiert der Empfänger nun auf einer Antenne, die der Sender gar nicht ansprechen wollte, können Schwierigkeiten in der zwischenmenschlichen Kommunikation entstehen. Diesbezügliche Missverständnisse sind oft Ursachen für Konflikte und Auseinandersetzungen und stellen somit Stressfaktoren dar.

Wie kann man die Kommunikation verbessern?

Um Missverständnissen zwischen Gesprächspartnern vorzubeugen, zielen Kommunikationstrainings darauf ab, bestimmte Fertigkeiten als Sprecher und Zuhörer einzuüben, so dass eine größere Eindeutigkeit und Verständlichkeit des Informationsaustauschs erzielt werden kann. Dazu zählt insbesondere eine offene, aufnehmende und akzeptierende Haltung dem Gesprächspartner gegenüber. Gelernt werden soll, die eigenen Ansichten, Wünsche, Bedürfnisse und Gefühle konkret, eindeutig und in einer für den Empfänger annehmbaren Form zu äußern (Sprecherfertigkeiten) und die Gefühle, Bedürfnisse, Wünsche und Meinung des Gegenübers möglichst genau zu erfassen und rückzumelden (Zuhörerfertigkeiten).

Die daraus entwickelten Kommunikationsregeln für das Verhalten des Sprechers und des Zuhörers können wie folgt zusammengefasst werden:

Der **Sprecher** sollte in Richtung „Ich"-Gebrauch und Selbstöffnung trainiert werden. Es sollte vermieden werden, mögliche Reaktionen des anderen vorweg zu nehmen (z. B. „Du nimmst eh keine Rücksicht auf meinen Wunsch"). Jeder Partner sollte zunächst von sich selbst sprechen, Anklagen in Form von „Du"-Sätzen sollen vermieden werden. Sie fordern den Partner lediglich zu Gegenangriffen, Widerspruch, Verteidigung oder Rückzug heraus. Die eigenen Mitteilungen sollten möglichst an konkrete Situationen angelehnt werden. Verallgemeinernde Aussagen, wie „immer" und „nie" sind zu vermeiden. Das Verhalten des Partners sollte der Sprecher dabei so konkret wie möglich beschreiben. Wird dies nicht beachtet, kommt es zu Verallgemeinerungen und Angriffen auf die Persönlichkeit, die die Kommunikation verschärfen. Der Sprecher sollte versuchen, bei dem aktuellen Thema zu bleiben, er sollte versuchen, über das Hier und Jetzt zu sprechen. Nur so kann die Gegenwart bzw. Zukunft verändert werden. Veränderungswünsche sollten konkret geäußert werden und wenn möglich durch Veränderungsvorschläge ergänzt werden.

Der **Zuhörer** sollte dem Sprecher durch sein Verhalten (z. B. Mimik, Blickkontakt) sein Interesse zeigen. Er sollte lernen, die Äußerungen des Sprechers noch einmal mit eigenen Worten zusammen zu fassen. Dies bekundet seine Aufmerksamkeit und vermeidet Missverständnisse. Diese Art der Rückmeldung bedeutet nicht, dass der Zuhörer dem Sprecher zustimmt. Er signalisiert lediglich, „bisher habe ich Folgendes verstanden...".

Hat der Zuhörer den Eindruck, die Gefühle, Wünsche und Ansichten des Sprechers durch dessen Ausführungen nicht zu verstehen, sollte er direkt danach fragen. Dabei sollte eine Verurteilung der Gefühle des anderen vermieden werden, da dies den anderen lediglich in eine Verteidigungshaltung bringt und nicht zur Klärung beiträgt. Eine offene Frage dagegen gibt dem Sprecher die Möglichkeit, seinen Standpunkt zu verdeutlichen und damit für den Zuhörer nachvollziehbarer zu machen. Der Zuhörer sollte sich nicht davor scheuen, den Sprecher für offene und verständliche Äußerungen zu loben., zum Beispiel „jetzt verstehe ich deine Reaktion besser...". Berührt die Mitteilung des Sprechers den Zuhörer so stark, dass er sie nicht akzeptieren kann, sollte der Zuhörer dies direkt zurückmelden.

Die eigenen Kommunikationsmuster, oder sozialen Fertigkeiten allgemein, zu verändern ist nicht immer einfach, zumal dies zum einen der Einübung neuer Verhaltensweisen bedarf und zum anderen die Reaktion anderer Menschen berücksichtigt werden muss. Es kann daher sinnvoll sein, ein spezielles Therapieangebot (z. B. ein Kommunikationstraining) in Anspruch zu nehmen und den Partner bzw. die Familie mit einzubeziehen.

Wagner/Bräunig. Psychoedukation bei bipolaren Störungen
© Schattauer GmbH Verlag für Medizin und Naturwissenschaften, Stuttgart 2004

Fragen zur Erarbeitung eines Krisenplans

- Wer hilft mir in einer Krise?

- Wohin kann ich gehen in einer Krise?

- Ist eine Anpassung der Medikamente möglich?

- Welche „Auszeiten" und Ruhepausen kann ich sofort einrichten?

- Wie schaffe ich mir kurzfristig Entlastung?

- Was hat mir in der Vergangenheit geholfen?

Wagner/Bräunig. Psychoedukation bei bipolaren Störungen
© Schattauer GmbH Verlag für Medizin und Naturwissenschaften, Stuttgart 2004

Möglichkeiten der Entlastung in Krisensituationen

▓ Aufsuchen des behandelnden Arztes oder der Klinik

▓ Krankmeldung beim Arbeitgeber

▓ Freunde bzw. Angehörige um Unterstützung bitten

▓ Reduktion oder Absage aller Aktivitäten und Verpflichtungen zum Beispiel durch Delegieren oder Abgabe von Aufgaben

▓ Einnahme von unterstützender zusätzlicher Medikation nach Absprache mit dem behandelnden Arzt (z. B. Schlaftabletten)

▓ Rückzug aus belastenden Situationen, Probleme „vertagen"

▓ Einsatz von Methoden zum kurzfristigen Stressabbau

▓ Festlegung von erweiterten Schlafenszeiten

▓ vermehrt Pausen einlegen

▓ Durchführung von Entspannungsverfahren

▓ Reizminimierung insbesondere in der Manie

▓ entspannende positive Aktivitäten (z. B. spazieren gehen, ein Wannenbad nehmen, Musik hören)

Mein Krisenplan – Depression

Meine ersten Frühwarnzeichen in der Depression

1. _____

2. _____

3. _____

4. _____

5. _____

Was kann ich tun, wenn erste Frühwarnzeichen auftreten?

1. Kontakt aufnehmen zu der folgenden Vertrauensperson, einem Arzt, Klinik etc.:

Name   **Telefon**

_____

_____

_____

2. Was hilft mir kurzfristig noch? Was entlastet mich?

_____

_____

_____

Wagner/Bräunig. Psychoedukation bei bipolaren Störungen
© Schattauer GmbH Verlag für Medizin und Naturwissenschaften, Stuttgart 2004

Mein Krisenplan – Manie

Meine ersten Frühwarnzeichen in der Manie

1. _____

2. _____

3. _____

4. _____

5. _____

Was kann ich tun, wenn erste Frühwarnzeichen auftreten?

1. Kontakt aufnehmen zu der folgenden Vertrauensperson, einem Arzt, Klinik etc.:

   Name   **Telefon**

   _____

   _____

   _____

2. Was hilft mir kurzfristig noch? Was entlastet mich?

   _____

   _____

   _____

Sachverzeichnis

FUNDIERTE AKTUELLE FORSCHUNGSERGEBNISSE ZUM THEMA SOWIE PRAXISORIENTIERTES MANUAL

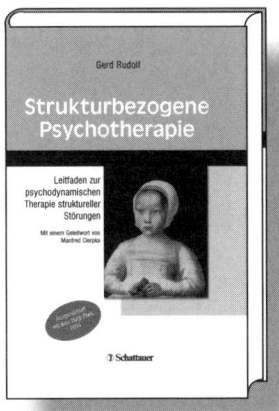

Rudolf
Strukturbezogene Psychotherapie
Leitfaden zur psychodynamischen Therapie
struktureller Störungen

Geleitwort von Manfred Cierpka

Strukturbezogene Psychotherapie ist eine therapeutische Antwort auf die strukturellen Möglichkeiten und Einschränkungen des Patienten. Sie adaptiert das psychodynamische Vorgehen an sein Funktionsniveau und verbessert dadurch die Therapiechancen auch für solche Patienten, die von psychoanalytischen und psychodynamischen Behandlungen wenig profitieren können. Der Anteil dieser Patienten ist in der psychotherapeutischen Praxis erheblich, in der stationären Psychotherapie betrifft er die Mehrzahl der Patienten. Von besonderem Gewicht ist die Thematik auch bei Jugendlichen und jungen Erwachsenen.

Das klinische Wissen über die Struktur der Persönlichkeit wächst sowohl mit der praktisch-therapeutischen Erfahrung (z.B. der Behandlung von Borderline-Persönlichkeitsstörungen oder von adoleszenten Entwicklungsproblemen) als auch mit der wissenschaftlichen Grundlagenforschung beständig.

Dieses Buch trägt beiden Entwicklungen Rechnung: Es verankert zum einen den Strukturbegriff entwicklungsgeschichtlich und emotionspsychologisch und beschreibt zum anderen eine praxisrelevante substanzielle Modifikation psychoanalytisch-psychodynamischen Vorgehens bei Patienten mit strukturellen Problemen.

Gestützt auf den Entwurf des diagnostischen Systems OPD (Operationalisierte Psychodynamische Diagnostik) wird der Bogen gespannt von der strukturellen Diagnostik bei Therapiebeginn zu der Fokus- und Therapiezielbestimmung bis hin zur behandlungspraktischen Realisierung der Therapieziele.

Das Buch schlägt die Brücke zwischen der Psychotherapieforschung, den Erkenntnissen aus der Entwicklungs- und Emotionspsychologie und den praktischen Notwendigkeiten in der Behandlung. Dem Praktiker gibt es einen Leitfaden an die Hand, wie strukturelle Defizite in der Persönlichkeitsentwicklung mit bestimmten psychotherapeutischen Methoden behandelt werden können. Dem Forscher ermöglicht es, Subpopulationen von Patienten mit schweren strukturellen Störungen vor dem Hintergrund einer überzeugenden Theorie reliabel zu untersuchen.

2004. 236 Seiten, 10 Abbildungen, 41 Tabellen, geb.
€ 29,95/CHF 47,90 · ISBN 3-7945-2367-9

Gerd Rudolf
Prof. Dr. med., Geschäftsführender Direktor der
Psychodynamischen Universitätsklinik Heidelberg

http://www.schattauer.de

EINE UMFASSENDE, HOCHAKTUELLE DARSTELLUNG DES GESAMTEN GEBIETS DER DISSOZIATIVEN BEWUSSTSEINSSTÖRUNGEN

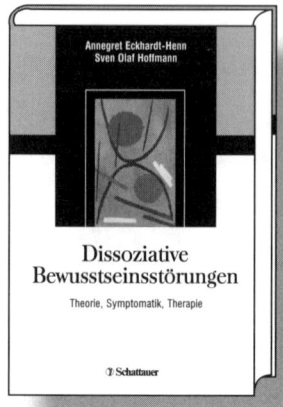

Eckhardt-Henn/Hoffmann (Hrsg.)
Dissoziative Bewusstseinsstörungen
Theorie, Symptomatik, Therapie

Mit Beiträgen von Gerhard Dammann, Birger Dulz, Peter Fiedler, Onno van der Hart, Arne Hofmann, Fritz Hohagen, Hans-Peter Kapfhammer, Friedhelm Lamprecht, Franz Resch, Ulrich Sachsse, Eduard Scheidt u.a.

Der Begriff der „Dissoziativen Bewusstseinsstörungen" ist in der Psychiatriegeschichte über 100 Jahre alt – und bleibt trotzdem zugleich weithin diffus oder unbekannt. In der Klinik nicht alltäglich und dennoch hochrelevant, ist er in den Grundkonzepten teilweise erhellend, aber auch oft unklar und widersprüchlich. Das Anliegen dieses Buches ist es, eine valide Übersicht zum gegenwärtigen Stand von Theorie, Klinik und Therapie der Dissoziativen Bewusstseinsstörungen zu geben.

Neben theoretischen Hintergründen (z.B. Begriffsgeschichte, Dissoziation und Epilepsie, kognitionsbiologische Aspekte) werden die verschiedenen Störungsbilder, wie Amnesien, Depersonalisation, dissoziative Anfälle, Fugue, Trance-Zustände und Dissoziative Identitätsstörung („Multiple Persönlichkeit"), ausführlich dargestellt. Ätiologische Modelle – von der Neurobiologie bis zur Psychodynamik – und Fragen der Diagnostik und Klassifikation werden ausgeführt. Aktuelle Therapieansätze und ein integratives Verständnis, z.T. in neuen Modellen entwickelt, sind den Herausgebern dabei besonders wichtig.

26 namhafte Autoren bürgen für eine aktuelle und umfassende Abhandlung des gesamten Spektrums der Dissoziativen Bewusstseinsstörungen.

2004. 496 Seiten, 21 Abbildungen, 25 Tabellen, geb.
€ 69,–/CHF 107,– · ISBN 3-7945-2203-6

Die Herausgeber:

Annegret Eckhardt-Henn
Priv.-Doz. Dr. med., Klinik und Poliklinik für Psychosomatische Medizin und Psychotherapie, Universitätsklinikum Mainz
Sven Olaf Hoffmann
Univ.-Prof. Dr. med. Dipl.-Psych.,
Direktor der Klinik und Poliklinik für Psychosomatische Medizin und Psychotherapie, Universitätsklinikum Mainz

http://www.schattauer.de